妊娠宝典

朱华 马丽蓉 主编

全方位指导

MAMA YU'ER BIBEI SHOUCE

妈妈育儿必备手册

内蒙古科学技术出版社

图书在版编目（CIP）数据

妊娠宝典 / 朱华, 马丽蓉主编. — 赤峰 : 内蒙古
科学技术出版社, 2021.5
　（妈妈育儿必备手册）
　ISBN 978-7-5380-3319-9

　Ⅰ.①妊… Ⅱ.①朱… ②马… Ⅲ.①妊娠—基本知
识 Ⅳ.①R714.1

中国版本图书馆CIP数据核字（2021）第087659号

RENSHEN BAODIAN

妊 娠 宝 典

主　　编：朱　华　马丽蓉
责任编辑：张继武
封面设计：永　　胜
出版发行：内蒙古科学技术出版社
地　　址：赤峰市红山区哈达街南一段4号
网　　址：www.nm-kj.cn
邮购电话：0476-5888970
排　　版：赤峰市阿金奈图文制作有限责任公司
印　　刷：三河市华东印刷有限公司
字　　数：339千
开　　本：700mm×1010mm　1/16
印　　张：20
版　　次：2021年5月第1版
印　　次：2021年5月第1次印刷
书　　号：ISBN 978-7-5380-3319-9
定　　价：42.00元

如出现印装质量问题，请与我社联系。电话：0476-5888926　5888917

编 委 会

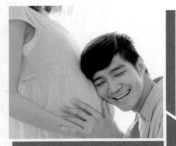

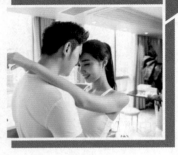

前 言

做父母的都希望有一个身体健康、智力超群、具有良好社会适应能力的可爱的宝宝。这不仅关系到每个家庭的切身利益，而且关系到我国全民素质的提升。因此，实现优生和优育已成为引起全社会重视的问题。

孕育一个健康聪明的宝宝，要有一个良好的开端。怀孕之前，每对夫妻都要给自己预留出一段时间进行饮食调整，保证充足均衡的营养；要坚持锻炼身体，提高自身的抵抗力；要防治疾病，保证身体健康；要戒除一切不良的生活习惯，确保身心处于最佳状态。

从怀孕到宝宝的出生，是胎宝宝发育的关键时期。作为准父母，要注意胎儿及自身的营养与保健，避免情绪波动，消除外界不良因素，平平安安度过妊娠期。需要说明的一点是，妊娠期间的胎教是绝不能忽视的。对胎儿实施定期定时的各种有益刺激，可促进胎儿大脑皮层感觉中枢更快发育，有助于宝宝今后的发育和智力开发。

0~3岁，是宝宝发育的重要时期。每个月的宝宝都有着各自的特点，都需要进行特殊的喂养、护理和教育。因此，对众多年轻父母非常关心的问题，如宝宝偏食、宝宝不喜欢喝牛奶、何时给宝宝断奶等，我们都一一做了详细的解答。关于如何对宝宝进行早期教育，我们也给出了多种方案。

本丛书共五册，包括《妊娠宝典》《胎教宝典》《育儿宝典（0~1岁）》《育儿宝典（1~2岁）》《育儿宝典（2~3岁）》，集妊娠、胎教、分娩、育儿知识于一身，图文双解，通俗易懂，生动形象，科学实用，非常适合现代准父母阅读使用。

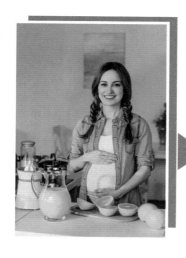

"好孕"干货
尽在码中

科学备孕有指导，
胎教干货跟着学。

PART ❶　妊娠1月至3月

3

PART ❷ 妊娠4月至6月

PART❸　妊娠7月至8月

PART 4 妊娠9月至10月

PART❺　分娩及产后护理

PART ①

妊娠1月至3月

"好孕"干货
尽在码中

科学备孕有指导，
胎教干货跟着学。

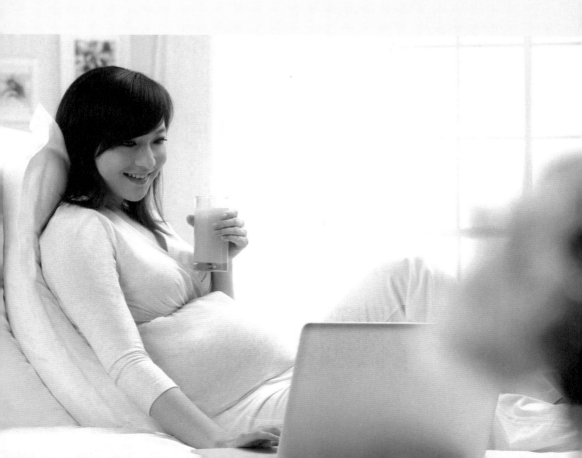

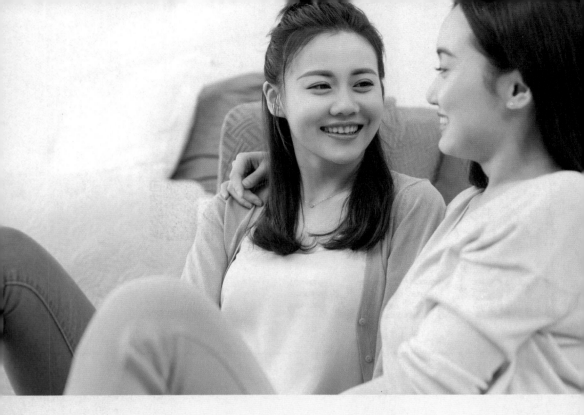

第一章

孕前及妊娠1月

◎ 最佳受孕时机

◎ 优孕新理念

◎ 高龄女性怀宝宝的妙术

◎ 孕前服药是否安全

◎ 孕期常见病防治

😊 "好孕"干货尽在码中

科学备孕有指导，胎教干货跟着学。

最佳受孕时期

新婚夫妻不采取避孕措施，也许不久就会怀孕了。如果时机不成熟，应该注意做好避孕，以免意外怀孕。如果想孕育健康可爱的宝宝，一定不能忽视以下问题。

最佳的身体条件

应该在夫妻双方身心健康的良好状态下受孕，包括男女双方或一方未患急、慢性传染病及严重器质性疾病，男女双方均处于心情愉快、情绪饱满、精力充沛的最佳状态。双方要避免在过度劳累、疲惫乏力、心绪不佳、精神忧郁或大量吸烟及饮酒后受孕。

身体健康状况不能只凭自我感觉，青年人抗病力强，患病初期或患有某些遗传疾病及隐匿性疾患时，常未出现明显的自觉症状。所以，准备受孕的夫妇要到医院进行一次系统的健康检查。

受孕营养和受孕环境

夫妻双方受孕前应适当地加强营养，多吃些含优质蛋白质和富含维生素、必需微量元素的食品，如瘦肉、鱼虾、禽蛋、豆类、蔬菜、鲜果等。营养状态不仅与优良的精子、卵子有关，而且还关系到妊娠初期胎儿的发育。

受孕环境包括两个方面：一是从事有毒有害（如农药、汽油、甲苯、氯乙烯等）、高温、放射线等工作的夫妇（特别是女方），应暂时调离原工作岗位，以保障精子、卵子的质量。二是对受孕的环境应该有所选择。应选择舒适、安静、幽雅和空气新鲜的环境，避免旅途受孕。

卫生环境

1. 戒烟

烟酒对妊娠的危害

早产率高。调查同样数目吸烟和不吸烟的孕妇,结果吸烟孕妇早产儿的发生率多于不吸烟者。

胎儿体重低。吸烟组孕妇所生婴儿的体重比不吸烟组的低100克,吸烟越多,婴儿的体重越低。

胎儿畸形多。孕妇每天吸烟10支以下,胎儿畸形率为10%;吸烟30支,胎儿畸形率则增加到90%。

孕妇合并症多。孕妇每日吸烟20支以下,合并胎盘早剥和前置胎盘者比非吸烟组高28%,吸烟越多,合并症越多,甚至高达85%。死胎、死产和新生儿死亡率比非吸烟组高3倍。

酒的危害主要是酒精中毒,使肝脏发生嗜酒肝炎和脂肪肝。肝脏具有解毒、造血、蛋白合成、糖原储存四大功能。肝脏受损营养不良,可致叶酸缺乏及多种维生素缺乏,导致贫血、神经系统疾病及胎儿畸形。酒在整个孕期对胎儿均有影响,夫妇双方应戒酒。

夫妇双方如有烟酒嗜好应戒除。一般女性吸烟饮酒者较男性少,对胎儿的危害较小,个别妇女有吸烟的习惯,应予重视。

2. 戒酒

夫妇任何一方过度饮酒都能引起生育力减退。如怀孕,轻者可致胎儿发育不良,重者胎儿可表现器官和精神发育缺陷及畸形,如小头畸形、睑间隙狭小、内眼角赘皮、上颌骨发育不全、下颌小、腭裂、关节畸形、掌纹异常、心血管异常及外生殖器畸形。医学上统称为"酗酒综合征"。

受孕的最佳年龄

妇女生育旺盛年龄是25~29岁,35岁以上妊娠分娩称为高龄孕产妇。一般生育年龄以25~35岁居大多数,35岁以上的高龄初产妇比例较少,所以婚后妇女最好计划在35岁以前分娩。

一般均以35岁为高龄初产的界线,高龄初产就是35岁以上生第一胎。某种原因结婚晚或者是婚后多年未孕,或是因为连续流产2~3次造成对孕育的过度担心以致年龄超过35岁。

岁数大了容易有高血压病或糖尿病等不利于妊娠分娩的疾病,先天愚型和畸形等先天异常的发生率也较高,精神、身体状况不如年轻时好,精力不如年轻时充沛,而且容易疲劳。不是特殊原因最好不要延迟孕期至35岁。若不可避免地推迟了孕期,应到医院听从医师的指导,按期检查,住院分娩。

生物节律

人的情绪、智力和体力在每个月都有高潮和低潮。

高潮期，人表现得情绪盎然、谈笑风生、体力充沛、智商很高。若夫妇双方都处在高潮期怀孕，能孕育出特别健康聪明的宝宝。这种具有一定规律的现象，称作人体生物节律或人体生物钟。

制约人体情绪的生物钟周期是28天，制约人的体力的生物钟周期是23天，制约人体智力的生物钟周期是33天，人的这三种生物钟，是互相影响、密切关联的。当人的三种生物钟都处在周期线上时，人就会呈现出最理想的状态。

生物钟的计算方法是：

1. 首先计算从出生到打算怀孕的那个月第一天的总天数（注意：要把闰年的天数计算正确，周岁数除以4，所得的整数即是曾经经历过的闰年数）。

2. 分别用23，28和33来除总天数，所得到的3个余数，就是3个周期在所想了解的那个月份第一天所处的位置。注意：计算时整数部分指该生物钟已"运行"了多少周期；余数部分是指除整周期外，新开始的一个周期中生物钟运行到的天数。

如若夫妻双方的智力钟同步运行在高潮期，宝宝智力优秀；若夫妻有一条体力曲线处在高潮期，则好一些；若再有一条情绪曲线在高潮期，则更好。夫妻6条曲线有4条运行在高潮期，其中智力、体力钟同步或基本同步，就可孕育出先天智商高体质好的胎儿。

测过人体生物节律后，可运用药物提前或推后女性的排卵日，使其排卵时的3条曲线与丈夫的3条曲线协调，注意做到智力和体力钟都基本同步，情绪钟偶合（即一方在高峰，一方在低峰），如若3项都在高峰最理想。

▌ 三种计算排卵期的方法

育龄妇女在脑垂体分泌的促性腺激素的作用下，卵巢和子宫内膜每个月都发生一次周期性的变化。卵巢的周期性变化分为卵泡期、排卵期、黄体形成期、黄体萎缩期，并分泌激素。在卵巢激素周期性变化的作用下，子宫内膜也出现周期性变化，呈增殖期（月经周期第5~14天）、分泌期（15~23天）、月经前期（第24~28天）、月经期（1~4天），以排出月经为重要征象。两次月经相隔的时间为月经周期，常为28~30天，提前或推迟3天均属正常。

　　卵巢排卵期是在月经周期中的哪一天呢？排卵一般发生在月经周期28天的中间，即下次月经前14天左右。如果月经周期不规则，下次月经的日期不好计算，可粗略推算本次月经后的第15天为排卵日。育龄妇女一般在每月排卵1个，可由左右两侧卵巢轮流排出，或由一侧卵巢连续排出。排卵与环境、情绪、身体健康状况、性生活、服避孕药等因素有关，有时可提前排卵或一次排两个卵，有时可推迟排卵或暂停排卵。只单纯根据月经周期进行推算有时尚不能确定排卵日期。以下方法也有利于测定排卵日期。

基础体温的测量

　　基础体温是早晨醒后未做任何活动时，在床上测得的体温，它间接地反映卵巢的功能。排卵前基础体温比正常体温低，在排卵时体温继续下降0.1~0.2℃，排卵后体温立即升高0.3~0.5℃，一直到月经来潮前；来潮前1~2天，体温又会下降。此即所谓的双相曲线，表示有排卵。如体温始终接近同一水平，称单相曲线，表示无排卵。

　　受测者须经睡眠6~8小时后测量。每日把所测数据记录在坐标纸上，连续测量2~3个月经周期。

白带的观测

　　正常情况下，白带的质和量随月经周期变化。来完月经后，白带色白、量少，呈糊状。在月经中期卵巢即将排卵时，由于宫颈腺体分泌旺盛，白带增多，透明、微黏，似蛋清样。排卵2~3天后，白带变混浊，黏稠而量少。月经前后，因盆腔充血，阴道黏膜渗出物增加，白带常常增多。

比林斯法

　　通过观察子宫颈黏液和外阴感觉来推测排卵日的方法被称为比斯林自然避孕法。这是一种自我观察宫颈黏液并预测排卵的方法。既可用于避孕，又可用于获孕。自月经干净后到排卵日，宫颈黏液有一系列的动态变化。

外观：由混浊转为半透明，直至透明。

量：由少到中，直至多。

拉丝度：即黏液拉成丝状的长度，由不能拉丝，一拉就断，到逐渐拉长，直至可拉到10cm左右。

外阴：自我感觉由干燥转为潮湿，最后为滑。

每晚临睡前，用手纸擦一下阴道口（不要擦入阴道内），观察手纸上黏液的透明度、量、拉丝度（用空白手纸轻贴手纸上的黏液后慢慢拉长），并把外阴的感觉（干燥或湿或滑）一并记录下来。滑的感觉可能持续1~3天。滑润感的最后一天称为"黏液高峰日"。"黏液高峰日"平均出现在排卵前0.9天（排卵前2天至排卵后3天），月经过后开始产生黏液的第一天到"黏液高峰日"后第三天视为可孕期，其余为安全期。研究证明，峰日受孕的可能性为0.667/周期，峰日后第一天为0.444/周期，第二天为0.0205/周期，第三天为0.089/周期，安全期性交受孕可能性为0.004/周期。

甜蜜的怀孕

怀孕过程

人的生命是从一对生殖细胞（即卵子和精子）的结合开始的。经过母亲十月怀胎，瓜熟蒂落，新生命诞生人间。

受孕包括受精，受精卵的发育、运送和着床，成胎、发育。

成熟的卵子从卵巢排出到腹腔，落在输卵管口附近，输卵管把卵子捡拾到管腔内。夫妻此时性交，精子通过阴道、子宫颈管、子宫腔，后进入输卵管壶腹部与卵子相遇。此时许多精子围绕着1个卵子，由精子顶部分泌出来的酶活跃起来，溶化了卵子的透明带，其中1个精子深入到卵子内，和卵子结合成为受精卵，经过一分为二、二分为四的细胞分裂，新的生命开始了。

受精卵一边分裂增殖，一边缓慢地移向子宫，一般在受精4天后到达子宫腔

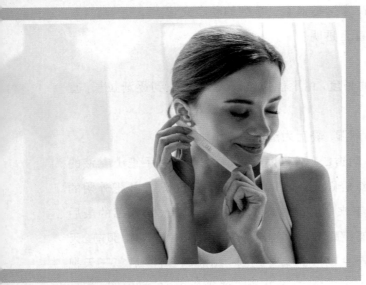

内。受精卵上分泌出来的蛋白酶用3~5天把子宫内膜溶化成一个小缺口，然后进入到子宫内膜，被称为着床。

胚胎从此就在这里与母体血肉相连，逐渐发育成长。人类的胎儿成熟时间，从受精那天起265天左右，但如果按停经日子算起，正好280天。以28天为一"妊娠月"，则是10个月或40周。

怀孕条件

健康的精子及卵子：男方精液里的精子必须有质，即健康而有活动能力；有量，即发育成熟的正常男子每天睾丸中能产生几亿个精子，一次射精中有6000万至1亿个以上精子，总数不能低于2000万个，否则不能怀孕。女方卵巢能产生和排出成熟而健康的卵子。健康的成年女子每月卵巢排出1个成熟的卵子。

正常而又通畅的生殖道：夫妻性交时，男子必须将精子排入女子阴道。精子的必经之路包括男子附睾、输精管、尿道，女子阴道、子宫颈管、子宫腔和输卵管，都必须畅通无阻。精子和卵子在输卵管壶腹部相遇，结合受精，成为受精卵。受精卵再借助输卵管的蠕动被送到子宫腔。

合适的子宫腔内环境：子宫内膜必须是分泌期，才能适合受精卵的着床和发育。

上述任何一个条件受到破坏，则不能正常怀孕。

不孕原因

婚后不孕的原因，可能来自丈夫，也可能来自妻子。夫妻之间性生活正常，一年内受孕者占80%左右，两年内占90%左右。如一年内未采取避孕措施而未怀孕者,可视为不孕症。

女性不孕的原因比男性复杂得多,一般可分为三个方面:

1. 影响卵巢产生卵子及内分泌功能的原因:可以有先天性因素,如先天性卵巢缺损或发育不全。后天性原因,如因肿瘤、炎症、手术、放射线损伤或切除了卵巢组织,不能产生卵子;或者由于全身性疾病,如精神过度紧张或焦虑引起的神经内分泌功能失调、营养不良或维生素缺乏、急性传染病、结核病及各种理化因素(如铅、酒精、烟草等)造成的慢性中毒。

2. 阻碍卵子与精子结合或阻碍受精卵着床的原因:先天性畸形,如先天性无子宫,无阴道,子宫发育不良(幼稚型子宫)及子宫畸形,阴道、处女膜闭锁等。后天性原因,如生殖道各种炎症,包括阴道炎(滴虫、真菌、淋病等)及重度宫颈炎,均会产生大量黄脓样分泌物,影响阴道的酸碱度,不利于精子的活动与生存;结核性输卵管炎可造成输卵管管腔堵塞;子宫内膜异位症所致的粘连(子宫腔粘连、子宫颈粘连等)及肿瘤,如子宫肌瘤等。

3. "原因不明"性不孕:约占不孕症总数的10%。到目前仍有极少数不孕症的夫妇查不出明确的原因。

患不孕症后,如男方经检查生殖器官、精液等均属正常,且无全身性疾病,女方则应全面而系统地进行检查,包括全身体格检查、生殖器官的发育状态与功能检查。如生殖器官正常,医生将有计划地安排一些特殊检查,如基础体温测定、阴道涂片、宫颈黏液检查、子宫内膜活检、输卵管通畅试验、交媾试验、各种激素的测定,甚至腹腔镜等检查。检查的原则由简单到复杂,边检查边治疗。

男性不育的主要原因有:

1. 精液异常:没有精子、精子数量过少、精子发育异常或死精子过多。造成精液异常有先天性原因,如双侧隐睾症,睾丸发育障碍、畸形,无睾丸症等。后天的原因有睾丸局部病变、睾丸炎、睾丸结核、睾丸肿瘤、附睾疾患等。有全身性疾病,如维生素缺乏症、全身性结核病、糖尿病及各种理化因素,如铅、酒精、烟草造成的慢性中毒等。

2. 精液排出障碍:如阴茎过短、严重的尿道下裂、阳痿、输精管部分或全部缺乏及输精管因患炎症、结核而堵塞等。

3. 免疫因素：精子精浆在体内产生抗自身精子的抗体，使射出的精子发生自身凝聚，不能穿透宫颈黏液。

如有不孕，男方应到泌尿外科进行全面的检查。检查前3~7天应避免性生活。最好用手摩擦生殖器引起射精，将精液射入干净的玻璃瓶中加盖立即送检；不宜用阴茎套收集精液，因橡皮套及滑石粉或油有杀灭精子的作用。在冬季，精液须注意保温，并在2小时内送到实验室，这样才能准确地反映精子数和活动能力。如不正常，应该多做几次检查再行判断。

不宜怀孕的疾病

1. 贫血

表现为眩晕，站起来时头晕、头痛等症状。严重贫血不仅对孕妇本身有影响，而且会对胎儿发育带来不利影响。

可以采用食疗的方法来减轻症状。多食用豆制品、猪肝、猪肉松、河蟹、蛤蜊、芝麻酱、海带、木耳等含铁量高的食物，或每日服用1~2片硫酸亚铁片。贫血治疗有效，各种指标达到或接近正常时，就可以怀孕了。

2. 结核病

结核病的治愈率很高，但治愈之前不能妊娠，否则会传染给胎儿，并有导致早产、流产的危险。经过抗结核药物治疗后，还应定期进行健康检查，确认完全治愈后，才能考虑怀孕。胎儿在生长过程中，要从母体摄取大量的钙质，若母体患有结核病，会影响胎儿疾病的好转或钙化，而且分娩后还会把疾病传染给胎儿。因此，严重的肺结核或活动性肺结核患者，不宜怀孕。

3. 肝脏病

妇女妊娠后，肝脏的负担增加。如果肝脏有病，会使病情恶化，容易出现妊娠中毒症。应在肝脏疾病治疗好转之

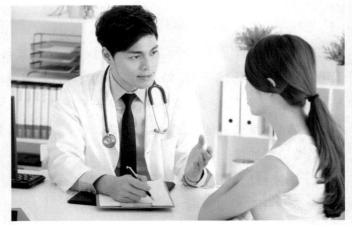

后，再考虑怀孕。肝脏的治疗方法很多，效果也很好，一般都可以控制住病情。

4.肾脏病

妇女妊娠时，母体血总量增加，血管外体液积蓄过多，容易出现水肿。肾脏病患者如果妊娠，就会出现妊娠中毒症，并且会比较严重，容易造成早产、流产。治疗之后如果病情好转，则可以考虑怀孕。应该注意怀孕前还应对病情进行复查，并听取医生的意见。

5.高血压

高血压病患者如果怀孕，容易出现妊娠中毒症，且多为重症。患慢性高血压的妇女在怀孕后期，很难控制血压的急剧变化，有时血压升得很高，容易发生子痫或脑溢血。同时慢性高血压患者伴有血管痉挛和血管狭窄，会使母体为胎儿供应营养受到影响，易发生胎盘早期剥离，造成死胎。

可以多吃含蛋白质高的食物，少吃较咸的食物，以降低血压。高血压病的起因较多，包括身体素质等因素，要注意平时的起居和活动，避免疲劳过度、睡眠不足、精神压抑等不利因素的出现。按照医生的治疗方案服药和休息，尽快恢复正常。血压指数正常或接近正常，经医生允许之后再考虑怀孕。

6.心脏病

患有心脏病的妇女怀孕，会在妊娠的晚期、分娩期或产期，因难以承受怀孕及分娩的负担而出现心跳、气急、唇色发紫等心力衰竭的症状，但不是所有患有心脏病的妇女孕期都会出现这种现象，只是心脏功能属于Ⅲ、Ⅳ级的妇女才不能怀孕生孩子。曾有过心力衰竭的妇女，也不宜怀孕以免突然发作形成严重后果。

患有轻微心脏病，可请医生诊断能否怀孕。在怀孕期内要加强产前检查，注意休息，每日保证有10个小时的卧床休息和睡眠时间，注意防止情绪过度激动。妊娠后期，要吃得淡些。每日服一或两片硫酸亚铁片，以预防贫血。要防止感冒，因为感冒容易引起心力衰竭。如有轻微感冒时，应立即抓紧治疗。

7.糖尿病

糖尿病患者如果怀孕，病情变化很大，治疗不及时可发生其他感染，容易出现酸中毒，造成危险。怀孕期间还会并发妊娠中毒症，或引起流产、早产，甚至会出现胎死宫内的现象。此外，生巨大儿和畸形儿的比例比较高。

糖尿病患者的患病程度不同，出现的情况也不相同，应在治疗之后病情得以控制和好转时，向医生请教，看是否适合怀孕。

8. 阴道炎

阴道炎患者怀孕会使胎儿得一种叫鹅口疮的疾病，即在新生儿口腔黏膜和舌头下面长出像白苔一样的东西，影响吃奶。因此患阴道炎后应抓紧治疗，只需10余天就可以治愈。治愈后再怀孕胎儿就不会受感染。

9. 精神病

曾患过精神失常的妇女，会在妊娠、产褥及哺乳期复发，有精神病史的患者，应坚持避孕，以免疾病复发，甚至遗传给后代。如果患过轻微的精神病，目前的各种状况也都很好，应请医生认真鉴定后，决定能否怀孕。

■┃优孕新理念

优孕是一个全新的生育新理念：在精子和卵子结合那一刻前的3个月，甚至6个月，就应开始做孕育准备，因此生命的孕育不只是10个月。应在达到优身、优时、优境的最佳状态下，让最健康最富活力的精子和卵子在天时地利人合时，把父母双方的精良基因如容貌、智慧、个性、健康在受精卵中高度重新组合并表达。

优身受孕

1. 该做的生理准备

怀孕前3个月夫妻双方应身体健康无病，任何一方如果患有结核病、肝炎、肾炎，特别是女性患有心脏病、糖尿病、甲亢、性病、肿瘤都不宜受孕。病愈后也要3个月后再受孕。

孕前3个月夫妻双方应停止酗酒和吸烟。

孕前3个月夫妻双方应慎用药物，不要使用含雌激素的护肤品。

从事对胎儿有害职业的夫妻，尤其是女性一定要在孕前3个月暂时离开。

长久采用药物避孕的女性，要在停药6个月后再受孕。

注意不要在疲劳时性交受孕。

过胖和过瘦的女性应把体重调整到正常状态。

为减少"早孕反应"对身体的营养损失，要在准备怀孕前的3个月多吃瘦肉、蛋类、鱼虾、动物肝脏、豆类及豆制品、海产品、新鲜蔬菜、时令水果。

男性多吃鳝鱼、泥鳅、鸽子、牡蛎、麻雀、韭菜。

少吃火腿、香肠、咸肉、腌鱼、咸菜，不要吃熏烤食品，如羊肉串等。少吃罐头，少喝饮料。

洗蔬菜用浸洗方法去掉残留农药。

2. 受孕心理

在心情愉悦的状态下进行负有受孕使命的性交。

丈夫要重视并让妻子达到性高潮，这对孕育一个健康聪明的宝宝至关重要。

促进性高潮的小秘诀：

以受孕为目的的性交特别需要视觉刺激，应该让室内沉浸在微弱的红粉灯光下，摆上迷人香沁的鲜花，播放轻松优美的音乐打破沉默。

优时受孕

1. 让刚排出的卵子立即受精，避开外界环境影响，孕育体质佳、智商高的宝宝的概率最大。

测定自己何时排卵：

（1）采用测定基础体温的方法测定排卵日。

基础体温是人经过6~8小时睡眠后醒来未进行任何活动所测得的体温。

排卵前基础体温逐渐下降，相对较低，保持在36.4~36.6℃；排卵日基础体温下降到最低点；排卵后基础体温升高，一般上升0.3~0.5℃，直至下次月经来潮前开始下降。

绘制一张月经周期中基础体温变化表，基础体温的连接呈现双向曲线，它的分界点为排卵日，是月经周期中体温最低点。

（2）根据阴道黏液变化判断排卵日。

女性月经周期分为干燥期—湿润期—干燥期，月经中间的湿润期，白带较多而且异常稀薄，持续3~5天。观察分泌物像鸡蛋清样，清澈、透明、高弹性、拉丝度长的这一天就是排卵日。

（3）运用避孕镜检测排卵日。

每天清晨，用舌尖将一滴唾液滴到镜片上，风干或灯下烤干后看到"羊齿状结构"即为排卵日，安全期则会出现不规则气泡和斑点状图像，这两种图像同时出现，则说明处在过渡期。此种方法新颖，且操作简单便于掌握，测试准备迅速。

可选择以上2~3种方法，综合分析观察，获得准确的排卵日。

2. 在最佳的生育年龄段受孕。

妇女最佳生育年龄为24~34岁。父亲在30~40岁，母亲在24~29岁时生下的宝宝易成才。

益处：最佳生育年龄妇女生理与心理均较成熟，精力充沛，利于孕育和抚育胎儿及婴儿，可避免胎儿发育不良，妊娠合并症及流产、死胎或畸胎。

智力的遗传大多来自父亲，30岁以上的父亲智力成熟，生活经验较丰富，应懂得和接受胎教知识，关切爱护妻子，从而使胎儿生长发育良好。

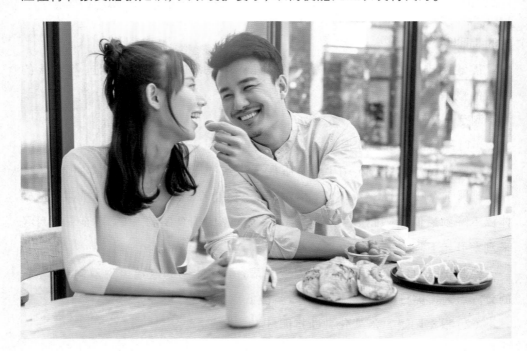

3. 在最佳受孕季节（夏末秋初）怀孕。

益处：夏末秋初气温宜人，避开了病毒流行、疾病暴发的时间。

丰富的食品使孕妇得到最充足的营养并贮备于体内，以预防妊娠早期孕吐反应所造成的营养损耗，利于胎儿早期大脑发育。到妊娠中、晚期正值春季，宜人的环境非常有利于胎教。

优境受孕

受孕时应该避开自然界环境变化，如太阳磁暴、地震、日月食、月圆之夜都会使人的情绪发生变化，精卵细胞质量下降。

雷电交加之时产生强烈的X射线，会引起生殖细胞染色体畸变。太阳黑子周会发生太阳耀斑，对生殖细胞和胚胎有伤害，导致胎儿出生后智力不良。

孕前服药是否安全

研究发现，有些人孕前服用的药根本就不影响胎儿。

1. 药代动力学

服用的药物不会长期存于体内，有它的半衰期，数分钟、数小时或数天就代谢排出体外，药物的作用峰值也不等，往往持续时间短暂，如果是一次服药影响更小，长期服药，累积的药物也会逐渐排出体外，无药效作用，毒副作用就消失了。

2. 受孕时间

服药时也许尚未受孕或尚未着床，药物对胎儿不可能造成威胁。计算受孕的时间如下：一般排卵期是在两次月经之间，在下次月经来潮的前14天左右，卵子排出后可在体内存活24小时，精子可在女性生殖道存活2~3天。受孕时间约为排卵期的前或后3天。精子和卵子结合后需在生殖道内运行7~8天才能在子宫着床，植入子宫内膜，生长发育。由此可见，孕前服的药或许无任何影响。

举例：

5月19日就诊，主诉：停经37天（月经错后7天，上次月经是4月12日，本次应于5月12日来潮）。可能的受孕时间为：

（1）5月12日-14（天）=4月28日（排卵时间）

（2）4月28日±3（天）=4月25日~5月1日（受孕时间）

受精卵着床时间可能为：

（1）4月25日+7（或8）天=5月2日（或5月3日）

（2）5月1日+7（或8）天=5月8日（或9日）

由计算公式可知，停经37天，确诊怀孕了，并不是说已怀孕37天，如上面举例，这位孕妇的受孕期可能是4月25日~5月1日，着床期可能是5月2日~5月9日。所以，她在5月2日前服的药，对胎儿不会有什么影响，如果服用的药物是安全用药，就更不用担心了。

"鸡胸"是否会遗传

"鸡胸"不完全是遗传性疾病，要看造成"鸡胸"的原因。"鸡胸"是指维生素D缺乏造成的佝偻病，常发生在婴儿期，是由于维生素D缺乏而引起全身钙磷代谢失调造成的不可改变的骨骼畸形。这类"鸡胸"是不遗传的。还有，生后患有某些疾病也可造成脊柱和胸廓的畸形，如脊柱结核，但它更不会遗传。只是"先天性刀背"是一种原因不明的疾病，有一定的遗传倾向。所以，应该了解一下自己的家族中是否有人患有此病，这样才能确定是否会遗传。

什么是"Em-Ab阳性"

"Em-Ab阳性"是子宫内膜抗体阳性，子宫内膜抗体对子宫内膜异位症的发病和不孕均具有重要作用。应该在医生的指导下服用"丹那唑"，可使"Em-

Ab"水平明显下降，同时也可以治疗子宫内膜异位症。

"Em—Ab"抗体与服用治疗阴道炎和附件炎的药物无关。

特殊岗位要早做调整

长时间从事辐射行业作业的女性，易出现月经不调，如果长时间受到强辐射，还可能出现皮肤衰老加快，恶性肿瘤患病率增加的情况。即使怀孕，也会导致孕妈妈流产率升高，胚胎发育不良，畸形胎发生率升高。辐射还会导致头痛、失眠、心律失常等神经衰弱的症状；男性则会引起精子活动降低，精子数量减少。

为保护母胎身心健康，在孕前3个月，职场备孕女性应该不接触或少接触与辐射相关作业。一旦决定备孕，接触辐射、特殊化学物质的夫妻，建议和领导协调，换到别的岗位。

孕期能否美容、游泳

怀孕4个月后可以去游泳，能改善孕妇的情绪，利于分娩，还可使诸如腰痛、痔疮、静脉曲张的症状减轻。但要注意高血压、心脏病、阴道出血、腹痛等情况就不能游泳。若要游泳，应该选择有医生监护的游泳池，水温不要低于30℃，每次运动量不宜太大，

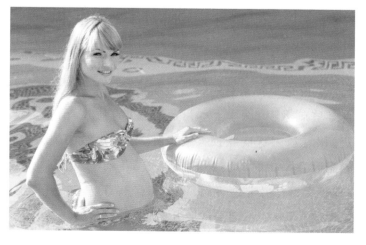

以免发生流产。

去美容院做美容，必须向美容师了解其中是否含有对胎儿有害的成分，不做更保险，因为怀孕后皮肤很敏感。

做美容对防止面部出现妊娠斑不会有太大的作用，它不可能改变内分泌的变化。

为什么备孕女性更受甲状腺疾病的"青睐"

目前甲状腺疾病的发病率非常高，我国近14亿人口中约有20%的人患有不同程度的甲状腺疾病。甲状腺疾病青壮年高发，与绝大多数育龄女性的年龄相重叠，且随生育年龄的增加，备孕女性甲状腺疾病发病率呈上升趋势。

其实，甲状腺相关疾病的知晓率非常低，整体规范治疗不足5%，很多人可能已经患上甲状腺疾病，却因为不知晓而贻误病情。

因此，备孕女性应及早检查甲状腺。如有异常，可以在医生指导下及早进行相关饮食指导及正规药物治疗。保持甲状腺功能状态良好，才有助于生育健康聪明的宝宝。

患荨麻疹对胎儿有无影响

荨麻疹是种常见的过敏性疾病，多发生在先天性过敏体质的人中。由于受到某些刺激物（医学上称为致敏源）的刺激，引起全身或局部的血管通透性改变，出现风团状皮肤损害或水肿。造成过敏的刺激物有多种，每位荨麻疹患者的病因各不相同，比如寒冷、尘埃、花粉、药物、寄生虫等。过敏体质有遗传倾向，但荨麻疹并非遗传病，不是母亲有荨麻疹其子代也一定患荨麻疹，有一点可以肯定，荨麻疹不会造成胎儿畸形。

高龄女性怀宝宝的妙术

绒毛细胞检查

　　绒毛细胞的染色体与胚胎是一致的，取绒毛细胞诊断有无遗传病和性别准确率很高。在怀孕后的11~14周，是做这项检查的最佳时间，可以诊断出各种染色体病和先天性代谢病，并使胎儿诊断从孕中期（16~24周）的羊膜腔穿刺提前到孕早期。若发现胚胎有病应做人工流产，既避免了患有缺陷胎儿的出生，也免去了孕中期引产的痛苦。

测定母血中AFP（甲胎蛋白）

　　甲胎蛋白是早期胚胎特有的一种蛋白质，怀孕第6周开始在胎血中出现，14~20周达到高峰，此后逐渐降低。甲胎蛋白可进入母血中，虽然比胎血中浓度低很多，但只需取母血就可进行检查，取材方便，因此用来做筛查。甲胎蛋白数值异常低时，发生先天愚型儿的比例明显增高，所以可作为监测先天愚型儿的一种手段。

行羊膜腔穿刺术

　　主要使用于高危险妊娠的女性。羊水与胎儿的关系密切，羊水中有胎儿皮肤、消化道、泌尿道等处脱落的细胞以及胎儿代谢的产物。在B型超声波的协助下，在怀孕16~24周做羊膜腔穿刺抽取羊水，将羊水中的细胞沉淀后接种培养，可以得到胎儿的细胞染色体，以诊断有无染色体病。除了高龄孕妇外，曾有过生出染色

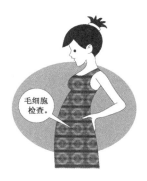

毛细胞检查。

体异常儿的女性,夫妇一方为染色体平衡易位基因携带者,都应做这项检查。

附件炎能怀孕吗

附件炎是卵巢炎和输卵管炎的合称。

卵巢炎一般继发于输卵管炎,二者常常并存,是妇科最为常见的疾病。通常是由于分娩、流产所造成的裂伤或胎盘剥离面感染,不洁性交或性交过频,或在阴道或宫腔内施行小手术无菌操作不严格导致手术创面感染所致。致病原多见于细菌。输卵管被细菌侵入后,由于炎症引起输卵管上皮纤毛蠕动减慢而影响受精卵往子宫方向的运行,或引起输卵管伞端及黏膜发生粘连,因而造成输卵管管腔的闭塞。

这种病变常常是双侧性的,容易导致一些女性发生不孕,但并非每一个患者都绝对不能怀孕,如果患病后及时去医院进行诊疗,并坚持做针刺、理疗、激光及中西药结合治疗,使病情得到平稳的控制,也可能会避免输卵管发生粘连。即使已经发生了输卵管完全阻塞不通,也可以通过腹腔镜等先进的内窥镜在腔内进行多次疏通,达到完全通畅。输卵管伞端封闭者可用腹腔镜剪开阻塞伞端,松解粘连,再经过几次宫腔镜下输卵管通液,也可以使管腔疏通,患者也有怀孕的可能。

习惯性流产者应怎样做

自然流产连续发生3次以上,称为习惯性流产。这种流产每次都发生在同一个妊娠月份,主要是由于夫妇双方染色体异常、母体的黄体功能不全时,或母亲子宫发育不良、子宫畸形、子宫肌瘤等引起。若多次不明原因流产,夫妇双方应一起到医院做如下检查,找出流产的原因,及早进行对症治疗:

1. 进行全身性疾病检查，是否患有糖尿病、贫血、甲状腺病、慢性肾炎、高血压等。

2. 进行染色体检查，夫妇一方染色体异常往往是引发胚胎染色体异常和自发性流产的重要原因。

3. 进行妇科检查。是否存在子宫畸形，比如双子宫、单角子宫、纵隔子宫、子宫腔粘连等，子宫是否长肌瘤。这些因素都会影响胚胎的着床，因而发生流产。

4. 进行卵巢功能的测定。如做阴道涂片检测体内的雌激素水平，或测定基础体温。

5. 进行男方精液的常规检查。观察精子的数目和活力。

6. 进行血型检查。看夫妇双方的血型是否存在ABO、Rh系统内的血型不合。

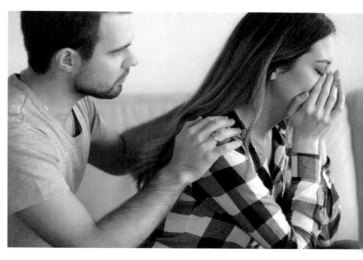

流产原因一旦查明，则应进行有针对性的治疗。若是夫妇双方染色体异常所致，则要避免怀孕，如果已经怀孕，应该立即给胎儿做检查，如有异常必须中止妊娠。黄体功能不健全或患全身疾病的孕妇，应在医生的指导下，做孕激素和所患疾病的治疗。子宫畸形的女性应该先做手术矫正治疗，恢复正常再怀孕。其他不适宜怀孕的女性以不妊娠为宜，或在医生的具体指导下妊娠。

孕期乳房保护六大注意事项

每个乳房内部有15~20个乳腺，开口于乳头，每个乳腺又分为腺泡和导管两部分，腺泡分泌乳汁，由导管输出。乳腺之间由于纤维组织的生长，乳房逐渐扩大，乳头周围的皮脂腺也肥大隆起，此时应该注意如下几点：

1. 切不可挤压乳房。睡眠时应侧卧或仰卧，俯卧会使乳房受到挤压。

2. 不要穿过紧的内衣，更不要束胸。即便到了妊娠后期，乳房明显增大，出现下垂时，也不要系过紧的胸罩，以免影响乳腺的发育，甚至造成腺管的阻塞，使产后乳汁排出不畅，导致乳腺炎。

3. 勤洗澡，勤换内衣，保持乳房的清洁。特别是产前3~4个月，要经常用温开水清洗乳头，用毛巾涂肥皂轻轻将皮肤皱褶处擦洗干净，既可以保持乳房的卫生，也可以增加乳头表皮的韧性，以便喂奶时婴儿的吸吮。凹陷的乳头常常积存污垢，擦洗的时候用手轻轻外拉把乳头捏出来，先涂上植物油，使其变软，然后再用温水和肥皂清洗干净。

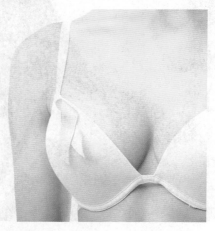

4. 如果在孕期乳房出现异样的疼痛和外形的改变，应立刻找医生治疗，切不可自己无把握的乱治，以致影响产后哺乳。

5. 如果乳房出现胀痛，可一只手握住对侧的乳房，轻轻按摩，两手交替进行。

6. 禁止使用丰乳霜或减肥霜。许多孕妇嫌自己的乳房小而搽用丰乳霜，也有嫌自己的乳房大而使用减肥霜，这都是不可取的。不管是丰乳霜还是减肥霜，都含有一定的激素或药物成分，孕期使用会影响乳房的正常发育。

遗传链对孩子的影响

糖尿病

糖尿病是一种常见病，经常在40岁以后发生。研究表明，患此病的人当中，有1/5~2/5是从母亲身上遗传来的。

预防糖尿病必须保持身材和体重适中，平日多进行有氧运动。研究证明，坚持有规律的锻炼可以使糖尿病的发生率降低60%。这一结论不受到年龄、过度肥胖、高血压或家庭成员中有人患过糖尿病等不利因素的影响。

45岁以后,应该每隔3年做一次糖尿病的常规检查。

若母亲患有糖尿病,则应在年轻的时候就经常进行身体检查,力求做到早发现、早控制,从而避免糖尿病发生。一旦发现患病,要及时进行治疗。

绝经时间

许多女性绝经年龄和母亲相同,这是遗传因子的作用。女性卵子的数量决定她月经保持多长时间,而拥有多少个卵子则出生时便已确定了,特别提醒的是,吸烟的人会使绝经期提前2~3年。

骨质疏松

若母亲患有骨质疏松的疾病,则女儿脆骨病的发病率一定会很高,可能出现骨折、驼背和骨盆断裂等症状。医学专家研究证明,在骨重量以及失去的骨质方面,女儿和母亲的情况极为相似。

日常生活中多喝牛奶,服用钙片,以加强钙和维生素D的摄取,特别是在特殊阶段,如孕期、更年期及绝经期。

通过戒烟、戒酒和加强运动来保持骨骼的健壮。绝经后,应该定期进行骨密度的测试。

抑郁症

这是一种情绪不稳定的疾病,若母亲患过此病,女儿则有10%被遗传的可能性。

日常生活中仔细观察自己,对任何一点有抑郁症迹象的信号都不能掉以轻心,尤其是在特殊生理时期时,如怀孕期、产褥期。若突然情绪波动或突然哭泣一段时间等,必须及时去心理诊所看医生。

嗜酒

嗜酒具有家庭性,女性更是首当其冲。若母亲对酒情有独钟,女儿就更易贪杯,其比例要比父亲嗜酒的概率高出2倍。俗话说的"一天喝一杯啤酒,不需

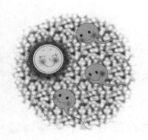

要去看医生"的说法是毫无科学根据的。酒精会引起一些严重的健康问题。对于人类来说，酒精是仅次于香烟的第二大"杀手"。酒精能使人成瘾，一旦喝酒上了瘾便无法摆脱。大量饮用白酒容易诱发食道癌和慢性肝炎等。

因为具有这种遗传性，母亲不仅自己勿贪杯，还要加强对孩子这方面的教育。

有人说喝微量的酒可能会降低患心脏病的危险，但这仅限于35岁以上的男子和50岁以上的妇女。应该少喝酒或不喝酒，以免嗜酒成性。

为何服避孕药还会怀孕

若服用的避孕药是复方炔诺酮，它是通过抑制排卵来起到避孕作用的。若是在大约排卵的日子服药时，同时服用了抗生素，就有可能导致避孕失败。抗生素会抑制肠道细菌生长，使得避孕药的吸收减少，导致体内的雌激素水平下降，不能有效地抑制排卵，最终避孕失败。如果身体发生感染，需要服用抗生素时，避孕应该采用其他的措施，比如避孕套、避孕隔膜等。

提前3个月补充叶酸

补充叶酸要适当，过多也不好

备孕女性最好在准备怀孕前3个月开始，每天摄取

400微克叶酸。叶酸的膳食来源主要是绿叶蔬菜，如菠菜等。叶酸制剂也是叶酸的良好来源。我国居民每日平均从膳食中获得50~200微克叶酸，这是不能满足备孕女性及孕妇需要的。所以，准备怀孕的女性需要通过叶酸制剂补充叶酸。

需要强调的是，补充叶酸也不能过量。长时间大剂量服用叶酸，不利于健康。

补叶酸可不是女性一个人的事儿

对于想做父母的夫妻来说，不仅女性需要补充叶酸，男性也需要补充。叶酸在人体内能和其他物质结合成叶酸盐，如果男性体内缺乏叶酸盐，容易增加宝宝出现染色体缺陷的概率。此外，一些调查结果显示，男性精子质量低也与体内缺乏叶酸有关。所以，建议男性也要提前3个月补充叶酸，每天补充400微克。

孕前3个月增加补叶酸食谱比例

孕前3个月除了服用叶酸增补剂外，增加补充叶酸的食谱比例也是十分必要的。早餐，平时搭配大多是馒头、牛奶、粥、鸡蛋、小菜等食物，其中小菜的选择可能比较随意，但从现在开始，要有意识地选择富含叶酸的蔬菜。

怎样避免"先天愚型儿"

女性在25~29岁怀孕发生先天愚型儿的概率仅为1/1500，而35~39岁怀孕，发生率则为1/800，所以35岁以上的育龄妇女怀"先天愚型儿"的概率明显增加。

若想生一个健康的孩子，必须在怀孕后去做产前诊断，它是在胎儿未出生前诊断先天性疾病的一种新技术，可以减少病残、畸形儿的出生，对优生起着重要的作用。

高龄孕妇，可以在怀孕第8周时，去医院优生门诊取绒毛细胞做染色体的检查，因为绒毛细胞的染色体组织与胚胎是一致的，其准确率高达93.9%~100%，早孕的第40~70天是做绒毛细胞染色体检查的最适宜时间。有人担心孕早期取绒毛细胞做产前诊断会影响胎儿，大量临床实践证明，这样做对于胚胎没有任何影响，取出的绒毛细胞位于胎囊的最外层，而且绒毛细胞会随着妊娠月份的增加而逐渐退化。绒毛细胞染色体检查是较为安全的一种产前诊断技术。

中药保胎

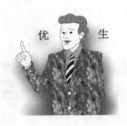

几个世纪以来，中医积累了丰富的保胎经验，特点是"医食同源"，安全而无副作用。中医以辨证论治为保胎原则，即根据流产孕妇不同的症候表现，给予不同的治疗原则和处方。如由于脾虚所致的气血不足而流产者，施以补中益气、养血安胎的保胎处方；若是肾虚，治以补肾安胎处方。不仅能安胎，还能调理孕妇身体的不足之处。一旦保胎失败，也不会给清理子宫带来麻烦。由于中药保胎对内分泌没有干扰，所以至目前为止，还没有有关用中药保胎造成胎儿出生后畸形、智力受损的报道。

避孕药对胎儿的影响

避孕药能通过胎盘进入胎儿血液。一般育龄女性经常服用的避孕药大多是人工合成的雌激素、孕激素以及合成孕激素，合成孕激素中的甲地孕酮、炔诺酮，对胎儿及新生儿均有毒性作用，可以引起女胎男性化，外生殖器发育异常等畸形，如阴蒂肥大、阴唇融合粘连、假两性畸形等。是否发生畸形，还要取决于胎儿所处的发育时期、药物的种类、理化性质、剂量、持续使用时间以及通过胎盘的速度、器官对药物的敏感性。孕妇在怀孕期间，服用过避孕药应中止妊娠，待日后一切准备好后再怀孕。

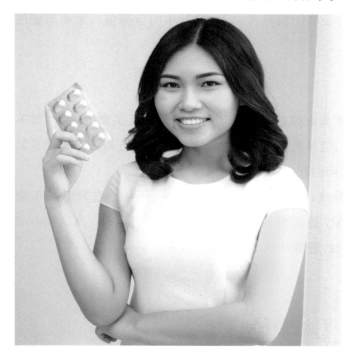

小·贴士

最好不要做硅酮隆胸术，若胸部不漂亮，可向健美专家咨询如何运动健胸，这是既安全又健康的方法。

若是已经做了硅酮隆胸术后，则不要以母乳哺乳婴儿。

胸罩应该选用质地柔软的棉织物，内侧以纱布为佳。避免胸罩太窄小，以免和乳房摩擦太大，尤其是孕妇。

不要直接穿人造纤维织物，也不要在胸罩外直接穿着毛类衣服。

戴胸罩前要将内侧的灰尘和纤维去掉。

洗胸罩不要与其他衣服混洗，更勿放入洗衣机内洗，应用手清洗。

隆胸与胸罩的不良影响

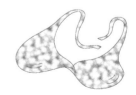

隆胸易使婴儿患食道疾病

使用硅酮植入素做隆胸手术后，胸部变得满意多了，但这种物质会随时间的推移渗漏并产生一些有害物质，易引起自身免疫系统功能异常，如有可能患硬皮病、类风湿。

婴儿怎样被殃及

硅酮隆胸后的女性如果产后以母乳哺喂婴儿，渗漏到乳房中的硅酮植入素就通过乳汁进入婴儿身体内。专家曾做过调查研究：11名做过硅酮隆胸术的女性，其中产后有8人以母乳喂养，3人人工喂养，结果以母乳喂养的婴儿大部分患有食道疾患，表现为食道蠕动缓慢、吞咽有困难，有类似硬皮病的症状，而那3名人工喂养婴儿食管却没有任何异常。因此乳汁中的硅酮植入素有可能使婴儿患上自我免疫病。

胸罩缺乳症

胸罩内层和贴身的羊毛类衣服在女性活动时不断地与乳头摩擦，会脱落下一些极纤小的小细毛，它们能从乳头开口处钻到乳管内，久而久之就塞住了乳管，使乳汁不能通畅排出因而引起少奶。

少奶可能还会引发乳腺炎，使得婴儿停止吸吮乳头，不能通过刺激脑下垂体不断分泌出乳素和催产素，造成更加缺乳甚至无乳的恶性循环。当这些小细毛被清除掉后，少奶和无奶的现象从根本上得到了改善。

■ 乙肝阳性者怎样怀孕

乙型肝炎是一种发病率很高的传染病，严重威胁着人们的身体健康。乙肝目前没有特效的治疗方法，只能是控制住病情，使其不再进一步发展，即使乙肝没有任何症状，其病毒仍存在于血液中，会造成他人感染。母婴传播是乙肝传播的一条重要途径，乙肝女性的妊娠问题和乙型肝炎母婴阻断一直是人们关注的问题。乙肝女性究竟能不能怀孕生子呢？现在就从以下几个方面来探讨。

抗原（HBS-Ag）携带者

症状及化验：表现为肝功能各项化验指标均正常，自我感觉没有特别不适，只有在临床化验时有乙肝标记（HBV）阳性。这类女性是可以怀孕的。

慢性迁延性肝炎

症状及化验：除了乙肝标记（HBV）阳性外，主要表现为肝功能异常，即转氨酶的轻度升高（各医院使用的试剂不同，但一般是不高过正常值的两倍），有时出现全身无力及恶心、呕吐、食欲不佳等症状。这类女性是可以怀孕的。

忽视孕期监测的后果

部分HBV携带者的孕妇在孕中、晚期因肝脏负担的加重，发展为肝炎的急性发作或转化为慢性活动型肝炎，造成胎死宫内和早产等危险情况的发生，导致孕妇被迫中止妊娠。

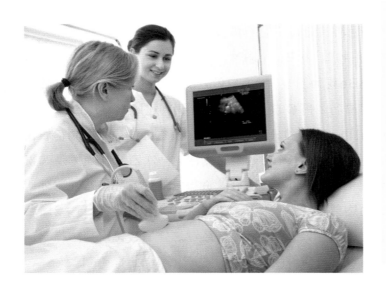

小·贴士

怀孕期间多喝牛奶、多吃鸡蛋、瘦肉等高营养食品。定期进行HBV血清和肝功能各项指标的监测。绝对不能饮酒。生活有规律，每天保证8小时以上的睡眠时间。工作及家务劳动以不感到累为度。若出现尿黄、皮肤发黄、恶心、呕吐等症状，应立即去看医生。

小·贴士

患慢性活动性肝炎的妇女很难怀孕。如果怀孕，有可能导致肝炎恶化，诱发重型肝炎，危及孕妇的生命，应该坚决中终止妊娠。若因各种原因已妊娠到晚期，尽可能经阴道分娩，避免手术剖宫产，加重病情。慢性活动性肝炎的孕妇是否会导致胎儿畸形、智力低下尚在进一步研究中。

妊娠伴随慢性活动性肝炎

症状及化验：除肝功能明显异常外，有明显的全身无力和恶心、呕吐、食欲差等症状，并且常有闭经、月经减少、月经不调、无排卵月经周期、不育和性欲减退等症状。

这类女性不能怀孕。如果怀孕，需经过治疗，稳定病情，直到不适症状消失。

如何切断乙型肝炎母婴传播

患乙型肝炎的孕妇，胎儿在宫内感染乙型肝炎的概率为26.7%。宫内感染的胎儿，90%以上将转为慢性肝炎。在母亲怀孕期间就感染了乙型肝炎的胎儿是人群中慢性感染者的重要来源，且大多数发展为肝硬化、肝癌。而在分娩和母乳喂养过程中，有10%的可能将乙肝病毒传染给婴儿。所以，母婴的病毒阻断尤其重要。

若孕妇是大三阳（HBeAg），即慢性活动性肝炎，在婴儿出生后24小时内应立即注射高效价特异乙肝免疫球蛋白和乙肝疫苗，可较好地预防和治疗乙型肝炎感染。若是婴儿在宫内已经遭受感染，血中HBV已经呈阳性，再注射乙肝疫苗和特异性乙肝免疫球蛋白效果就不明显。只有新近感染的乙型肝炎，高效价乙肝特种球蛋白才有治疗和预防的作用。

注射免疫球蛋白防止乙肝的有效率为90%以上。阳性女性不必太担心。但需注意，生产前应该询问医院有无母婴阻断措施。

"小三阳"是指在乙肝检查中HBsAg阳性，抗HBc阳性，抗HBe阳性。若男方HBsAg、抗HBc、抗HBe均为阳性，女方应做乙肝五项的检查，若正常就可以怀孕。在胎儿出生后可进行乙肝疫苗免疫（出生后24小时、1个月、6个月共3次）即可。若女方HBsAg、抗HBc、抗HBe均为阳性，应在妊娠前做肝功检查，若肝功正常则可以妊娠。妊娠最后3个月时每月应注射一次乙肝高效免疫球蛋白，以减少母婴直接传播的机会，胎儿出生后除进行常规的乙肝疫苗注射外，还应于出生后6小时之内注射乙肝高效免疫球蛋白200国际单位（IU）。2周后加强一次。对HBsAg阳性的母亲及新生的宝宝，经过这样联合免疫预防措施，保护效果可达97%，还可以进行母乳喂养。

孕妇自我监护

孕妇在产前虽然定期去医院做检查，但是腹内孕育着的小生命却是经常发生变化。孕妇若能在医生的指导下掌握一些有关知识，能够对胎儿的生长发育进行自我检查，就会及时发现异常，以保障母子的健康。具体监护内容和方法如下。

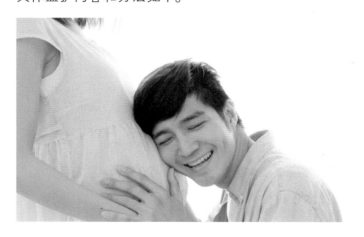

胎儿的生长发育是否合乎胎龄

首先，要会准确地计算胎龄。

从末次月经的第1天为起点，7天为一孕周。

其次，在胎儿12周时，可在腹部中部摸到球状感的宫底高度，以测宫底高度来推测胎儿的发育是否正常。

胎动次数

一般在胎儿18~20周时，孕妇感到有胎动，到29~38周时达到高峰。计算方法为：

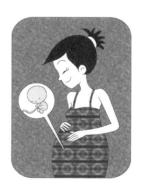

从妊娠7个月开始，每天早、中、晚各数1小时，然后将3次胎动次数相加后乘以4（相当于12小时胎动次数）。如果12小时胎动次数在30次以上则为正常。晚上8~10点为胎动最活跃时间，1小时可达3~5次。

数胎动次数时躺在床上，在安静及精神集中的状态下进行。

取侧卧位或半卧位，两手放在腹壁。

每次数后要做记录。

如果胎动少于20次，则表示胎儿有危险，则应去医院就医。

胎儿位置

胎头呈球状，相对较硬，是最容易摸清楚的部位，因此主要以检查胎头来确定胎位，一般在32周后胎头比较固定。

正常胎位：

应该在下腹部中央即耻骨联合上方。

不正常胎位：

臀位：在上腹部摸到胎头，在下腹部摸到宽软的部位。

横位：是在侧腹部摸到胎头或在腹部摸到呈横宽走向的部位。

若胎儿是臀位或横位，每天要采取膝胸卧位，每次15~20分钟，早晚各1次。

胎位纠正过来后还应坚持做自我检查，以防再发生胎位不正。

自我体重监测

孕妇整个孕期体重增加10~15千克，孕妇每周测1次。妊娠28周后，每周增重约0.5千克。

若孕妇体重连续数周不增可能有以下情况：

1. 胎儿发育缓慢。

2. 孕妇不良饮食习惯造成的营养不良。

3. 羊膜病变。

4. 羊水过少（胎儿肾发育异常）。

若孕妇体重增加过快可能为：

1. 孕妇合并糖尿病。

2. 妊娠水肿。

3. 羊水急性增多。

无论体重增加还是减少，都要及时看医生，以尽早确诊并采取相应措施。

孕期常见病防治

十月怀胎，孕妇难免罹患一些疾病，而许多药物都可通过胎盘进入胎儿体内，影响胎儿的生长发育，甚至致畸。哺乳期的产妇服用药物后，也可通过乳汁喂给婴儿，因而，无药的处方更适宜孕妇和哺乳期妇女。

最常见的疾病有以下几种。

感冒

抗病毒药、解热镇痛药、大环内酯类、氨基甙类、喹诺酮类等抗生素皆不适宜孕妇使用。

孕妇感冒后最好的方法是：

1. 保证充足的睡眠。

2. 多卧床休息，避免过劳。

3. 多饮水，尤其是白开水。

4. 食用易消化、清淡的食物。

5. 可饮用红糖姜水让自己微微出汗。

6. 保持室内空气新鲜，温度适宜，也可用食醋蒸发。

7. 病情较重者可在医生指导下服用药物。

即使不用药或使用对胎儿无影响的药，感冒也对胎儿有不良影响，所以关键是预防：

1. 不要过度劳累。

2. 保证睡眠时间。

3. 心情愉快。

4. 不到公共场所,不与感冒病人接触。

5. 多食生蒜生葱。

6. 冷热均匀,感到热时或出汗时不要脱衣服,若增减衣服应在晨起时。出汗时不要到阳台或室外乘凉,更不能吹电风扇。

7. 注意室内空气流通。

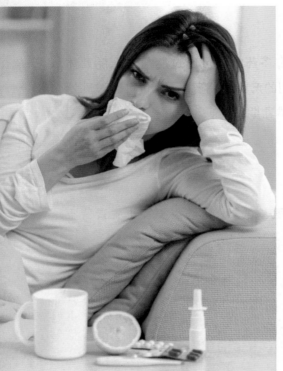

腹泻

氟哌酸、庆大霉素、痢特灵等一些止泻药不宜服用。

可采用以下方法治疗:

1. 减少饮食量,延长进餐间隔时间。

2. 食用易消化食物,如米汤、面条。

3. 食用有止泻作用的食物,如煮鸡蛋、炒米粉、糖盐水、大米米汤。

4. 停食肉类,少食水果、蔬菜,尤其是炒菜、炸烤类食品。

5. 注意补充电解质,可频饮口服补液盐。

6. 如需要服药,应在医生指导下服用。

腹泻预防方法:

1. 把好病从口入关,注意饮食卫生。

2. 注意不让脚底和腹部受凉。

泌尿系感染

为孕妇易患的疾病之一。有效的抗生素如喹诺酮类、抗厌氧菌类抗生素,孕妇不宜使用。

可选用青霉素类和头孢类抗生素,配合以下措施:

1. 多饮白开水,每日至少饮用1600~2000毫升(相当于普通暖瓶一瓶的水）。增加排尿量，冲洗泌尿道。

2．保持外阴清洁，积极治疗阴道炎。采用正确的清洗外阴及洗浴方法，不要在浴盆洗澡，大便后清洗，擦便时和清洗时都要采用先外阴、后肛周的方法，切勿从后向前擦洗，以免肛周大肠杆菌感染尿道口。

3．注意保暖，尤其是下肢、腰部不要受凉，不要用太凉的水洗衣服。

预防为主，重视医生的嘱咐，发挥无药处方的作用，对孕妇、胎儿具有一定的益处。

确保孕妇健康的养分

钙

钙享有"生命元素"之称，女性较男性更应进补，特别是20岁以后。自20岁起，骨质密度开始缓慢地减少，30岁以后减速逐渐加快，一生中可减少骨质42%，多于男子（男子一生只减少10%），从而为骨质疏松症等埋下祸根，科学的补钙是预防此病的有效措施之一。

成年妇女每日至少应该摄取1000毫克钙，若在怀孕期、喂奶期或绝经期，则须加至1500毫克。

钙含量高的食品有乳制品、豆类、绿色蔬菜、动物骨等。在缺乏这些食物的季节和地区，可在医生指导下酌服钙片。

铁

铁是人体造血的主要元素。女性多一个排铁渠道——月经（每次月经平均流失铁30毫克），因而铁的流失较多，所以补铁量应大于男子。成年男子每天的需铁量为12毫克，女性则需18毫克。

简单易行且行之有效的补铁方法莫过于食补。含铁最丰富且最易吸收的是猪肝、牛肝、羊肚及猪血、鸭血等，豆制品和芝麻、蘑菇、木耳、海带、紫菜、桂圆等也含有较多的铁。按每天饮水1000毫升、食大米500克计算，每人每天可增加铁质14.5毫克，基本可满足儿童及成人对铁质的需求。

常用铁锅烹调也可增加含铁量。如用铁锅煮米饭，可使每千克米饭增加26毫克铁；用铁锅煮鸡蛋、炒菜时溶出的铁量也比其他锅多。

锌

想拥有一头颜色美丽的青丝秀发，就得注意补锌，锌可使头发保持本来颜色。保持头发（无论黑色、金色、褐色还是红色）光泽的主要成分是锌，是依靠锌来保持使之鲜艳亮丽的。且锌在促进发育，维持正常功能，增强人体抗病力等方面，亦有不可取代的优势。

含锌最多的是蛤蜊肉，海产品、豆类、苹果、瓜子、芝麻、块根蔬菜中锌的含量也较多。

镁

痛经是经常困扰女性的疾病之一，可能与体内缺镁有关，45%的患者体内镁元素都在平均值以下。若每日摄取200毫克镁，就可使痛经症状缓解。镁是

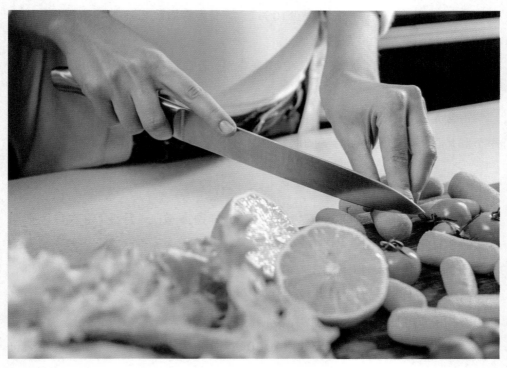

维持人体生命活动的必需元素，具有调节神经和肌肉活动及增强耐久活动能力的神奇功能。镁也是高血压、高胆固醇、高血糖的"克星"，具有防治中风、冠心病和糖尿病的功用。

青豆、黄豆、绿豆、玉米、面粉、麦芽、蘑菇、茴香菜、菠菜、黄瓜、柿子等含镁较多，经常食用可解除痛经烦扰，有益于健康。

维生素A

爱美是女人的天性，而维生素A恰恰具有这方面功效。它可使眼睛明亮有神，皮肤光洁富有弹性。若正在孕期，维生素A还有益于孕育一个聪明健康的小宝宝。如果孕期缺乏维生素A，会影响胎儿的正常发育，如引起大脑、五官、心血管、泌尿道等器官畸形，若能及时补足，则可避免胎儿上述缺陷。

富含维生素A的食物有奶酪、蛋黄、鱼肝油以及胡萝卜、杏、柿子、南瓜等黄色、橙色果蔬。若用药补，每天则需1000~2000国际单位。维生素A易在体内蓄积引起中毒，因为它是脂溶性的，药补时，应该听从医生指导。

维生素B_5

它是构成人体基础代谢的关键辅酶，能够促进皮肤、黏膜更新，头发生长和红血球生成，有助于女性调经养血美容。且维生素B_5又是减肥"良药"。专家给100位肥胖女性补充维生素B_5，每星期平均减重1.2千克。

维生素B_5在动物杂碎、脑髓、奶粉、全营养大米、蛋黄中含量丰富，应在饮食中多添加。

怪胎的起因与预防

怪胎即指有先天性缺陷的畸形儿。据世界卫生组织统计，目前全世界先天性缺陷的畸形儿高达1亿，我国有关专家估计全国痴呆人约近500万，为什么会出现怪胎呢？

怪胎的发生是由内因和外因两方面造成的，其中遗传因素造成的占10%，妊娠期特别是妊娠头3个月受环境因素影响造成的占10%，遗传和环境因素共同作用引起的占80%。

造成怪胎的因素可以分为生物因素、化学因素、物理因素。生物因素，如近亲联姻、家族遗传、母亲高龄、多孕密产、细菌或病毒感染，合并有妊高症、糖尿病、癫痫等。化学因素包括滥用药物、嗜好烟酒、接触有毒物品等。物理因素包括缺氧、放射线照射、分娩损伤等。

预防和减少怪胎的发生，必须做好婚前检查，避免近亲结婚，掌握最佳生育年龄。妊娠期避免外界不良因素刺激，如慎用药物、预防感染、避免有毒物质及放射线照射等。曾有过怪胎史的妇女，如再次怀孕，则应及时做好产前诊断。

■ 不将疾病传给后代——关于遗传病

父母都希望降临人间的宝宝健康活泼，没有缺陷和疾病。但数据表明，许多的身体有缺陷的病人在出生前就已患病。

在身体有严重缺陷的病人中，有10%~20%是遗传性的，10%~20%是环境因素造成的，其余的人是遗传和环境因素综合作用引起的。所以先天性疾病和遗传物质的关系是密不可分的。生殖细胞（精子和卵子）中的染色体和染色体上的基因将父母的性状传递给子女。若染色体的数目或排列顺序出了问题，孩子则发生遗传性疾病。

人类的遗传性疾病近3000种，每种疾病都有其遗传规律。如先天性智力障碍是一种隐性遗传病，或许患者的父母不是智力障碍，但其体内肯定带有此病的基因。若是父母双方都带有此病的基因，病变的基因碰到一起，后代必定发病。

若父母为表亲，双方的相同基因多，带病的基因更易交会，因而增加了隐

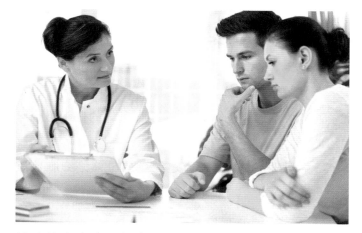

性遗传病发病的概率。色盲是一种与性别相伴的遗传病，通常表现在男性身上。若母亲带有病基因，有二分之一的可能传给儿子，而不传给女儿；若父亲有病，却不传给儿子，则能通过女儿所携带的隐性病变基因传给外孙子。应掌握遗传规律，减少有病基因传递给后代的机会，有效控制遗传性疾病的发病率。

如何知道孕妇所怀的胎儿是否带有遗传病因，以防止遗传病的出现呢？可以通过产前检查来实现。若夫妇双方为近亲结婚，夫妻双方中任一方有遗传病家族史，本人有先天性缺陷，曾生过畸形儿的孕妇，皆应在怀孕三四个月时到医院抽取羊水，由医生进行羊水培养，然后对脱落在羊水中的胎儿细胞进行染色体核型分析测定。如若发现胎儿带有遗传病，孕妇应中止妊娠。

母体患癌也可传给胎儿

经研究发现，在胚胎发育过程中，母体的癌细胞

对生育有影响的遗传病

1. 进行性肌营养不全

这是原发于肌肉组织的遗传病。主要侵犯肩胛肌、上臂、胸大肌、颜面肌、三角肌等，特点为进行性肌肉萎缩，几乎没有肌肉。

2. 马凡氏综合征

患者表现为身材细长，且四肢特别长，呈蜘蛛状。可伴发有心血管畸形，合并高度近视和青光眼，容易突然死亡。

3. 软骨发育不全

这是周身性软骨发育不良的遗传病。患者表现为面容很粗犷，头部较大，额头饱满，四肢奇短，身材矮小，男性患者在132厘米以下，女性患者在125厘米以下。患者的肘肩关节活动有限，走路时全身摇摆。此病容易合并脑积水和截瘫。

4. 成骨不全

患者常发生骨折，因骨折而可能导致上、下肢弯曲、脊柱侧突，还可能发生耳聋。

5. 视网膜色素变性

这是慢性进行性视网膜上皮和光感受器的变性疾病。患者表现为夜盲，而且越来越严重，最终可能失明。

能通过胎盘传入胎体，使胎儿也患癌症。

科学家对白鼠进行实验研究发现：母鼠在接种白血病细胞后就患上白血病。它们身上的白血病细胞含有一条特殊的染色体，结果在胎鼠体内白细胞中也发现了这条特殊的染色体。由此可见，母体的癌细胞也可传给胎儿。

妊娠早期和中期，若通过胎盘的母体癌细胞数量较大，受感染的胎体不久就会患癌。

母亲在怀孕后若进食一些变质食物，或进食了含过量添加剂或受污染的食物，也能使胎儿患癌症。因为上述物质均含有致癌物质。据外国近几年的统计，有76名新生儿在出生当天死于癌症，有138名新生儿出生后第2~18天死于癌症。皆因母亲在妊娠期间，特别是妊娠中期至产前摄取了过多致癌物质所导致的。

癌症患者不宜妊娠，已妊娠者应中止妊娠。无癌症孕妇在妊娠早期和中期注意不吃致癌物质，减少癌症患儿的比率。

父亲对胎儿的影响

胚胎是精卵结合的结果，胎儿的发育不仅要受到母体的影响，而且也取决于父亲的健康。

男性的睾丸对环境因素极为敏感。精子从产生到通过女性生殖道与卵子结合的过程中，容易受到伤害。因而，男性的睾丸很多时候是在病理状态下维持生理机能的，产生的精子质量不高。有正常生育力的男子大约只有50%的精子是正常的，其余50%是异常的。若有害物质使正常精子变为异常精子，尽管女性生殖道有筛选异常精子的能力和使有缺陷的胚胎流产掉的能力，但由于正常精子不多，筛选不易，难以避免出生缺陷。

严重的出生缺陷有无脑儿、脑积水、开放性脊柱裂、唇裂合并腭裂、先天性心脏病、脑膨出、唐氏综合征、腹裂、脐膨出和肺发育不良。20%~40%的出生缺陷是由化学物质和有害物质引起的染色体畸变造成的。男性对胚胎的不良影响，还包括胎儿死亡、发育迟缓、脑肿瘤和行为异常等。任何一个准备做爸爸的男性都应特别注意自己的身体状况，回避有害物质，选择最佳的时机让妻子怀孕。

1. 注意回避有害有毒的化学物质

最常见的有害物质包括铅、汞、镉、锡、铜、砷、镍、钴、秋水仙碱、食物添加剂、麻醉气体等。若男性接触某些农药后，受损害的精子70天左右才能排除干净，这期间妻子若怀孕，流产的现象较多，还有可能造成后代的精神行为异常。重金属铅、镉等会影响精子的生成过程，氨甲嘌呤、棉酚二溴、氯丙烷、氯乙烯等工业化学品，会影响精原细胞。注意在妻子怀孕前的一段时间里，丈夫应避免接触有害有毒物质。

2. 肥胖丈夫不宜快速减肥

人体脂肪中存有许多有害化学物，如六六六、滴滴涕等。快速减肥会使这些有害化学物进入血液中，危害精子。注意，肥胖丈夫在减肥时，不要让妻子怀孕。

3. 避免受到辐射

若男性在孕育孩子前6个月受到10希沃特剂量的辐射，其后代患白血病的概率是正常人的6~8倍。

4. 少用或不用药

药物会影响精子的质量。如吗啡、灭滴灵、环磷酰胺、氨苄青霉素、红霉素、甲砜霉素、苯丙胺等药，男性服用后，能够进入精液，通过性交进入妻子阴道，受孕后会致畸胎。另外，如盐酸甲基苄肼、丝裂霉素、雌激素、利血平等药可降低精子质量，氯丙嗪、乙酰丙嗪、异丙嗪、奋乃静等会影响睾丸质量。所以，想让妻子怀孕，丈夫不要滥用药物，也不要使用含雌激素的护肤品。

5. 戒烟戒酒

烟酒中含多种有害物质会杀伤精子，导致畸胎。丈夫至少在妻子受孕前3个月，就应注意戒烟戒酒。

6. 要补充营养，不偏食

精子的生成需要优质蛋白质、钙、锌等矿物质和微量元素、精氨酸及多种维生素。男性在平衡饮食的基础上，应多进食上述营养物质，如多吃些鳖、河鳗、鳝鱼和墨鱼等。

7. 保持良好、稳定的情绪

消极不稳定的情绪会影响内分泌功能、睾丸生精功能，从而影响精子的产生和质量。

若想孕育聪明的宝宝，丈夫要从身体的各个方面做好准备。

胎儿器官发育的关键时期

每个新妈妈都祈盼自己生出的宝宝健康、活泼，那么，就要特别注意怀孕三四个月内避免药物、感染、辐射等外来因素对自身的侵害。怀孕3个月以内是胎儿发育生长的决定性阶段，最为重要，胚胎各器官都在这一时期内发育。各主要器官出现畸形的最危险时期为：

脑：受精后15~27天；

心脏：受精后20~29天；

眼：受精后24~29天；

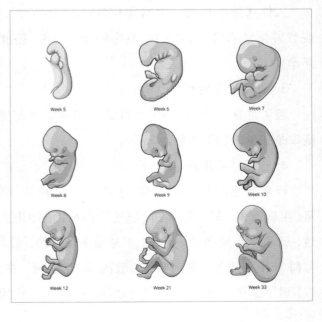

42

四肢：受精后24~36天；

生殖器：受精后28~62天。

人工授精

人工授精是采用非性交的方法，将男方的精液在女方排卵期间用人工方法送到子宫颈管内或宫腔内，使精子和卵子自然结合，达到受孕的目的。

男性性功能不正常，不能将精液射入阴道者，如阳痿、早泄、无精症、不射精、阴茎过短过小、尿道上下裂等；精子质量不高者，如精液和精子量过低过少，精子活动力不足（总数少于2000万/毫升，活动度少于60%）；女性生殖器官不正常，不能直接接受精液者，如阴道狭窄、阴道痉挛、子宫位置不正；男性身体、智力不佳而不宜生育者，如有严重遗传病、智力或体质情况严重低下；还有女性宫颈黏液过稠，精子不易穿透者等，皆可考虑进行人工授精。

精液主要来源有：

1. 授精者的丈夫。主要用于男性性功能不全者。将丈夫的精液收集起来，在其妻的排卵期内注入子宫颈管内或子宫腔内便可。

2. 健康志愿者。主要用于男性精液精子有问题或身体、智力不佳者。

3. 混合性精液即将不育男性精液与借精者精液混合以后，再实行人工授精。

通常，男方精液精子质量有问题者，采用其本人的精液施行人工授精效果甚微，只有10%~15%的成功

人工授精

率，采用健康者的精液效果较好，成功率可达15%~30%。若想提高受孕率，女方的年龄应在25~35岁之间，身体健康，生殖系统正常，每月月经周期准确，并有成熟卵子排出，在排卵期前后24小时内实施授精，能够提高受孕率。

妊娠1月胎宝宝发育情况

此时的胎儿只是一个长0.2毫米，重1.0505微克，由受精卵形成的小小胚芽，在妈妈体内安营扎寨后从母体吸取营养。

小小的胚芽在2周末时可见到心脏的外形，并在第3周开始跳动。

3周时脑和脊髓的原型开始出现。

4周时胚芽的身体开始增长，并折成圆筒状，头尾弯向腹侧，有长尾巴，外形像海马，原始的神经孔已闭合，脑泡（以后发育成大脑）形成，原肠（以后发育成各种脏器）出现，同母亲相连的脐带开始发育。随即眼杯、听泡、鼻窝及肢芽一一出现，血液循环建立，胎盘雏形形成，胎儿已能开始做爬行蠕动。此时胚芽的身长长到0.4毫米，体重增加至0.5~1克。

需要做的事情

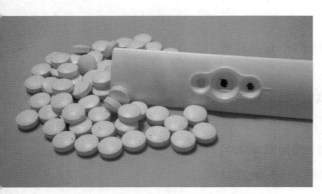

在妊娠第一月，为达到优孕目的，应注意以下几点。

1. 这时不要轻易服用药物，禁止做X光、CT检查，避免长时间操作计算机及看电视。在受精后的1~15天为胎儿的器官分化前期，虽不会使胚芽畸形，但可致其死亡。

2. 坚持口服叶酸片。从怀孕的1个月至妊娠后3个月,每天服用0.4毫克叶酸片,预防胎儿神经管畸形。

3. 从这个月起不要再洗热水浴(指水温超过42℃)。在怀孕的最初几周内,发育中的中枢神经系统特别容易受到热的伤害。若洗热水浴或做蒸汽浴,都可妨碍胎儿的大脑细胞组织生长。据调查,凡妊娠早期(2个月内)经常洗热水浴或蒸汽浴者,所生的婴儿患神经管缺陷(如无脑儿、脊柱裂)的概率,比不洗热水浴或蒸汽浴者大约高3倍。应该洗温水浴(水温在35℃左右)。

4. 若原来生活没有规律,从这个时候起一定要纠正,每天定时休息,保持充足的睡眠,避免过于劳累。

5. 身体不适去医院就诊时,要向医生讲明自己受孕的情况,以便医生做出正确的处理。

孕妇的心理特征与剖析

妊娠从卵子受精开始到胎儿脱离其附属物自母体排出终止,是一个正常而又复杂的生物过程。孕妇在这一过程中所发生的生理的变化即将发生的社会角色转换,必然引起孕妇错综复杂的心理变化。

通常,孕妇总的心理特征常常反应一种正负交替的心理波动。生育是女性的"专利",当倾听到新生命象征的胎音,孕妇肯定存在着不可掩饰的喜悦之情(为正性)。另外,孕妇对婴儿性别、畸形、难产、经济负担等也存在着担忧(为负性)。如国内调查了200位孕妇,妊娠中,69.5%的人明显对周围小孩子感兴趣。95.5%的人能正确对待早孕反应给身体带来的不适,主动请医生指导。75%的人对初次胎动无比喜悦,有的还描绘孩子的相貌,祈盼能综合父母的优点。84.2%的人为腹中胎儿设计起人生蓝图,其中71.1%的人希望孩子将来上大学,成为医生、音乐家、科学家、企业家、演员等,还有12.2%的人希望孩子成为能工巧匠。

心理学上,也用三个生物妊娠时期来描述正常妊娠女性的心态。

第一个心理妊娠期——接受妊娠

多数孕妇将妊娠纳入自己的生活计划，并为进入母亲角色做好心理准备。

初期妊娠女性的心理反应强烈，感情丰富，如矛盾、恐怖、焦虑、将信将疑或内向性等，情感变化甚至可在整个妊娠期间重现。此时期孕妇常全身倦怠、头晕、恶心、呕吐、厌食，这是正常的妊娠反应。有的孕妇情绪不稳定，容易激动或流泪，也有的孕妇变得寡言少动，对事物过于敏感，易受伤害。此时期，孕妇由于味觉及嗅觉变得敏锐，对食物的爱好明显改变，喜食酸性食物或辛辣食物，如泡菜、辣椒等。兴趣爱好也发生改变，如欣赏儿童娓娓动听的歌曲，观看小朋友做游戏，说明孕妇在适应身体的生理变化，开始输入眷恋小生命的母爱。

第二个心理妊娠期——适应妊娠

孕妇恶心、呕吐等反应消失，是相对比较稳定的时期，自我感觉良好是此期的主要特征。此期孕妇精神处于最佳状态，胎动出现，胎心可被听到，使孕妇感受到新生命的存在，胎儿作为脏器的一部分而变得具体，增强了母亲的正向感觉。同时，母亲对胎儿生长和发育的过程感兴趣，会拉着丈夫的手放到腹部，让丈夫也分享幸福，并去了解胎儿。

第三个心理妊娠期——期待分娩

腹部膨大，压迫下肢，孕妇活动受限，加之子宫压迫出现尿频、便秘，会使孕妇再度产生心理反应。有的孕妇因摄入钙及各种维生素不足，易出现下肢肌肉痉挛，痉挛部位多在拇指或腓肠肌，常于夜间发作使孕妇睡眠不足。此外，对丈夫陪伴和亲人的依赖心理增加。

孕妇不宜多吃糖

糖进入胃肠道经消化分解后，使体内的血糖浓度增高，吃得越多就越高。

当血糖超过正常限度，会促进皮肤上的葡萄球菌生长繁殖，容易引发皮肤起小疖子或痛肿。若病菌侵入皮肤深部，则可能引起菌血症而威胁胎儿生存的内环境。过多地摄入糖分还可使身体内的酸性代谢产物产生过多，使孕妇血液变成酸性，也容易导致胎儿发生畸形。即使分娩后婴儿正常，但有可能在成年后诱发糖尿病。

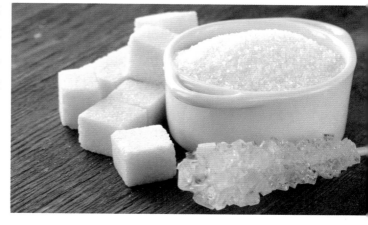

孕妇每天的食糖量应该注意控制，不超过50克为宜。

慢性病患者的妊娠

患慢性病能否妊娠是其及家人所关心的问题。为了患者的安全和后代的健康，必须严肃对待这一问题。

妊娠涉及孕妇和胎儿两个人，能否妊娠也取决于这两方。

各种慢性病性质不同，对孕妇和胎儿的影响也不同，应该区别对待。

妊娠时对母婴影响较大的疾病有各种心、肾疾病的急性期，慢性肾炎伴血压增高或肾功能减退，糖尿病伴有动脉硬化或肾病变，原发性高血压有肾脏病变，心脏病心功能不良等。患者妊娠后会加重自身病情，胎儿发育也受影响。死胎、死产的概率增加。因而，这类病患者不宜妊娠。

应对孕妇严加监护的疾病有心功能代偿期的心脏病、早期原发性高血压症、轻型糖尿病、血小板减少性紫癜等。患者妊娠后必须在医生的精心检查指导下，母婴才可能平安健康。

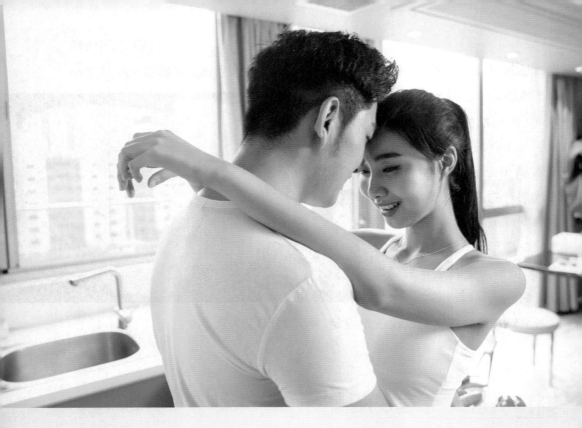

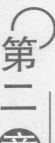

第二章

妊娠2月

- ◎ 胎儿发育情况
- ◎ 如何减轻孕吐
- ◎ 如何防止先天性缺陷发生
- ◎ 丈夫的责任
- ◎ 保胎、安胎的食谱

微信扫码

跟着专家学干货
让你成功接"好孕"

四大征象出现

月经过期不来潮

一向很正常的月经突然不来，并且超过月经周期10天以上，或者平时月经就不正常，但此次超过2个月。上述情况出现，表明可能怀孕了。但这不是绝对的，还应留意是否有以下情况，如气候突变、生活环境改变、受到精神刺激、身心疲惫、患子宫疾病、贫血或内分泌发生紊乱。

发生胃肠反应

月经超过10多天后，许多女性常在清晨起床后感到恶心或者伴频繁的呕吐，同时觉得头晕，总感疲倦或想睡觉，什么东西也不想吃，特别是厌恶油腻食物。却对酸性食物有了兴趣，或者突然非常想吃一种东西，而且想吃的欲望难以遏止。这种反应被称作早孕反应，一般在怀孕12周后自行消失。

乳房有胀痛感

自觉或不自觉感到乳房发胀，有疼痛感。初次怀孕者表现更为明显，并且乳头和乳晕的颜色逐渐变深。

小便次数增多

膀胱中并没有多少尿液，却时时想解，比平时排尿次数增多，这是受孕后子宫膨大刺激膀胱所致。但不像膀胱有炎症那样，膀胱有炎症时，在尿次增多的同

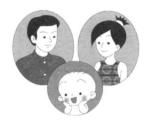

49

时伴有排尿疼痛、尿急的症状。

胎儿发育情况

　　胎儿的生长发育已由分化前期（受精到形成胚卵）进入分化期（器官形成期），即受精后的15~56天是胚胎器官高度分化和形成期，表现为：

　　5周时，头大但松弛无力地垂下，已具有萌芽状态的手、脚和尾巴。

　　7周时，头、身体、手、脚开始有区别，尾巴逐渐缩短。胚体似乎具有人形模样。

　　脑、脊髓、眼、听觉器官、心脏、胃肠、肝脏初具规模，心、肝、消化管开始发育，胚体的腹部膨隆，眼睛出现轮廓，鼻部膨起，外耳开始有小皱纹，颜面已似人形，内外生殖器的原基能辨认，但从外表上还分辨不出性别。

　　羊膜和绒毛膜构成的双层口袋中充满了羊水，胚体浸泡在羊水中，如自由游动的鱼。

　　到了8周末，胚体身长已长到3厘米，体重增加到4克，用肉眼也可分辨出头和手足。

生活中注意事项

　　此时期要保持心情愉快，情绪平稳，按时起居，睡眠充足，避免身心过劳。要尽量把居室内的色调调为绿色，既可以缓解精神紧张，又可改善机体功能，使皮肤温度下降，心跳减慢，呼吸平缓，心理变得很放松。若把居室布置得整洁舒适则更佳。

　　注意身体不要长时间处于同一种姿势，避免反复做腰部用力动作，不要长时间的骑车、乘车、开车，节制性生活，以免发生妊期早期流产，特别是曾有过妊娠失败的女性。

　　白带增多时，应每天用自己的专用盆和浴巾及温开水清洗外阴2~3次，清洗时避免用普通肥皂。患宫颈糜烂、滴虫病、念珠菌病应及早请医生治疗。

　　洗浴时宜采用35~38℃的水温，不可洗热水浴（水温在40℃以上），时间不要超过15分钟，以淋浴为佳。

如何减轻孕吐

　　孕妇要多餐少食，多吃清淡易消化的食物，如面包、饼干、牛奶、稀粥、果汁、蜂蜜及新鲜水果。

　　汤类和油腻食物特别容易引起呕吐，吃饭时孕妇不要喝汤、喝饮料及吃油腻食物。

　　孕妇应避免吃过甜或刺激性强的食物，如咸辣食品。

　　清晨起时若有恶心感，可吃咸饼干、烤馒头片。

　　此时不必考虑营养，强迫自己吃不喜欢或不易消化的食品。

　　用生姜片涂唇可减轻恶心感。

　　另外，呕吐严重的孕妇，多吃蔬菜和水果，同时口服维生素B_6和维生素C，防止体内酸中毒。

孕妇晚上睡觉要防光源污染

　　电灯光对人体产生一种光压，长时间照射会引起

神经功能失调，令人烦躁不安。日光灯缺少红光波，且以每秒钟50次的速度抖动，当室内门窗紧闭时，同污浊的空气产生含有臭氧的光烟雾，对居室内的空气形成污染。白炽灯光中只有自然光线中的红、黄、橙三色，缺少阳光中的紫外线，不符合人体的生理需要。荧光灯发出的光线带有看不见的紫外线，短距离强烈的光波能引起人体细胞发生遗传变异，容易诱发畸胎或皮肤病。

我国进行的"环境质量与出生缺陷关系流行病学研究"结果表明：室内、外空气的污染，可导致早孕的胚胎畸形。

注意：孕妇应在睡觉前关灯的同时，应将窗户打开10~15分钟，让有害物质自然逸出窗外。白天在各种灯光下工作的孕妇，应该特别注意去室外晒太阳。

▌ 孕早期吃核桃和芝麻好

停经后厌油腻是早孕反应的表现之一。早孕妇女厌吃含脂肪多的肉类，吃菜也清淡，使妊娠早期摄取脂肪少。而脂肪却是早期妊娠妇女体内不可缺少的营养物质，可促进脂溶性维生素E的吸收，起安胎的作用。固定内脏器官的位置，使子宫衡定在盆腔中央，为胚胎发育提供一个安宁的环境。同时具有保护皮肤、神经末梢、血管及脏器的作用。

核桃富含不饱和脂肪酸、磷脂、蛋白质等多种营养素。1千克核桃仁相当于5千克鸡蛋或9千克鲜牛奶的营养，并有补气养血、温肺润肠的作用。核桃营养成分的结构对于胚胎的脑发育非常有利。孕妇每天应吃2~3个核桃。另外，嚼核桃仁可防治牙本质过敏。

芝麻富含脂肪、蛋白质、糖、芝麻素、卵磷脂、钙、铁、硒、亚油酸等，具有补充大脑营养、抗衰美容的功用。将芝麻捣烂，加上适量白糖，每日上、下午用白开水各冲服一杯，能增强孕妇的抵抗力。

净化夫妻内环境的四类食品

为帮助吸烟者，长时间在灰尘环境中工作的纺织工、清洁工、矿工等及经常接触烟尘的人清除体内的废物，在计划受孕之前的6个月内，净化自身的内环境。现介绍以下四类食品。

1. 畜禽血

猪、鸭、鸡、鹅等动物血液中的血蛋白被胃液分解后，可与侵入人体的烟尘发生反应，强化巨淋巴细胞的吞噬功能。猪血中富含氨基酸、铁、铜、锌、铬、钴、钙、磷、钾、硅等人体必需的营养素，特别适宜体弱及贫血者食用。每星期应该吃1~2次畜禽血。

2. 春韭

又称起阳草，富含挥发油、硫化物、蛋白质、纤维素等营养素。韭温中益脾、壮阳固精。其粗纤维可助吸烟饮酒者排泄体内的毒物。但孕妇应慎用韭菜。

3. 海鱼

海鱼有"脑黄金"之称，富含多种不饱和酸，能阻断人体对香烟的反应，增强身体的免疫力。

4. 豆芽

贵在"发芽"。无论黄豆、绿豆，发芽时产生的多种维生素都能够消除体内的致畸物质，还能促进性激素生成。

医生最为难的事

医生常会碰到这样的事情，一点儿小问题，孕妇及家人就围着医生左问右问，惴惴不安。妊娠呕吐会不会引起胎儿营养不良？孕前曾服某药会不会造成胎儿畸形？接触铅、砷等有害物质是否会引起胎儿发育异常？惊吓了，摔跤了，碰到腹部了，闻到什么异样气味了，接触病人了，或者家族中有遗传病史会不会影响胎儿等，咨询者都想从医生这里得到"圆满而准确的"答复，这常常是最令医生为难的。经常见到的问题就是：服了某种药物会导致胎儿畸形吗？医生很难做出肯定的回答，是或否，都有可能性。孕妇会感觉到不安，甚至可能影响整个孕期。孕10周，患了"单纯疱疹"，这是病毒感染，对胎儿有很大影响。若孕妇患了很明确的可导致胎儿异常的疾病就应当机立断，不能存在侥幸心理。

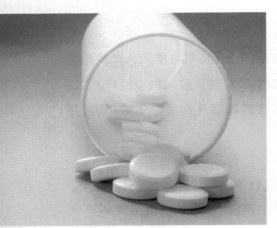

若孕妇没有患被明确认定可导致胎儿异常的疾病，或服的药物对胎儿没有肯定的影响，大可不必担惊受怕，一切顺其自然。药物对胎儿的影响是很难明确的。有的药物证明对胎儿有致畸的作用，如降压药转换酶抑制剂、抗癌药、驱虫药、某些抗生素（甲硝唑、喹诺酮、氨基苷类等）。有的药物没有明确的致畸作用，但也并非是安全用药，只从理论上推测它有没有致畸作用是不可信的。孕妇应当注意不要自行服药。服药前要慎之又慎，服药后就不必想它了（除非有明确致畸作用的药）。

丈夫的心态很重要

若妻子孕育宝宝，丈夫则应温柔体贴，精神上给予鼓励安慰，生活上给予关心照顾，与妻子共同走过这段不寻常的人生之路。例如：妻子患了呼吸道感染，发热、咳嗽，需要治疗。夫妻俩共同咨询医生，问："对胎儿有影响吗？"医生对这样的问题，往往不会做十分确切的答复，只能说一般不会有什么影响。医生确实无法下绝对的结论。一是孕妇感冒不知病原体是什么，并且孕早期胎儿最易受外界因素影响。二是孕妇还有很长的怀孕历程，谁又能保证以后呢？

结果丈夫气愤不已,埋怨妻子不该感冒,言辞激烈,妻子痛哭流涕。丈夫这样指责妻子,只会加重妻子的病情,影响胎儿。丈夫应该安慰鼓励妻子,这样才有利母体恢复,胎儿健康。

孕妇胃烧灼疼痛

成因

自妊娠第2个月起血液中孕激素水平逐步增高,使胃贲门括约肌变得松弛,以致胃液返流到食管下段刺激此处痛觉感受器,从而引起烧灼感,并且因怀孕,胃酸的分泌增多也使疼感加重。

居家护理

1. 就餐时不要过于饱食。

2. 不要一次性喝大量的饮料。

3. 应避免喝浓茶、咖啡、吃巧克力,它们会使括约肌更松弛。

另外,慎用抗胆碱药物,如阿托品、胃复安等,否则会使贲门括约肌松弛而诱发疼痛。

营养对妊娠期的重要性

胎儿在母体中生长发育需要的所有营养都只能依靠母体供给,营养是保证胎儿生命力的基础。孕妇的营养不足,胎儿则可能发育不良。若胎儿的需求不能及时由母体供给,则可能汲取母体本身的营养,导致母体产生骨质软化、贫血、营养不良等症状。若孕期营养不良,产后必然导致乳汁分泌不足。

因此以下几点应值得注意。

妊娠后对营养的需求量

孕妇在整个妊娠期体重通常可增加12.5千克左右（其中包括胎儿、胎盘为5千克左右）。妊娠2.5个月时体重就增加1千克，5个月时要增加4千克，7.5个月时可增加9千克，足月时就可增加到12.5千克。分娩以后仍比妊娠前增加4千克，一般经过半年到一年的时间才能恢复到原来的体重。当然，孕期体重的增加由营养供给维持。

孕期营养与胎儿大脑发育

专家研究证实，人的脑细胞绝大部分是在出生前分裂形成的。在怀孕的第8周，受精卵开始发育，第10~18周胎儿脑细胞增殖达第一次高峰，也就是神经系统和人体生物系统功能发育完善阶段。为了保证胎儿大脑发育良好，孕妇应该特别注意及时补充足量的优质蛋白。

孕期营养与胎儿牙齿

妊娠第7周有乳牙胚开始形成。到四五个月时开始钙化、变硬，到婴儿出生时有15%~20%的乳牙已经钙化并埋伏在颌骨内。即使是恒牙，也于胚胎四五个月时形成。所以将来孩子乳牙的脱落，牙齿间隙的大小和牙病的发生发展都与孕期营养有关。

日本曾有学者指出，妊娠期间服用过量的糖会大量消耗母体的钙质，造成胎儿牙齿发育障碍。如果孕期偏食，对胎儿的牙齿生长和钙化不利，牙齿先天发育不良，不但牙冠形态可发生永久性的异常，并且抗龋能力也会下降。

合理进食营养对孕妇很重要

妊娠初期

妊娠初期胎儿生长缓慢，通常体重每日只增加1克左右，对营养的要求不是很高。孕妇虽常有恶心、厌食、呕吐等反应，但只要吃些清淡爽口的食物，就不致影响胚胎发育。

妊娠中期

妊娠3个月以后，消化道反应多已减轻，此时胎儿体重平均每日增加10克，所需营养及热量也随之增加。孕妇应该多吃些营养丰富的食物，如蛋、奶、瘦肉、鱼等。

妊娠晚期

妊娠晚期胎儿生长得最快，孕妇也应该增加饮食的品种，为保证膳食的营养，还要做到膳食多样化。

孕妇的营养供给应该按以下标准才算合理。

1. 热量

怀孕5个月以后，每天需要的热量比平时多1255千焦（大约进食100克米或面所产生的热量）。但临产前活动量已减少，就不必供应过多热量，孕妇应控制体重，每周体重复增加不超过500克。

2. 蛋白质

整个妊娠期都需要增加蛋白质，主要依靠后5个月补进，相当于每天增加15克，妊娠晚期每天应得到蛋白质80~90克。蛋白质主要在豆制品、奶、蛋、肉中获得。

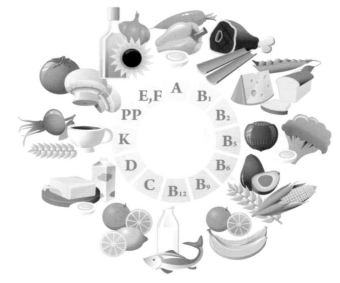

3. 无机盐

若怀孕期间钙磷供应不足，为形成胎儿的骨骼就会动用孕妇本身贮存的钙，导致孕妇发生骨软化症。婴儿出生后也易患佝偻病。

孕妇每日需钙约1500毫克，磷约2000毫克。妊娠晚期易发生妊娠高血压综合征，一旦发生会给母婴带来严重损害，预防的首要原则是限制盐和水分的摄入，每日食盐量应在10克以内。

4. 维生素

服用维生素B₆可减轻早孕反应，维生素A能增强孕妇对传染病的抵抗能力，维生素供给不足时可导致流产、早产，因而每日都要补充维生素。主要从新鲜蔬菜、水果中获得。必要时可口服片剂作为补充。

阴道检查对胎儿有无影响

在整个孕期检查中，有两次需要做阴道检查，通常不会对胎儿造成伤害。

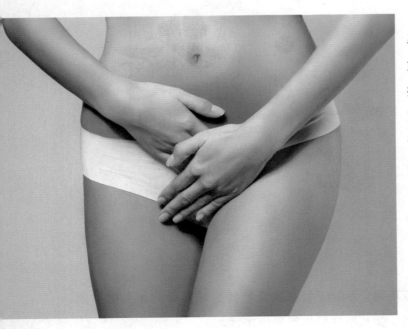

第一次阴道检查在早孕期，检查目的是了解孕妇生殖器官有无畸形、肿瘤，比如阴道纵隔、双子宫、盆腔包块以及怀孕的子宫与停经月份是否符合等，同时可检查阴道白带有无霉菌、滴虫等病原体的感染。

第二次阴道检查则是在怀孕37周以后，要了解骨盆的大小，做骨盆内测量，初步估计一下胎儿是否能自然分娩，必要时取阴道白带做细菌培养及药物敏感试验，以便指导分娩前合理药物治疗。

注意：怀孕20周以后，应该避免不必要的阴道检查。若孕妇有习惯性流产史，阴道检查更应慎重，避免再次流产。

乳房保健

妊娠期间，乳腺组织增生，腺泡密集，血管增多，乳房胀大，产后分泌乳汁的腺体组织急剧增长，相应的皮肤结缔组织会发生断裂，以后在断裂处形成疤痕，留下一道道以乳头为中心向四周散射的白色痕迹。停止哺乳后，乳腺组织退缩速度比乳房皮肤要快得多，致使乳房塌陷、松垂。但有一些妇女，经历了妊娠、哺乳，乳房却依然丰满，有韧性，因此，并非所有经过哺乳的妇女，都会引起明显的乳房松垂。

为防乳房松垂，应该经常参加一些能加强胸肌、背部和全身负荷的体育锻炼，如健美操、蛙泳、划船等。同时要经常进行乳房按摩，或采取短时间的低温刺激，改善乳腺组织营养，提高张力。还应该在孕期选择有中软度钢圈乳罩，可避免乳房下垂、变形。

丈夫的血能治疗习惯性流产吗

习惯性流产是指自然流产连续三次或三次以上，是妊娠妇女常见的并发症之一，也是临床上比较棘手的一大难题。发病因素除了生殖器畸形、遗传、内分泌及感染四大原因之外，还与免疫异常密切相关。受精卵发育成胚胎及胎儿，有一半基因来自父亲，所以说妊娠是一种半异体移植。正常情况下，孕妇体内可产生复杂的保护性抗体——命名为"封闭抗体"，可以起到保护胎儿不被母体所排斥，保证胎儿在母体内正常发育的作用。若孕妇缺少这种物质就会自然流产。

习惯性流产的免疫性治疗临床研究表明：经输血、输白细胞、皮内注射丈夫的淋巴细胞或第三者无关个体的混合淋巴细胞，均能产生这种"封闭抗体"，以保护胚胎的正常发育，避免自然流产。我国自20世纪80年代末就开始对免疫异常的习惯性流产患者采取免疫疗法，即在排除其他因素之后，对血清中无抗丈夫B淋巴细胞抗体的妻子，皮内注射丈夫的淋巴细胞，直至妻子血清中产生了一定量的"封闭抗体"后，才可以怀孕。整个治疗期间同时进行该抗体的动态观察，妊娠成功率可高达88.57%。实践表明这种方法简便有效，还可减少感染、过敏等不良现象。

健康孕妇与DHA

只有健康的妈妈才会孕育出健康聪明的宝宝。无论是在孕期还是哺乳阶段，妈妈特别要注意自身营养的均衡摄入，制定丰富的营养食谱，多补充一些含量很少或较难摄取的营养物质，以确保宝宝的智力和身体的健康发育，例如DHA。

DHA究竟是什么

DHA，学名二十二碳六烯酸，俗称脑黄金，属于长链不饱和脂肪酸的一种，是人体中构成细胞膜不可缺少的组成成分，在人体各种组织中占有重要的地位。DHA最初被发现大量存在于人体大脑皮质及视网膜中，之后被进一步证实是胎儿及婴儿脑部和视觉功能发育所必需的营养元素。

DHA和孕妇以及哺乳期妇女

妊娠期间，胎儿的生长发育和孕妇为哺乳期所做的营养储备，使得孕妇对DHA的需求逐渐增多。胎儿生长发育所需的DHA，必须通过胎盘由母体供给。医学研究证明，为了供给胎儿脑部、视网膜发育所需的DHA，怀孕期间妇女体内的DHA会下降。为了保证胎儿脑部和视网膜的正常发育,怀孕期间应及时补充DHA。出生后宝宝所需要的DHA则是从母乳中获得的。母乳是哺乳期婴儿营养的主要来源,母体DHA的多少决定了母乳中DHA的含量,哺乳期妇女同样需要大量的DHA供应。普通食物中DHA含量较少,较难从普通食物中直接摄取,妇女应该选择含有丰富DHA的营养品,以满足胎儿或婴儿生长发育的需要。

DHA,ARA与婴幼儿智力发育

人类脑发育的第一次高峰是在妊娠10~18周,这时神经细胞急剧增加,一直持续至出生后6个月。胎儿脑组织中DHA含量从怀孕早期开始增加,怀孕最后3个月达到高峰。孕末3个月,胎儿体内DHA的大量积聚与该阶段神经元数目和树突的大量增多和形成是平行的。

ARA(二十碳四烯酸)同属于长链不饱和脂肪酸的一种,有助于婴幼儿体格的茁壮成长。新生儿通常都有自身合成DHA和ARA的能力,但合成的量很少,主要还是依靠母乳的补充。研究发现,DHA,ARA等重要脂肪酸供应不足的婴幼儿,常会出现生长发育迟缓,视觉功能障碍和周围神经系统发育异常等情况。

医学专家们建议,对于健康的足月儿,应优先考虑母乳喂养,母乳中含有足量的DHA和ARA。若母乳不足或无母乳时,应该给婴儿选择含有足量、比例合适的DHA和ARA的婴幼儿配方奶粉。

可乐对孕妇是否合适

可乐对于妊娠的女性来说未必合适,1瓶340克的可乐型饮料含咖啡因50~80毫克,如果口服咖啡因剂量1克以上,则会导致中枢神经系统兴奋、呼吸加快、心动过速、失眠、眼花、耳鸣等。服用1克以下,也会由于对胃黏膜的刺激,致使某些人出现恶心呕吐、眩晕、心悸、心前区不适等症状。

胎儿对咖啡因特别敏感,怀孕应避免饮用含咖啡因饮料,咖啡因能迅速通过胎盘作用于胎儿，若孕妇过量饮用可乐型饮料，胎儿则会直接受到咖啡因的影响。科学家用小鼠做试验，结果证明给小鼠咖啡因饮料可使仔鼠发生腭裂，趾或脚畸形。咖啡因可诱发受试动物的子代出现露脑、脊柱裂、无下颌、无眼、骨化不全等现象。在怀孕的老鼠身上注射相当于2杯可乐所含的咖啡因量，则这些小鼠骨骼发育极为迟缓。

咖啡因能引起遗传性疾病是由于咖啡因的化学结构同人遗传基因DNA大分子中的一个酸的原子核非常类似，这样咖啡因就可能与DNA结合，使细胞发生变异。德国科学家还证明咖啡因能破坏人体细胞的染色体。

为了宝宝的健康，孕妇应减少咖啡因的摄入。当然，偶尔喝一杯也无大碍，只要不长期喝，不一次喝得太多，应该不会对胎儿造成影响。

孕妇洗澡的学问

由于胎儿生长发育的需要，妊娠期母体各系统发生了一系列适应性变化。例如孕妇的汗腺和皮脂腺分泌旺盛，并且由于盆腔充血、阴道白带也较非孕期明显增多，因而孕妇要经常洗热水澡和勤换内衣，保持皮肤、外阴清洁，避免感染。

孕妇洗热水澡不但可清洁皮肤，还可通过温热刺激加速母体的血液循环，消除机体疲劳，改善母子间的物质代谢。热水浴对母子都大有益处。

目前传统的沐浴方法有盆浴、淋浴、擦浴等数种，对孕妇来说淋浴最为理想，既能防止洗浴的液体流进阴道，避免感染，又可根据孕妇身体条件调节合适的水温，不像盆浴那样，使全身肌肉血管扩张，造成一时性子宫胎盘的血流量减少。

如何防止先天性缺陷发生

分化前期（受精后的1~15天），环境中的致畸因子对胚卵的影响，或是使其死亡而中止妊娠，或是让其继续发育但并不发生形体异常，可是到了妊娠第二个月（受精后15~56天），胚胎的器官、组织迅速开始分化形成，此时是胚胎的高度敏感期，胚胎在各种外来刺激的作用下很容易发生畸形，胎儿许多先天性缺陷就是在此时形成的。如脑的最敏感期是受精后的15~27天，心脏为20~30天，四肢为24~36天，生殖器为38~60天，有些器官是同时在发育，因而一种外来刺激有时可引起多个器官畸形。

在这一时期，孕妇一定要避开环境中一切会引起胎儿畸形的因素。如：

不要使用劣质陶瓷盘、碗、杯等。

不要到繁华的街道去散步。

不要在居室内使用劣质漆料。

不要在居室内及附近使用杀虫剂。

不要用有机溶剂去污和洗手。

不要去染发及烫发。

不吃工业废水、废物污染的鱼虾。

不吃生菜。在洗蔬菜时一定要先浸泡，或用淘米水去洗。吃水果时要削皮。

家中不养猫、养狗、养鸟，可以养花草去除室内的有害物质。

卧室内不要放电冰箱，看18寸以上的电视，应与电视机保持3~4米的距离。

室内经常开窗通风，特别是新装修的房间，应该在4个月后再入住。

家用电器的音量要严格控制，不可在强噪音场所久留，若住宅和环境噪音大，应暂时离开。

避免与患病毒感染的病人接触，如风疹、水痘、单纯疱疹等患者。

在有可能受孕的时候（最易忽略的是妊娠30~40天），若患伤风感冒、便秘、头痛、失眠等，不要随意用药。

绝对禁止在此时进行下腹部X线检查。

避免处于高热环境中，不宜参加长跑及其他剧烈体育活动，切勿洗热水浴，防止感染发热性疾病，因为这些都可使孕妇体温升高而造成对腹中宝宝的损害。

孕妇的营养与肥胖症

女性妊娠后体重增加是正常现象。怀孕后，除了维持孕妇本身所需营养及热量外，还需供给胎儿生长发育所需的营养和热量，并且还要贮存营养，供婴儿出生后哺乳所需。孕妇体重增加多少合适呢？通常整个孕程体重比孕前增加10~15千克。

据美国妊娠及哺乳学会介绍，若以怀孕280天来计算，平均每天需要比平日多837千焦左右热量。一般而言，妊娠前期（1~20周），所需热量较少，每天仅

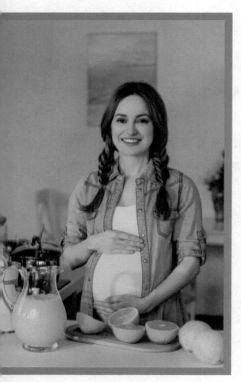

需增加628千焦，孕后期（21~40周），每天需增加1464千焦。正常人每日摄取热量约2671千焦，怀孕时每天则增加至8159~8996千焦。单纯肥胖主要是由于摄入热量过多，活动少，消耗少所致。孕妇体重过度增加常易诱发糖尿病、高血压、高脂血症、静脉瘤、静脉炎、贫血和肾炎。营养过度、脂肪堆积，胎儿也长得过大，造成分娩困难。肥胖孕妇容易并发产科并发症，如妊娠高血压综合征，危害母婴健康，孕妇过度肥胖，产后体形恢复也较困难。

孕妇不能怕胖而控制饮食，呈半饥饿状态，营养摄取不足，导致胎儿发育不良，孕妇体弱，分娩困难，产后缺乳，影响新生儿生长发育。只要摄取足够的营养，保证母婴的需要就行。摄取食物的质，而不是量，孕妇应多食低热量高蛋白、高维生素、高纤维的食物。胎儿每日只需418千焦的热量，千万不要有"一个人吃两个人的饭"的想法。

孕妇需要的营养还有矿物质、维生素、微量元素、电解质等。可通过多样化食品进行补充。

妊娠女性劳作时应注意的事项

合理的劳作,对孕妇和胎儿均有好处。通常妊娠早、中期,孕妇如果没有阴道流血的先兆流产症状或者妊娠反应不强烈,是能够参加正常的工作和劳动的,但要注意下列几点。

1. 不接触放射线和有毒物质。

2. 不进行跳跃、扭曲或快速旋转等运动。

3. 不登高,不搬拾重物。若必须向上用力搬东西,要先屈膝蹲下,然后再搬。

4. 避免下腹部和腰部受力。上台阶或楼梯时,先让前脚尖落地,再让其脚掌落地,然后,一面把膝关节伸直,一面把身体重心移到前足。可以轻轻地抓住楼梯扶手以保持平衡,但不要以此拉身体上楼。要注意尽量减少上、下楼梯的次数。坐椅子时,先轻轻地坐在椅子中间,然后使腰部向后移动靠住椅背,最后全身放坐在椅子上。弯腰劳动时,要先背部垂直,屈膝蹲下,然后再干活。

5. 站立工作时,两脚要一前一后,不要并齐靠拢。注意不要站立过久。

6. 不要使用冷水,避免感冒。洗衣服一次不要太多,以免过累引起流产或早产。

7. 短途外出,尽量步行,不挤公共汽车。不逗留于人群拥挤之处,以免腹部被撞或感染流行性疾病。远途外出,尽量回避交通高峰时间,不要拥挤。

8. 要学会计算心率,进行自我监测。注意自己是否有呼吸困难、心动过速、心前区疼痛等症状。通常劳作后15分钟之内,心率如果恢复到劳作前的水平,则无心力衰竭的症状。

劳作中一旦发生腹痛、阴道出血等,应及时卧床休息并去医院检查治疗。

贫血、甲状腺机能亢进、多胎妊娠、有习惯性流产史、妊娠高血压综合征、产前出血、早产史者,应该特别注意休息,避免疲劳。

尽量避免久蹲或负重劳作,要经常变换劳作姿势,避免部分肌肉过度紧张而产生疲劳。

孕期能否同房

怀孕期间夫妇同房，直接关系到母婴的健康，应引起夫妻双方的高度重视。同房应注意以下几点。

1. 妊娠头3个月内避免同房。此时期子宫较敏感。同房会促使子宫收缩，引起流产。而且妊娠反应使孕妇身体欠佳，对性生活也不感兴趣。

2. 妊娠中期的4～6月可以适当同房，但仍要节制，特别应该注意卫生和体位。

同房前，夫妇双方清洗有关部位，同房后，女方应排尿。同房时男方手指不要进入阴道，不要刺激乳头，不要压迫孕妇腹部，不要给子宫以直接强烈的刺激，不要动作粗鲁，不要让阴茎插入过深，不要采用屈曲位和骑乘位。既不要把女方的脚高高抬起，也不要女方骑坐在仰卧的男方身上。

有先兆流产、严重妊娠合并症或有流产史者，要避免同房。

3. 妊娠7个月起禁止同房。此时胎儿生长迅速，子宫增大。性生活可引起孕妇早期破水，导致早产或造成宫腔内感染，甚至引起产后感染等严重疾病。

需要做妊娠记录

在妊娠中记日记，是要求孕妇把自己在妊娠期中有关保健方面的重要事项记录留档，不仅能为医生提供有价值的医疗参考，而且也能为自己留下珍贵的回忆。

妊娠日记包括哪些内容呢？每个孕妇可以根据自己的特点和兴趣进行记录，应包括下列内容：

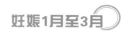

末次月经日期

孕妇应该记下末次月经的时间。

妊娠反应开始日期和症状

记录第一次妊娠反应的日期、每日反应的时间、反应程度（症状）、消失时间、治疗与否等情况。

胎动

正常的胎动是胎儿健康的标志。记下第一次胎动日期，每日胎动次数。

孕妇患病情况

记录下所患疾病名称、症状、起止时间。

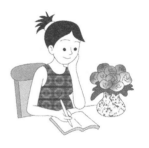

孕期用药情况

孕妇患病应及时去医院诊治，由医生决定用药。记录下所用药物名称、剂量、用药时间等。

接触放射性物质情况

孕期禁止接触放射线和放射性物质，如若接触，应记下接触时间、次数、部位。

孕期并发症

妊娠中后期常有下肢浮肿、静脉曲张、腰背痛、便秘、痔疮等。如症状严重，须就医治疗，并将症状和治疗情况记录下来。

阴道流血、流水

妊娠期阴道流血、流水多为异常，应该及时就医，

小·贴士

其他一些情况，如外出旅行、体重、饮食、工作、外伤、精神刺激等也要详细记录。

妊娠日记应该每日逐项记录，由孕妇本人记录为宜。文字要简洁，内容有侧重。入院检查时，随身带上日记，供医生参考。

并记录下时间和症状程度。

产前检查

准确记录怀孕后各项检查的时间、项目、结论。如停经后的妇科检查、化验检查、超声波检查等。

性生活情况

妊娠早、晚期禁止同房。中期可以同房，但应节制并做记录。

反应记录						
日　　期		年	月	日	食　　欲	
末次月经					嗜　　睡	
体　　温				℃	尿　　频	
血　　压				千帕	便　　秘	
恶　　心					其　　他	
呕　　吐						

随诊记录						
日　　期		年	月	日	宫底高度	
孕　　周				周	胎　　位	
体　　重				千克	胎　　心	
血　　压				千帕	胎先露	
尿蛋白					水　　肿	

注：1毫米汞柱=0.133千帕

妊娠期母体和胎儿的变化

	第2月	第3月
母体 变化	停经 早孕反应 乳房胀大 白带增多 腰部下坠 基础体温持续高温相 排尿频数	仍有早孕反应 白带增多 排尿频数 常有便秘或腹泻 腰部坠胀

宫底高度 子宫大小	鸡蛋大至鹅蛋大		手拳大小 在耻骨联合上缘能摸到	
胎儿变化	能分清头和躯干 可看出眼、耳、口、鼻 指趾开始分化 胚胎已具人形		头大躯干小 内脏开始发育	
胎儿大小	身长约2.5厘米 体重约4克		身长9厘米 体重约20克	

	第4月	第5月	第6月
母体变化	胎盘形成 早孕反应基本消失	体重增加 食欲好 有的孕妇能感觉到胎动	自觉胎动 体重增加 乳房进一步增大，偶尔分泌稀乳汁
子宫大小 宫底高度	头大 宫高10厘米 位于脐耻之间	头大 宫高15厘米 位于脐下2指	宫高约20厘米 与脐平
胎儿变化	生长迅速 在羊水中开始活动 能清楚分辨男女 出现毳毛	四肢活动有力 心肺功能增强 生长头发、指甲 全身有毳毛 耳、鼻、口成形 头占胎儿全长的1/3	常变动胎位 眼睑分开、头发变长 眉、睫毛生长 面部形象清楚 身体各个部分匀称 皮肤薄、满是皱纹 骨骼发育结实
胎儿大小	身长约18厘米 体重约120克	身长约25厘米 体重约250克	身长约30厘米 体重约600克

	第7月	第8月	第9月
母体变化	上腹膨隆 下肢、外阴静脉曲张，有时出现痔疮	出现妊娠纹 下腹部、乳晕、外阴部色素加深	胃有明显压迫感 白带增多
子宫大小	约23厘米 位于脐上2指	约27厘米 位于脐和剑突之间	约30厘米 位于剑突下2指
胎儿变化	胎心清楚 胎位开始固定 可以发现多胎 面似老人 娩出后生活力弱，但有可能存活	皮下脂肪尚少 皮肤呈红色	皮下脂肪积蓄 皮肤有张力 毳毛消失 男性睾丸下降入阴囊
胎儿大小	身长约35厘米 体重约1000克	身长约40厘米 体重1500~1800克	身长45~47厘米 体重2200~2500克

69

第10月	
母体 变化	下腹坠 白带增多 出现前驱宫缩（假缩宫），常局限于下腹部 偶有静脉曲张、痔疮 临产先兆症状： 胃和胸部压迫减轻，上腹部较前舒适，呼吸较为畅快，行动不便，子宫下降有顶压大腿根部的感觉，尿频
子宫 大小	宫高约33厘米 位于剑突与脐之间
胎儿 变化	皮下脂肪丰满 头发长2~3厘米 四肢肌肉张力强 内脏、神经系统功能完善 身长约50厘米 体重3100~3200克

妊娠期的情绪变化

　　许多妇女怀孕后情绪发生很大变化，使家人无所适从，甚至影响到夫妻感情。因而孕妇和家人有必要了解妊娠妇女的情绪变化，以便双方做出调整，缓解矛盾，为胎儿生长创造良好的环境。

　　妇女怀孕后，内分泌的变化带来了心理上的改变，这种变化可分为三个阶段。

妊娠1~3个月——不可耐受期

　　胎儿的出现，妊娠的反应，社会角色的变化使孕妇产生羞怯、恐惧和反感的心理。从初"为人妻"到即将"为人母"是一个质的变化，许多女性难以接受这种突然的改变。妊娠反应给孕妇带来身体上的不适和对分娩的害怕，使孕妇从心理上不太愿意接受这个小生命。此时期，孕妇情绪很不稳定，爱发脾气，易受暗示，依赖性强。

妊娠4~8个月——适应期

此时期，孕妇已经度过妊娠反应期，身体状况好转。心理上也开始接受现实，适应了周围环境，态度也发生了变化。

特别是在胎动出现了以后，母婴之间有了情感交流，孕妇的自豪感、幸福感和责任感开始萌发，对胎儿变得亲切、温柔。同时，孕妇食欲旺盛，情绪稳定，幻想增多。另外，孕妇的性欲也在增强，感觉和智力以及反应能力会略有下降。

妊娠9~10个月——过度负荷期

胎儿发育迅速，致使孕妇负担过重，行动不方便，而且还要准备孩子出生之后的服装、用具等，所以身体上、思想上的压力较大。预产期临近，恐惧心理增加，同时又觉得自己的苦无人理解，有孤独寂寞感。许多孕妇还担心自己体形、容貌会变化，担心孩子出生自己会失去丈夫的宠爱等。因而，孕妇精神上压抑、焦虑、易激动。

情绪上的所有变化都是妊娠期的正常现象。只要孕妇与家人，特别是丈夫经常交流沟通、相互调整，家人给予更多的关心、帮助和宽慰，孕妇可以在较好的心理状态下度过妊娠期。

丈夫的责任

妻子妊娠以后，丈夫的爱和照顾尤为重要，同时，丈夫对妻子的照顾和爱抚也是丈夫的责任和义务。妻子怀孕是在承诺两人爱情的责任，也是在养育双方情感的结晶。

在心理上关心妻子

首先，孕激素增加，内分泌变化，使孕妇开始不关心异性，对丈夫和性的兴趣降低，性的适应能力下降。孕妇会出现内在的担忧，害怕影响夫妻感情。

其次，妊娠使孕妇脸上产生蝶形色素沉着，身体出现病态苍白，腹部脂肪松弛，皮肤失去弹性，体态变得臃肿。孕妇会产生"丑"的感觉，担心失去丈夫的宠爱。这时，做丈夫的要细心留神，千万不能对妻子"实话实说"或指出这些变化，避免在妻子面前赞美或欣赏别的异性，否则，会增加妻子的忧患。丈夫应做到对妻子更加爱恋，并用其他活动如散步、听音乐、读书等分散妻子的注意力。

还可经常与妻子一起畅谈家庭的未来发展计划，孩子的培养目标……共同进行胎教活动。当妻子想和丈夫聊天闲谈时，无论谈话内容多么枯燥，丈夫也要表现出浓厚的兴趣，切忌烦躁和应付。

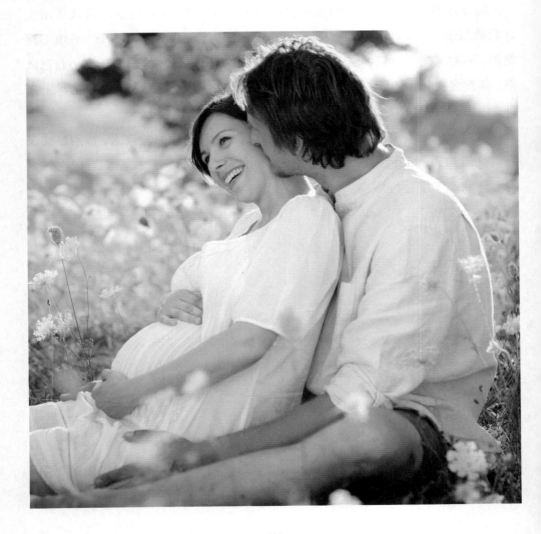

在生活上照顾妻子

妊娠头3个月和后3个月，应禁止性生活，中间3个月内可以进行性生活，但必须适可而止。丈夫应精心爱护妻子和胎儿，努力节制，不断充实和丰富家庭生活内容，用其他方式互表爱意。

胚胎植入子宫，妇女体内绒毛激素增加，导致孕妇出现妊娠呕吐。有充分心理支持的孕妇，呕吐症状较轻，消失也早，没有充分心理支持的孕妇的情况则相反。丈夫应将自己对妻子的真情深爱体现在细微之处，具体担负起为夫为父的责任，如陪妻去医院，照顾妻子服药，为妻子做一些有利缓解呕吐症状的饭菜，给妻子买回一些平时爱吃的小食品……丈夫应特别注意自己的言谈举止，不要伤害了妻子，更不能对妻子的呕吐表现出厌烦、嫌脏的情绪。丈夫良好的表现是对妻子很好的安慰。

在情绪上体谅妻子

孕妇生理的变化带来情绪不稳，常常反复无常，两人原有的默契与和谐被破坏。做丈夫的要考虑到妻子处于特殊时期，应该体谅。其实妻子本人也不愿意这样。丈夫切莫感到委屈或粗暴地与妻子"顶撞"，而应用愉快的事情调整妻子的情绪，同时一如既往地照顾爱抚妻子。妻子自然会愈加尊重丈夫。

孕妇会出现一些违背常理的食欲要求，即异食现象，如吃臭鸡蛋、喜酸嗜辣等。若妻子的异嗜对身体和胎儿没有太大的危害，丈夫应该尽量满足妻子。

丈夫对妻子的关爱和照顾在妊娠早期至关重要。良好的开端是成功的一半。妊娠早期的精心照顾能减少孕妇妊娠合并症的发生。增强妻子对妊娠的信心和夫妻的感情，这样更利于胎儿的发育。

妊娠是对每一对夫妻情感的考验。丈夫对妻子精心照顾和诚挚关爱，定能赢得妻子更多更深更持续的爱。

妊娠早期胎儿的发育

妊娠早期	发育阶段	主要发育变化特征
受精卵36小时		受精卵分裂
3天	胚卵期	受精卵分裂成16~32个细胞的桑葚胚
4天		桑葚胚细胞断续分裂，细胞团中央出现空隙
7~9天		囊胚着床
2~3周		囊胚发育，3个胚叶形成
4周		脑开始发育，发育不全的心胚开始出现，并可见肌肉先驱
5周	胚胎期	房室尚未形成的心脏开始出现功能，并有手足萌芽
6周		眼、颌骨开始形成，心脏房室出现，肝开始形成
7周		眼继续发育，耳发现，手指和舌形成，胚胎长约2.5厘米
8周	胎儿期	胚胎长3~3.5厘米，并已具人形，头部可见眼、耳、口、鼻；早期心脏形成，并有心搏动；胎儿已能活动；胎重约4克
12周		胎儿身长7~9厘米，外生殖器已发育，但不能分辨男女，胎重约60克

妊娠早期的胎教

　　怀孕开始至第三个月称为妊娠早期。此时，随着孕妇体形的变化，身体负担的增大，孕妇心理上会产生羞怯感、不安感和母性意识的萌芽，并且随着妊娠反应的出现，孕妇会出现情绪烦躁和厌恶感。

　　此阶段是胎儿发育和各器官形成时期，同时是致畸的危险期，更是胎儿最不稳定、易于流产的时期。

　　孕妇在这一时期的保健和胎教具有重要的意义。孕妇应该：

1. 正确认识妊娠

怀孕是女性特有的生理发展任务，是女性从幼稚走向成熟的重要象征，意味着母亲生涯的开始。从此，一个女性将担负起生儿和育儿这一人类繁殖和延续的重要使命。身为女性应该为此感到骄傲和自豪。这一认识是进行胎教的前提。

2. 保持良好的情绪心态

女性有责任为人类、为社会、为家庭生育高质量的后代。克服烦躁情绪，保持舒畅的心情是保证孕妇自身和胎儿身心健康的前提。孕妇应使自己处于和睦温馨、情意融融的环境气氛之中，大方坦然，放松自我，平和地对待周围的一切消极因素，经常倾听优美抒情的音乐、幽默诙谐的语言，保持轻松愉快的心情。

3. 平衡饮食

为了保证胎儿的良好发育，孕妇应该多吃各种食物，不偏食忌食。

4. 回避有害致畸物质

为了胎儿的健康，孕妇要注意回避有害有毒物质，不乱吃药，戒酒、戒烟。

5. 禁止性生活，防止胎儿流产

给已孕育的小生命创造良好的生存环境。

孕早期丈夫应做什么

孕早期是妇女妊娠反应最强烈的一个时期，常伴有呕吐、头晕、懒散等症状，在这一时期丈夫的作用更显重要。

1. 注意妻子的性情和心理变化，创造一个和睦、温馨的生活环境

丈夫应该多体贴照顾妻子，主动承担家务，不与妻子斤斤计较，注意调节婆媳关系。多花些时间陪妻子消遣娱乐。

2. 帮助妻子创造一个良好的胎教环境

环境的绿化、美化、净化是胎儿健康发育的必要条件。应避免环境污染和噪音危害。强烈的噪音或震动，会引起胎儿心跳加快和痉挛性胎动。给妻子创造一个舒适的自然环境，是丈夫义不容辞的责任。

3. 激发妻子的爱子之心

妻子情绪的好坏直接影响胎儿的发育和身心健康,丈夫要注意劝慰妻子切不可因妊娠反应、体形改变、面部出现色素沉着等而怨恨胎儿。丈夫应该让妻子看一些激发母子感情的书刊或电影电视,引导妻子爱护胎儿。丈夫要同妻子一起想像胎儿的情况,描绘胎儿的活泼、自在、健康、漂亮的样子,这样做对增进母子感情是非常重要的。

■Ⅰ 早期妊娠膳食的安排

妊娠早期是胚胎发育和各器官形成的重要时期,同时也是妊娠反应较强烈的时期。胎儿虽然生长较慢,营养需求量比妊娠中、晚期少,但孕妇要注意保证所需营养,避免营养不良。

妊娠早期,膳食营养要求主要为:

1. 保证全面合理的营养。妊娠早期,胚胎各器官的形成发育需要比较全面的营养素,例如蛋白质、维生素、碳水化合物、脂肪、无机盐和水。但由于妊娠反应,孕妇往往不能吸收合理的营养素。因而,膳食要根据孕妇妊娠反应的情况,依照孕妇的口味,合理进行调配,以满足胚胎发育所需的各种营养。

2. 保证供给优质蛋白质。妊娠早期,胚胎发育虽然缓慢,但它是胚胎发生发育的关键时期。若此时母体缺乏蛋白质和氨基酸,可能引起胎儿生长迟缓,身体过小等现象,造成胚胎畸变,出生后无法弥补。孕妇在妊娠早期,一定要保证足够的蛋白质摄入量,至少不应低于孕前的蛋白质摄入量。妊娠反应有时会影响孕妇的摄食量,因而要选取易消化、吸收的优质蛋白质,如奶类、蛋类、畜禽肉类、龟类等食品,确保妊娠早期胚胎发育所需的蛋白质。

3. 保证无机盐的供给。无机盐和维生素在胚胎各器官的形成发育中具有重要的意义。如果妊娠早期缺乏无机盐,后果将难以弥补。研究发现,孕早期铜摄入不足,能够导致胎儿内脏、骨骼畸形,引起中枢神经系统发育不良。锌缺乏可使胎儿生长发育迟缓,骨骼、内脏畸形,干扰中枢神经系统神经细胞的有丝分裂和分化，引起中枢神经系统畸形。脑的发育和其他器官的发育一样，可以分为细胞分裂期、细胞增殖期和细胞肥大期。妊娠早期正是细胞分裂阶段，此阶段的营养状况直接影响脑细胞数量。孕妇妊娠早期应特别注意摄取富含锌、铜、铁、钙的食品，如核桃、芝麻、畜禽肉类和内脏、奶类、豆类和海产品等。

4．增加热量摄入。妊娠早期基础代谢增加不明显，胚胎发育缓慢，母体组织变化不大，因此热能需求量不多，但仍要适当增加，保证胎儿所需的能量。孕妇可增加面粉、稻米、玉米、小米、食糖、红薯、土豆等碳水化合物类食物。这些食物也易于消化，能缓解"早孕反应"。

妊娠早期饮食注意事项

1．烹调多样化。应该根据孕妇的口味和反应情况，选用烹调方法。喜酸、嗜辣者，烹调中可适当增加调料，引起孕妇食欲。呕吐脱水者，宜多食水果、蔬菜，补充水分和维生素、无机盐。可适量食用冷饮和冷食，以防止呕吐。

2．易消化。孕妇应该选用易消化，在胃内存留时间短的食物，以减少呕吐的发生，如大米、小米粥、烤面包、馒头、饼干等。

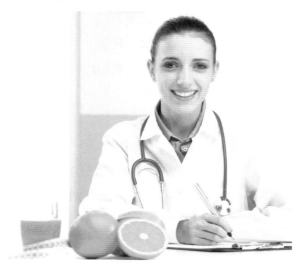

3. 少吃多餐。孕妇不必拘泥于进餐时间，想吃就吃，细嚼慢咽。少喝汤，多饮水。早晨食用一些食物可减轻呕吐。

4. 不饮酒精饮料。酒精饮料影响母体健康和胎儿发育。茶和咖啡因型饮料也要慎用。

5. 孕早期每日膳食构成：

主粮（稻米、面）　200~250克

杂粮（玉米、小米、燕麦、豆类）　25~50克

蛋类（鸡蛋、鸭蛋、松花蛋）　50克

牛奶　250克

动物类食品　150~200克

蔬菜（绿色蔬菜占2/3）　200~400克

水果　50~100克

植物油　20克

孕妇夏季一日营养食谱

营养食谱（一）

早餐：绿豆稀饭　大米25克

绿豆10克

豆沙包50克

点心：冰淇淋100克

午餐：米饭（大米）50克

拌茄子：茄子100克

糖醋小排骨：小排骨150克

丝瓜蛋汤：丝瓜100克，鸡蛋50克

点心：凉糕50克

晚餐：米饭（大米）50克

　　　　炒青菜：青菜100克

　　　　盐水鸭：鸭块100克

　　点心：西瓜500克

　　烹调用油约20克，食糖约20克，食盐及调味品适量。

营养食谱（二）

　　早餐：稀饭（大米）50克

　　　　松花蛋75克

　　　　馒头50克

　　点心：凉糕50克

　　午餐：米饭（大米）50克

　　　　油爆虾：海虾50克

　　　　炒茄子：茄子150克

　　　　紫菜虾米汤：紫菜25克，虾米10克

　　点心：苏打饼干50克

　　晚餐：米饭（大米）50克

　　　　白切鸡：鸡块100克

　　　　毛菜猪肝汤：毛菜100克，猪肝50克

　　点心：枇杷100克，饼干50克

　　烹调用油约20克，食盐及调味品适量。

呕吐的治疗与饮食调理

　　很多孕妇在妊娠早期出现恶心、呕吐现象，给孕妇带来身心的不适。对于妊娠呕吐，可从以下几方面进行调节或治疗：

　　1. 从情感上关心孕妇，解除思想顾虑，丰富孕妇的精神生活，转移孕妇的注意力，调动其主观能动性，增强自信心。

2．尿中出现酮体的重症孕妇要休息并住院治疗。治疗包括：补充水分，增加营养，防止脱水和酸中毒。通常需输液补充水、糖、盐、维生素C。

3．可采用耳针、体针针灸神门、足三里等穴位，或用药物维生素B_6、氯丙嗪等进行镇静止吐。

4．孕妇本人可以采用自我压穴法，即用松紧带护腕压迫内关穴位的方法来止吐。护腕松紧带选用体育上用的护腕套，或宽的松紧带按自己手腕的粗细来制作，并在护腕带内钉上一个小钮扣或用一个小金属球珠，准确地压在手腕第一道折痕下大约三指宽处的内关穴位上。

5．可以采用饮食调理。通常采用中、西医治疗，大多数孕妇的呕吐能够减轻或消失。呕吐停止后，应尽量进食，补充营养，注意要选择清淡富有营养的食物。

妊娠早期，孕妇恶心、呕吐、头晕等现象，导致出现营养不良倾向时，则应引起注意。对孕妇来说，最佳的治疗莫过于膳食调理。

孕妇应该怎样进行饮食调理呢？下列食疗药膳可供选用。

橙子煎：一橙子用水泡去酸味，加蜜煎汤频服。

甘蔗姜汁：甘蔗汁加少量生姜汁，频频缓饮。

葡萄藤煎：干葡萄藤用水煎服。

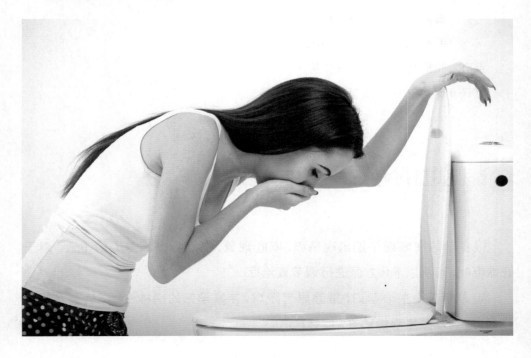

柑子皮煎：柚子皮用水煎服，连服数天。

枇杷叶蜜：枇杷叶洗净，在火上稍烤，抹去绒毛，加水煎取汁，对入蜂蜜服用。

生姜红糖水：将生姜切片，加红糖，用开水冲泡，随时饮用。

姜汁米汤：生姜汁数滴，放入米汤内，频服。

牛奶韭菜末：牛奶煮开，调入少量韭菜末服用。

紫苏姜橘饮：苏梗9克，生姜6克，大枣10枚，陈皮6克，红糖5克，煎水取汁当茶饮，每日三次。

益胃汤：取沙参、玉竹、麦冬、生地等量，用水煎取汁加冰糖，每日一次饮服。

竹茹蜜：将竹茹15克煎水取汁，对入蜂蜜30克服用。

生地黄粥：用白米煮粥，临熟时，取地黄汁，搅匀食用。

白术鲫鱼粥：鲫鱼30~60克，去鳞和内脏，白术10克洗净，煎汁1000毫升。然后将鱼和粳米30克煮粥，粥熟后加药汁和匀。每日一次，连服3~5天。

▌切莫轻易中止妊娠

许多妇女最初不知自己已受孕，却感染了病毒，服用过药物或照过X线。当发现已经怀孕后，担心病毒、药物、射线会给胎儿的发育带来不利影响，便想中止妊娠。但是，进行人工流产，可能会带来习惯性流产、妇科炎症等并发症，影响妇女的身心健康和今后的生育。

若是发现自己在怀孕后接触了致畸物质，首先要头脑冷静，认真核对自己停经的天数和所接触的致畸物质的时间、种类、危害的大小。有害物质的致畸作用及其危害的大小与受孕的天数有很大关系。一般来说，受精后2周之内是安全期，2~4周内可以产生致畸反应，4~6周（末次月经的42~56天）左右对致畸物的刺激特别敏感，是产生先天性畸形的关键时期。妊娠3个月以后，对外来刺激相对有了一定的抵抗力，致畸的危险性越来越小。因此，接触有害物质的

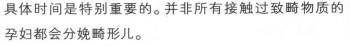

胎儿在生长发育过程中就已经以惊人的能力去接受母体的信息了。妊娠5周时，胎儿可对各种刺激作出反应；妊娠8周时，胎儿能摇头、蹬脚；妊娠6个月时，已能对母亲的呼吸、声音和情绪作出敏感的反应。因而，胎儿对母亲的喜怒哀乐是"了如指掌"的。母亲流产的念头有可能也"逃"不过胎儿的记忆，导致胎儿成人后仍可能用自我毁灭来"实践"母亲当年的幼稚想法。

具体时间是特别重要的。并非所有接触过致畸物质的孕妇都会分娩畸形儿。

孕妇接触过致畸物质以后，不可盲目地去做流产术，须多方考虑，应该请医生分析生育畸形儿的风险大小，然后再作出是否继续妊娠的决定。

加拿大治疗学家研究发现，一些企图自杀的青少年的母亲在妊娠期都曾有过流产的打算。而事实上，子女并不知晓母亲的这一念头，但是他们却有自杀的心理倾向。美国心理学家解释说这其中必然存在着某种分子记忆的情形。换言之，母亲的流产念头会在胎儿身上留下某种记忆。

保胎、安胎食谱

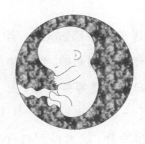

在孕早期若出现先兆流产症状时，必须引起重视，及时去医院检查治疗，绝不能私自处理。

如果停经40多天且有阴道出血，必须立即去医院做尿妊娠试验，试验结果为阳性，就应该暂做保胎治疗。隔两周以后再做超声波检查或阴道检查，以明确诊断。阴道检查就是对子宫的大小、软硬度，妊娠期的变化，子宫颈口的开张，子宫大小与停经月份的关系等进行检查，方法简单，判断准确。

遵医嘱需要保胎时，孕妇不必过于精神紧张，卧床休息并合理用药，但绝对禁止性生活，出血停止或腹疼消失数天后，即可下地活动。

若保胎无效，出血和腹疼严重，要去医院复查。如果子宫口已张开，则应及时排出胎儿。出血过多时可用便盆接住流血，方便医生了解出血量。若是肉样组织排出，应去医院检查是否需要刮宫。

流产的原因复杂多样。若是由于子宫颈内口松弛所致，那么，下次妊娠一开始就要保胎，绝对卧床，直至妊娠足月。卧床时要将臀部抬高。子宫颈内口松弛者还可做子宫内口紧缩手术。

保胎、安胎食谱如下：

鸡子粥

原料：鸡蛋、阿胶、糯米、精盐、熟猪油。

制作：

1. 将鸡蛋打烂搅散，糯米用清水浸泡1小时。

2. 锅内放入清水，烧开后加入糯米。待再滚，改用文火熬煮至粥成，放入阿胶，淋入鸡蛋。候两三滚，再加入猪油、精盐，搅匀即成。

效果：养血安胎。

大艾生姜煲鸡蛋

原料：艾叶、生姜、鸡蛋、水。

制作：

1. 鸡蛋煮熟后去壳。

2. 艾叶、生姜与鸡蛋同煮，煲好后，饮汁吃蛋。

效果：温经止血，调经安胎。

防治感冒的按摩保健操

感冒，俗称伤风，是由感冒病毒引起的呼吸道传染病。感冒病毒对怀孕初期形成的胚胎有损伤作用，特别是在怀孕后30~40天。此时孕妇一般察觉不到自己怀孕了，当有头痛、流涕、咽喉疼痛、口干舌燥、发烧等感冒症状时，常常打

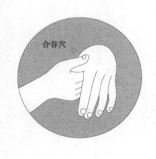

针、吃药，容易导致胚胎发育不良，或者流产、畸形。

下面向孕妇介绍一种按摩保健操，平日里经常做可增强体质，提高对病毒感染的抵抗力，不需吃药、打针即可防治感冒。

第一节　揉搓鼻子

两手合掌，手指交缠，用发热的大拇指置于眉尖的印堂穴上，往下推至鼻子两侧的迎香穴。

按摩功效：

能够促进鼻子周围的血液循环，使气血畅通，外邪不易侵入身体内。

第二节　按摩合谷穴

一只手的拇指、食指并拢，肌肉最高点即是合谷穴。先将右手拇指按住左手合谷穴，指压的同时并按顺时针方向转动按摩，然后再反方向转动按摩，有酸麻胀感向手心扩散。接着反过来用左手拇指按住右手指的合谷穴，按照上述方法进行按摩。

按摩功效：

清热解表、理气开窍、通经活血、疏风散邪。

第三节　按摩脸部及耳朵

将两手手掌搓热。两掌指尖向上按住额头，由上往下沿着鼻子两侧到下颌进行搓摩，直到脸发热为止。

接着，两掌指尖由下颌沿脸颊两侧往上靠拢到耳朵部，用食指和拇指抓住耳垂，轻轻往外拉，即使把耳垂拉红了也没关系。

按摩功效：

揉搓脸部能够促进脸部的血液循环。

第四节 按摩迎香穴

迎香穴在鼻翼两侧1.5厘米处。用两手的食指按住两侧迎香穴，按顺、逆时针方向各按摩36次，有酸胀感向额面扩散。

按摩功效：

可祛头面之风，散巅顶之寒。

适当补充维生素有益健康

维生素可以抗老化，可以补充体能，因而药店里各种维生素、微量元素的药片卖得特别好。补充维生素，要建立一个正确的观念，吃"对"维生素才有益健康。许多人都以为维生素是万能的补药，吃得愈多愈好，甚至可以药到病除，忽略了"过犹不及"的道理。事实证明，一般人只要饮食正常、均衡、不偏食，体内所需的维生素基本上就不会缺乏，不需再额外补充。

维生素A

缺乏：夜盲症、干眼症、角膜软化发育不良、肌肤粗糙、抵抗力下降、易感染。

过量：食欲不振，肝脾肿大，皮肤干燥、发痒、毛发脱落，关节酸痛，骨质脆弱。孕妇在怀孕前3个月，每日服用多于10000国际单位的剂量，则会增加畸形儿的比例。

维生素C

缺乏：坏血症、抵抗力下降、易疲劳、出血。

过量：增加结石的概率，腹痛，破坏红血球。

维生素D

缺乏：钙质吸收不良、佝偻症、骨质疏松症、近视、蛀牙、失眠。

过量:食欲不振、呕吐、高血压、高血钙症及组织钙化。

维生素E

缺乏:出现溶血性贫血,增加心血管及癌症的发生率。

过量:疲倦、恶心、腹泻及干扰血液凝结。

维生素K

缺乏:延长凝血时间,皮下出血。

过量:维生素K_1、K_2不具毒性,K_3过量则会破坏肝、肾功能,引发黄疸、贫血、呕吐。

维生素B_1

缺乏:脚气病,影响神经、心血管及消化系统。

过量:头痛、失眠、急躁及浮肿。

维生素B_2

缺乏:口角炎、舌炎、脂溢性皮肤炎、眼睛畏光、尿道发炎。

过量:瘙痒、麻痹、灼热感及刺痛。

维生素B_6

缺乏:贫血、痉挛、神经紧张、关节炎。

过量:失眠、焦虑、手脚麻痹。

维生素B_{12}

缺乏:恶性贫血、神经炎及月经不调。

过量:少见毒性报告。

芋齿酸

缺乏:癞皮病、舌炎、浮躁、精神沮丧。

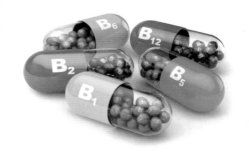

过量：发热感、肝脏受损、疲劳，长期过量会使尿酸上升、葡萄糖含量降低。

叶酸

缺乏：巨球性贫血、神经炎、舌炎、健忘、急躁、早产、畸形儿。

过量：遮盖维生素B_{12}缺乏的症状。

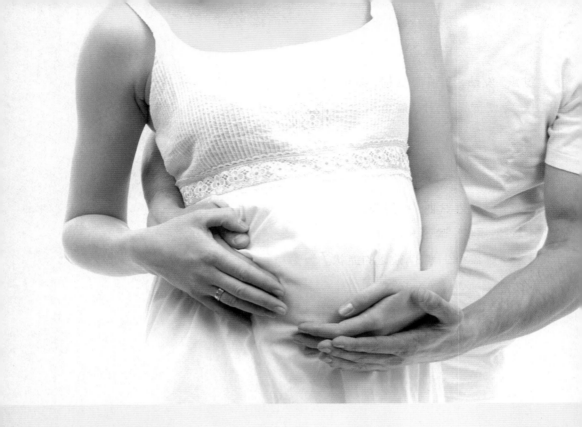

妊娠3月

第三章

- ◎ 孕妇身体变化与感受
- ◎ 胎宝宝发育情况
- ◎ 生活注意事项
- ◎ 如何选用补钙品
- ◎ 当流感来到时

"好孕"干货
尽在码中

科学备孕有指导，
胎教干货跟着学。

孕妇身体变化与感受

　　腹中的宝宝在受孕的前8周被称为胚，从第9周开始，已是一个五脏俱全初具人形的可爱"小人儿"了，从这时起人们将它称为胎。此时的"小人儿"不仅只是有了人样，并且内在的精神也开始产生，这种内在精神对于胎宝宝是否能正常发育非常关键，它的优劣与孕妇的情绪密不可分。

心绪对胎宝宝的影响

　　人们往往会有这样的疑问，孕妇与腹中的小宝宝并没有直接的神经传递，只通过脐带给胎宝宝送去营养，排出代谢废物，让胎宝宝发育长大，孕妇的心绪怎么会对胎宝宝有影响呢？

　　人们的这一疑问，科学研究已能给出一个明确的回答：虽然母胎之间没有直接的神经传递，但当孕妇心绪发生变化时，体内就像经历了一段"坏天气"，正如人们对环境气温变化要发生相应反应一样，可激发体内植物神经系统的活动，使植物神经系统控制的内分泌腺分泌出多种多样的不同的激素，这些激素为化学性物质，在给胎宝宝输送养分时，经由脐带进入胎盘，使胎盘的血液化学成分发生变化，从而间接地与妈妈体内建立起神经介质传递关系，从而对正处在形体和神经发育关键时期的胎宝宝产生刺激。不同的心绪则会产生不同的激素，有的有益，有的有害，会对胎宝宝产生不同的影响。

　　若孕妇经常处于紧张、发怒、惊恐、痛苦及忧虑等情绪中，这些刺激会使内分泌腺分泌出有害的激素，通过生理信息传递到胎宝宝的身体内，对下丘脑发育造成不良影响，致使胎宝宝日后患精神病的概率大，大多数出生后体重低、好动、情绪易激动、爱哭闹不爱睡觉，发生消化系统功能紊乱和患其他疾病的可能性高，并且对环境适应差,精神易出现紧张等。更为严重的是,如果孕妇情绪极度不安,则能引起胎宝宝形体发育出现异常,如发生兔唇、腭裂、心脏缺陷等畸形,并会引发流产。

所以,孕妇应该注意精神修养,要做到心怀博大,举止端庄,生活清静,情绪平和。这样,无悲哀思虑惊动,会使腹内胎宝宝胎动缓和而有规律,按照生命的节律良好有序地发育,这对胎宝宝智力和形体发育都有着极好的促进作用。

■ 孕妇身体特征

外观上看,孕妇下腹部还未明显隆起,但体内的子宫在3个孕月末时,已如握拳大小。

孕妇增大的子宫开始压迫位于前方及后方的膀胱和直肠,从而出现排尿间隔缩短、排尿次数增加、有总排不净尿的感觉。加之精神忧虑不稳定,孕妇还容易出现毫无原因的便秘或腹泻。

孕妇盆腔内内脏血液聚集,发生充血和淤血,阴道的分泌物较前略增多,颜色通常无色,或橙色,或淡黄色,有时为浅褐色。若分泌增加太多,并且有异味,则应看医生。

第3个孕月的前2周,即怀孕第8周和第9周,是妊娠反应最厉害的阶段,度过此阶段,妊娠反应随着孕周的增加开始减轻,不久后自然消失,孕妇开始食欲增加,下降的体重逐渐回升。

孕妇乳房除了原有的胀痛外,开始进一步长大,乳晕和乳头色素沉素更明显,颜色变黑。

■ 胎宝宝发育情况

从第9周起,宝宝已由胚进化为胎。

到第3孕月末（11孕周末），胎宝宝身长增长到10厘米，体重增加到40克，整个身体中头显得格外大，几乎占身长的大部分。面颊、下颌、眼睑及耳廓发育成形。

尾巴完全消失，眼睛及手指、脚趾已清晰可辨。

胎宝宝的皮肤是透明的，因而可以透过皮肤清楚地看到正在形成的肝、肋骨和皮下血管、心脏、肝脏、胃肠。胎宝宝自身形成了血液循环，肾脏也发达起来，已有了输尿管，胎宝宝可排出一点点尿，但骨骼和关节尚在发育中。

外生殖器分化完毕，可辨认出胎宝宝的性别。

胎宝宝的四肢在羊水中已能自由活动，有时左右腿还可交替做屈伸动作，双手能伸向脸部，这说明脊髓等中枢神经已很发达了。

生活注意事项

避免让身体经历"坏天气"

孕妇心悦情怡或紧张焦灼的情绪，都将转化为胎宝宝的身心感受，从而影响着他的成长。孕妇千万不要忘记在自己腹内时时刻刻都在发育的宝宝，为了宝宝必须要拥有平稳、乐观、温和的心境，这也是良好的胎教启蒙。日常生活中难免有很多烦恼，它们会左右情绪，从而发脾气，或抑郁，此时孕妇不妨采用以下的几种方法调解。

1. 告诫法

孕妇经常用警句、名言告诫自己，让自己保持一个好心情，每当生气或发脾气时，首先要想到宝宝正在看着妈妈呢。

2. 转移法

尽快离开让自己不愉快的地方，去做一件喜欢的事情，如听音乐，欣赏画册，阅读自己感兴趣的书刊，弈棋，以及去郊游，各种自然美感会增加生活的乐趣。

3. 释放法

孕妇把自己的烦恼向密友倾诉，或写信及写日记，一般都能非常有效地调整情绪。

4. 社交法

可广交积极乐观的朋友，充分享受与他们在一起的快乐，让他们的情绪感染自己。

5. 改变自己形象法

换一个发型，给自己买一件新衣服，或装点一下自己的房间都会给自己带来新鲜感，从而改变沮丧的心情。

6. 漫步法

孕妇在林荫大道、江边、田野散步，自然景观会消除紧张不安的情绪。

注意：孕妇不要过多进食巧克力、甜食、肉和鱼，它们可使血液中的儿茶酚胺增多，引起烦躁不安、爱发脾气及忧郁等消极情绪。

纠正便秘

从这段时间起，便秘现象愈来愈顽固。增大的子宫压迫直肠，且胎盘分泌大量的孕激素也使得胃肠蠕动变弱变慢，使所进的食物不能按照原有速度从胃、小肠、大肠向消化道远端运送，加上孕妇活动减少，这样就会引发便秘。便秘会令身体很不舒服，食欲也受到影响，严重者还可能使肠道中的代谢废物被吸收，对身体极为不利。以下方法有助于改善你的便秘。

1. 饮食法

孕妇可多喝水，但不能一下子喝很多，可少量并不时地饮用，多吃利于通便的食物。

有利通便食物一览表		
水分多的食物	果汁、牛奶、清凉饮料、水	
促进肠蠕动的食物	蜂蜜、果酱、甜果汁、麦芽糖	
富含粗纤维的食物	绿豆、小豆、煮熟甜豌豆、去皮加糖煮熟的蚕豆、咸爆米花、麦片粥、玉米片、紫菜、茼蒿菜、毛豆、青椒、油菜、卷心菜、韭菜、南瓜、豆芽菜、芹菜、黄瓜、山药、白薯、杏仁、芝麻、核桃、花生、栗子、草莓、苹果、香蕉、梨、葡萄、梅子	
残渣多的食物	海草类、蘑菇类	

2．调整生物钟法

孕妇每天早晨起床，先喝一杯凉开水，然后进早餐，可加强直立反射和胃结肠反射，将靠条件反射的生物钟建立，养成每日一次定时排便的习惯。

3．腹部按摩法

孕妇双手按大肠走向（即顺时针方向）做圆形按摩，能够促进胃肠蠕动。

4．活动法

孕妇可以参与不太剧烈的全身运动，如散步、游泳等，也可多做锻炼腹肌的体操及下蹲运动。

注意：孕妇要注意不宜服用硫酸镁、中药大黄、番泻叶等缓泻剂，因为它们可引起子宫肌肉收缩，导致流产。便秘严重时，可在医师的指导下服用麻仁丸或使用开塞露，但注意不能长期使用，避免产生依赖性。

口腔和牙齿的保洁

平时人们口腔的唾液为中性或弱碱性，但女性在怀孕后，因分泌素的作用，常常变成酸性，会对牙齿进行腐蚀而造成龋齿。并且早孕期又偏好酸性食物，胃部常返酸水至口腔中，导致龋齿加剧。而且，还因口腔细菌分泌的毒素作用引起牙龈炎，使牙龈显得平滑光亮，呈暗红色肿胀，容易出血，有时还在牙龈上形成硬肿块，触之也易出血。所以，孕妇要比以往更要加强口腔卫生。

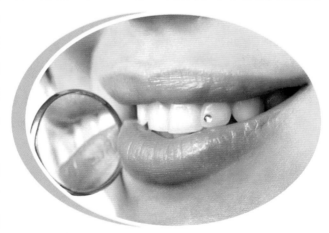

1．坚持早晚及进食后漱口，若吃酸性零食引起了牙齿过敏，可嚼川椒粒或选用脱敏牙膏。如果不能刷牙时，可选用漱口水代替刷牙。

2．每次孕吐后，应该用20％的苏打水漱口，以中和胃酸对牙齿的腐蚀。

3．发生牙龈炎时，应该避免吃刺激性食物，应进食有营养的软性食物。

4．孕妇应去医院做常规的口腔检查，以防治口腔病，如修补龋齿、清除牙垢、治疗牙周炎等。

做产前检查

为了保护自己和胎宝宝的健康，产前检查十分重要。

初查通常在怀孕的72~84天进行，主要做全面性的一般检查及妇科检查，如身高、骨盆外测定及乙肝抗原、血色素、血型、梅毒血清和尿测定等实验检查，以了解孕妇的健康状况及是否有感染。至妊娠4个月时再做第一次复查。

在保健医生的建议及指导下，开始做保健助产操，既可健身，又可为顺利分娩做准备。

腹痛怎么办

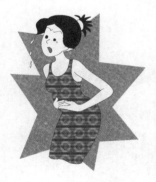

发生时间与成因

孕妇妊娠3个月左右，由于子宫增大且盆腔韧带被牵拉，若是行走较多或体位变动时，则会引起下腹疼痛。在妊娠晚期，夜间休息时出现假宫缩也会引起下腹部疼痛，但持续仅仅数秒，而且白天就好多了。

居家护理

孕妇适当地变换体位，疼痛就会缓解。

若在腹痛的同时腹部肌肉发硬、持续性疼痛并伴阴道出血，则可能是发生了流产、早产或胎膜早剥，要马上去医院请医生处理。

尿频怎么办

发生时间与成因

孕妇妊娠3个月时发生尿频是由于子宫在盆腔逐渐增大倾向膀胱，使膀胱受到挤压和骨盆壁的限制而总是有尿意，孕妇在临产前的1个月，胎儿头部入盆衔接处再次压迫膀胱，因而尿频。

居家护理

1. 孕妇感到有尿意就去厕所排尿。

2. 孕妇的卧位要经常变换，以防尿流不畅压迫右侧输尿管引起肾盂肾炎、肾盂积水。

孕期尿频必须与泌尿系感染引起的尿频相区别，它往往伴尿痛、尿急、尿液混浊。

血型对胎儿有影响吗

妻子的血型是O型，丈夫血型是A型，夫妻双方的血型确实不相合。现在需关注的是你和宫内胎儿的血型是否相合，如果不相合，医学上称为母儿血型不合。

ABO母儿血型不合容易发生在母亲是O型，丈夫是A、B、AB型的人群中。产前筛查中有25%的孕妇会出现A或B血型抗体偏高，可在妊娠6~7个月时抽取静脉血测定A、B血型抗体。若血型抗体的滴度相当高，则有可能发生母儿血型不合，引起胎儿或新生儿溶血。这类新生儿黄疸发生的早，往往在出生后24小时内发病，黄疸的病情也较重，并不易消退，若是治疗不及时还会造成大脑的损害。

如何选用补钙品

市面上防治佝偻病的维生素D和含钙的制品很多。把维D钙作为首选对象，认为它不仅含有维生素D，还含有足量的钙元素，给孩子服用时既方便又可靠，实际这并非是最理想的选择。把维生素D制剂和钙制剂混合服用的方法才是比较合理的，这样做具有以下优点：

1. 维生素D是一种脂溶性维生素，一般只溶于油脂，而不溶于水，口服时肠道里的脂肪含量愈高，维生素D的吸收效果就愈好。目前市面上的维D钙一般均为片剂或粉剂，其中的维生素D并不是溶在油脂中，服用的过程尽管比较方便，但吸收效果并不理想，难以取得满意的防治功效。

2. 在市面上出售的维生素D制品里，除了维生素D之外，一般都含有维生素A。维生素A也是人体代谢中必不可少的营养素，保护呼吸道黏膜，促进黏膜生长。孩子若缺乏维生素A，则易反复发生呼吸道感染（即经常发生气管炎、肺炎等）和体重不增，甚至还可以引起干眼病、夜盲症和全身皮肤角化过度。维生素A不能在体内合成，必须不断从饮食或有关制品中摄入，若是服用既含维生素D又含钙的补钙剂，则会失去既补维生素D又补维生素A的机会，孩子容易因缺维生素A而经常发生呼吸道感染。

给孩子补钙剂时，应该分别选用维生素D制剂和钙制品，不但能有效防治佝偻病，而且也可预防维生素A缺乏病，增强呼吸道的抵抗能力，为防止小儿反复呼吸道感染的发生起到重要作用。

注意：服用各种鱼肝油制剂并不是用的愈多愈好，必须严格遵照医嘱，防止中毒。在给孩子服鱼肝油类制品时，特别要注意其中维生素A和维生素D的含量以及二者的比例，以维生素A：维生素D＝3：1为最佳。

怀孕后皮肤为何发痒

妊娠后皮肤瘙痒可能是患了妊娠皮肤瘙痒症，这是妊娠期的一种特有症状，常发生在怀孕6个月后，也有在孕早期就开始的，一般分娩后症状会很快地消失。引起妊娠瘙痒症的原因可能是受到血液中持续高浓度雌激素的影响，也可能是孕妇胆囊排空时间延长，造成胆汁淤积，使胆盐和胆酸含量增高，从而刺激皮肤发生瘙痒。还有人认为它是一种遗传病，有这种症状的孕妇，她的妈妈和姐妹也有过同样的情况。需要提醒的是，当胆汁淤积引起黄疸时，要注意与病毒性肝炎加以区分。

什么时候请保健专家

虽然与医院内科和外科医生都比较熟悉，然而有时很多问题却不能在这里得到解决。如在想怀孕的时候，往往会有许多想了解的问题，在做了孕妇的时候，还会有许多想解答的疑惑，在做了妈妈的时候，想知道怎样养育宝宝。事实上，医院里有提供这种专业服务的机构——保健科。在你怀孕和做了妈妈之后，你和你的宝宝的一切都在他们的"监控"之中，他们会为你和宝宝提供如下健康咨询和服务。

1. 准备做妈妈前，可向保健科的专家进行咨询，他们可提供具体的优生和生殖保健知识等服务，以满足准妈妈渴望生育一个健康、聪明、活泼的小宝宝的愿望。

2. 怀孕的头3个月内，可到户口所在地的保健科领取母子健康档案，它是依照国外妇女在生育过程中积累的经验，再结合我国的具体情况修改而成的。这本手册详细记录了孕妇的各种情况，并对每个妈妈怀孕、分娩及养育0~7岁宝

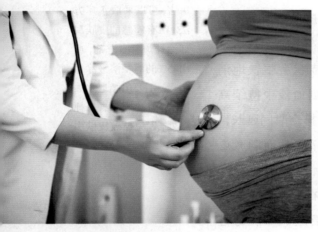

宝的整个过程进行指导。保健专家将按照手册上提示的时间进行常规的产前检查，并会在上面做详细的记录。

3. 产前一个月，保健科的专家会主动和孕妇联系，指导孕妇如何做好产前准备，怎样掌握临产知识及胎动计数的自我监护方法，怎样预防早产及妊娠过期。

4. 出院3~7天时，保健科的专家将到家中进行访视，除了解决怎样进行产褥期的护理、新生儿的护理及母乳喂养等问题外，还将进行下面的各项检查和询问。

（1）子宫收缩情况，如是否还在出血。

（2）恶露排出的时间长短，恶露的量、颜色、气味等。

（3）腹部、会阴伤口愈合和感染情况。

（4）乳房的情况，如乳汁是否充足、通畅，有无淤积，是否有乳腺急性感染。

（5）妈妈的健康情况，包括体温、血压、产后排尿情况，以及精神、睡眠、饮食、大便等情况。

（6）婴儿的一般情况，包括测体温，称体重，检查大小便和脐带，是否有黄疸等情况，以及进行心脏和肺部的听诊。

5. 产后28~30天，保健科的专家进行第二次访视，并且根据妈妈和新生儿的具体情况决定以后访视的次数和时间。还让妈妈领取一个儿童预防接种证，在小宝宝满月的那一天，妈妈将按照儿童计划免疫程序表带着宝宝去医院接受乙肝疫苗第二针的预防注射（第一针已在出生时由医院护士注射过了）。若妈

妈的情况特殊不能外出，保健科也可根据妈妈要求到家中进行疫苗注射。

6. 保健科的专家将按儿童计划免疫程序表，在规定要求的时间内准时通知新妈妈小宝宝预防接种的具体时间、地点和注意事项。另外，他们还将进行计划外免疫的工作，即根据流行病流行的情况及国内外最新预防医学的进展情况，为你的宝宝提供像肺炎、水痘、流感等疾病的预防制剂。

妊娠孕吐新观点

孕妇在妊娠的头3个月里，往往发生恶心、呕吐等不适反应。医学专家认为，妊娠反应一方面是母体对胎儿排斥的表现，发育中的受精卵有一半属于父亲遗传的物质；另一方面也是母体内的胚胎在早期防止自身被淘汰的一种努力，使母体内产生某些促进孕酮等合成的激素。孕酮水平的提高有利于胚胎在母体内的生存和发育，也对正常分娩十分有益。

但最新研究发现，孕妇呕吐是排斥有毒食物的一种表现。母体内的胎儿对微量有毒物质却极其敏感。研究表明，20~56天的胚胎在母体内有着微妙的器官形成过程，组织细胞将开始分化胎儿的各个器官。在这个细胞生长非常迅速的特殊阶段，胚胎极易因微量有害成分的存在而发生畸变。例如，爱尔兰地区无脑畸形胎儿相对比其他地区普遍，这种情况就与该地区马铃薯中的碱性毒素有关。

新的研究还表明，孕妇在妊娠初期，大脑组织中

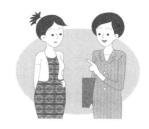

诱发呕吐的部分十分敏感，食物在胃部逗留的时间也延长，这是对妊娠初期所吃食物的一种毒性检验，一旦发现可疑，则"一吐了之"。此外，在孕妇呕吐的高峰期，还会对某些食物、味道和气味感到恶心。例如典型的食物有咖啡、肉类和带有苦、辣味的蔬菜。这也是一种保护性反应，是使刚形成的胚胎在最初的3个月免受食物中有毒成分侵害的一种排斥反应。

世界上的植物大多数都是有毒性而不适合人类食用的，人们仅能食用的一小部分也含有毒素，但人体内对此有各种抵御和解毒功能，食用后不会遭受伤害。对于一个正在发育的胚胎，特别是眼、耳、脑、骨髓、心脏正处于初始发育中，无能力抵御和对毒素进行解毒，容易受到毒素的侵害。孕妇在怀孕最初3个月的孕吐反应，正是对弱小胚胎的保护反应，使自然界的毒素不能进入体内，避免造成胚胎缺陷或导致孕妇早期流产，孕吐反应真可谓是弱小胚胎的保护神。

■ 防治孕吐新招

孕妇饮食多样化，使某种食物中固有成分的摄入量减少。

避免接触和食用诱发恶心的食物，更不要食用添加合成色素（食用染料）、香精和某些含防腐剂的食物。

马铃薯之类的食物，宜采用烤、炸的烹调方法，以破坏它的碱性素。烹调蔬菜、肉类应烧熟煮透。

味酸的食物可适当多吃一些，它所含的有机酸能消除或减轻某些毒素的毒性（一些孕妇爱吃味酸的食物，是正确有益的）。

生姜具有解毒的作用，烹调某些菜肴时宜加放点生姜。孕妇平时可用生姜、红糖熬汤饮用。

孕妇呕吐多发生在清晨空腹时，在清晨先吃点酥脆爽口的烤面包片、馒头片等干食，使孕妇的胃里感到舒适些，然后再适当吃些鸡蛋、果汁、果酱等。

孕妇吃饭时不要喝汤，可在两餐之间喝水。晚上孕吐轻些，食量可相应增加。

当流感来到时

现代医学已使人类能够征服很多疾病,但至今对年年都给全人类带来危害的流感病毒,却不能像抗生素征服细菌那样完全有效地杀灭,只能采取对症处理方式。每年流感暴发流行时,总会使很多人受到危害。每年在流感流行之前,人们应当积极预防。

何谓流感

流感就是流行性感冒的简称,同非流行期间所患的感冒不一样,它是一种引起世界大流行的急性呼吸道传染病,是由流感病毒经呼吸道传播而引起。以起病急、传播迅速快、冲击面大为特点,往往在冬春季暴发流行。在炎热的南方,即使是在夏季,有时也会发生。

流感与普通感冒有何区别

主要有以下几点不同:

1. 平时所患感冒为普通感冒,是由多种原因引起,如身体受凉、感染了细菌或支原体等病菌,而流感则只是由流感病毒引起,确切地讲是由甲、乙、丙三种流感病毒引起。

2. 因为流感病毒甲、乙、丙三型极易发生变异和传播,所以传染性极强,每次流行都可能使20%~40%的人被传染,有明显的流行特征。而普通感冒发病一般是个别出现,没有

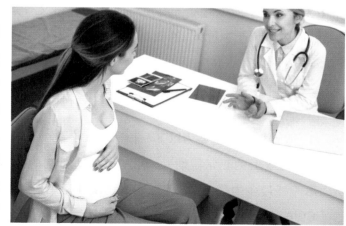

特别明显的暴发流行特征。

3. 流感发病的潜伏期仅为18~72小时，发病急，有时甚至是在几小时之内，并且蔓延迅速。表现突然畏寒、高热、体温骤然上升至39℃以上。全身无力，肌肉关节有酸痛感，特别是关节有难忍的酸痛。同时伴打喷嚏、鼻塞、流涕等症状。病情严重者可伴发肺炎、支气管炎、心肌炎、心包炎、肌炎等，其中原发病毒性肺炎是流感最严重的并发症。普通感冒通常有受凉史，起病也较缓慢，大多为低热，高热很少见，患者鼻塞、流涕、全身无力及酸痛感都较流感轻，极少危及生命安全。

4. 流感因病情严重，死亡率也随之增高，尤其是幼儿或体弱者。如流感流行最严重的1918年，死亡人数达2000多万人，超过第一次世界大战的总死亡人数。

5. 流感疗程一般为7天左右，患者病后身体恢复慢。普通感冒症状轻，一般3~5天就可痊愈。

人们应该采取什么措施预防流感

我国北方地区流感多发季节是每年的11月中旬至来年的2月，高峰期在元旦左右，持续大约2周，春节后逐渐减弱。

流感季节来临前，有关机构应在这方面做好充分的准备，如各地的疾控中心和流感监测点医院应严密观察疫情，各医药部门也应提早准备流感备用药，各防疫部门都在10月开始陆续为人们提供适合当年流感病毒菌株的疫苗。具体到家庭和个人，应该在秋冬季到来之前尽快接种流感疫苗。目前对流感尚无特效治疗方法，所以它是当前预防流感既经济又有效的措施。有资料证实，注射后1周内即可产生抗体，两周时达到最高水平，一般保护期为一年，保护率达80%~90%。

哪些人适宜接种疫苗

1. 适宜接种的主要为以下人群：

6个月以上的正常婴幼儿，特别是托幼机构的儿童和医护人员。据专家表示，患流感最多的是儿童。流感容易诱发儿童患多种感染，并使病情恶化。

60岁以上的人群。

慢性病患者及体弱者。

在校的大中小学生。

从事公交、商业、服务业的工作人员。

有较重要岗位的人群及自愿接种者。

2. 不适宜接种的人群：

吃鸡蛋过敏者。

发热、急性感染者要推迟接种。

晚期癌症病人、心肺功能衰竭者。

严重过敏体质者。

孕妇在怀孕期间不要注射，特别是在怀孕的前3个月。另外，准备怀孕的女性前3个月也不要进行接种。

流感期间注意自我保护

疫苗保护率只有80%~90%，而且还有一些人不适宜接种，生活中进行自我保护就非常必要。具体建议为：

在流行期间尽量不要去公共场所，减少访视活动，特别是孕妇和儿童。

天气不管多寒冷都必须经常开窗透气，特别是工作在房间密闭的写字楼办公室内。不经常开窗透气，流感病毒很易传播。

老人及幼儿不要因天气冷就总待在家，要多去室外活动，由此提高抗病能力。

及时按气候变化增添衣物。

不宜接种的孕妇在生活中更要格外当心。

流行期间可经常喝清热解毒的草药汤，如用大青叶、板蓝根熬水喝。

怀孕后宠物怎么办

妊娠后，面对眼前的宠物和即将到来的婴儿，令孕妇左右为难。留下宠物怕对胎儿有影响，送走已跟自己建立了深厚的感情的宠物又舍不得，如何是好呢？不妨尝试如下做法。

1. 宠物送人。联系自己的亲朋好友，询问是否需要一个宠物，谁愿意领养，就把宠物送给谁。要选择有爱心、家庭条件好、确实喜欢宠物的人家，免得宠物受罪。

2. 寄养在别人家。把宠物寄养在自己的父母家或兄弟姐妹家较为合适，请他们帮忙，偶尔去的时候也能看到自己心爱的宝贝。

3. 把宠物留下来，当然也不是不可以，但要注意卫生。要将宠物固定在一处，大小便让它有固定的位置。孕妇不要直接动手处理粪便，若要动手，需戴上橡胶手套。勤给宠物洗澡，减少寄生虫的滋生。家里桌面、地面、沙发等处要经常消毒。按时给宠物打预防针。搂着、抱着、亲着，甚至同床共枕的事情绝对不可，亲昵的行为可能导致严重后果。

注意，处理宠物要在准备怀孕前进行，怀孕后立即做孕期检查，若检查出弓形体是阳性，别无选择，只能堕胎。

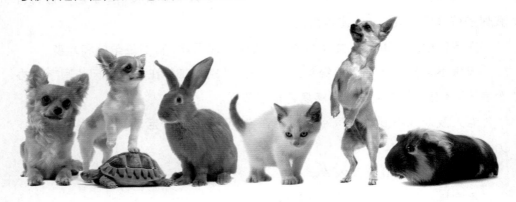

妊娠中患尖锐湿疣怎么办

尖锐性湿疣是人类乳头瘤病毒感染引起的外阴部、阴道、子宫颈、肛门周围及尿道黏膜的一种增殖性疾病，常发于潮湿的皮肤及黏膜处，传播途径主要是性行为。孕妇在怀孕期间，子宫颈的分泌物增多，阴道及外阴处的环境变得湿润，加之局部血液供应的增多，可使尖锐湿疣增长得很快，患病的孕妇能自行发现外阴部有赘生物或出血。人类乳头瘤病毒侵入人体潜伏期为2周到12个月，它可在分娩时使胎儿受到影响，以致胎儿出生后即患上喉乳头瘤。

怀孕早期患有尖锐湿疣的孕妇，若湿疣只是少数散在或表现出很小的乳头状，可暂不进行治疗，密切观察即可。在此期间一定要注意外阴的清洁，勤洗勤换内裤，终止性生活及其他部位的接触，使用的浴巾、浴盆要经常煮沸消毒。要求中止妊娠的孕妇，可在妊娠中止月经来潮后进行复查，根据病情的发展情况决定是否

小·贴士

尖锐湿疣的治疗可采用局部治疗、物理治疗及手术切除等方法。局部病变可在医生的指导下使用一些特效外敷药物，如洁疣平。物理治疗为电灼、激光及冷冻方法，孕妇可在20孕周后采用冷冻治疗，这种方法较为安全。若是尖锐湿疣生长快，药物治疗不理想，又不适宜做高频电

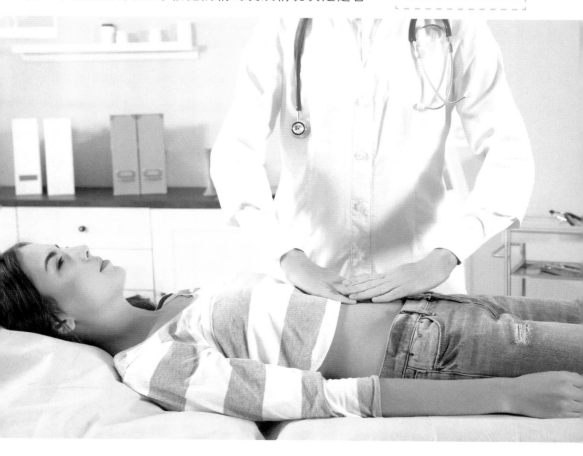

灼或冷冻治疗时,可以采用激光汽化切割手术治疗,对于病变广泛的孕妇非常适合。孕妇阴道内有巨大的尖锐湿疣时,应该考虑剖宫产,避免新生儿发生吸入感染。

需要治疗或采取何种治疗。有些孕妇在妊娠中止后,尖锐湿疣可能会自行消失。少数孕妇随着孕周的增加,尖锐湿疣明显扩大,呈现出菜花状或团块状,病变范围增大,此时则应考虑治疗。

PART ②

妊娠4月至6月

"好孕"干货
尽在码中

科学备孕有指导，
胎教干货跟着学。

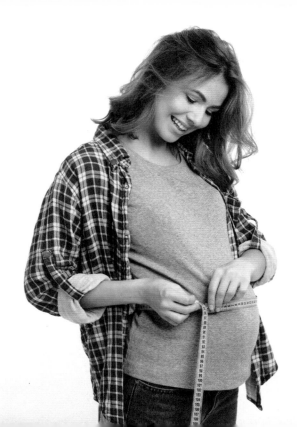

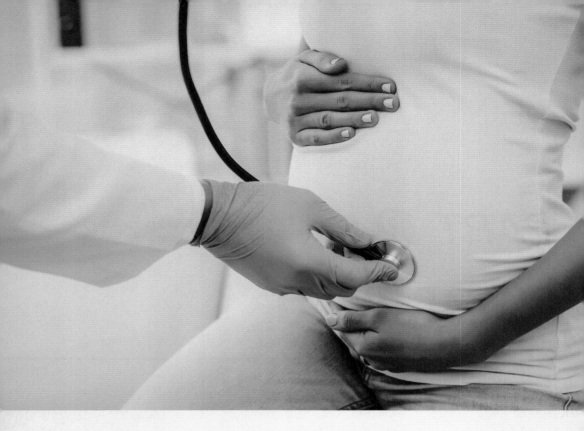

第一章

妊娠4月

◎ 孕妇日常不宜

◎ 胎宝宝发育情况

◎ 运动与保健操

◎ 缓解孕妇紧张情绪

◎ 五大营养素

五大营养素

蛋白质——胎宝宝生命的基础物质

1. 何为优质蛋白质

优质蛋白质是构成胎儿器官组织的重要成分。蛋白质由多种氨基酸组成，人体所需氨基酸有20种，其中8种是人体自身不能合成的，必须从动物或植物性食物中摄取，这种氨基酸称为必需氨基酸，含有大量必需氨基酸的蛋白质则为优质蛋白质。

2. 优质蛋白质在哪些食物中最多

（1）母乳中含量很高，为优质蛋白的佳品。

（2）家禽类，如牛肉、猪肉、羊肉、兔肉、鸭肉及蛋类等。

（3）果实类，如花生仁、南瓜子、西瓜子、杏仁、核桃仁、葵花子等。

（4）水产类，如鲫鱼、鳙鱼、鲤鱼、鳝鱼等。

（5）豆奶类，如牛奶、羊奶、大豆及豆制品。

3. 每天应该吃多少

孕妇平均每天总量80~90克，应该比妊娠前多出20~30克。

注意：孕妇在摄取蛋白质时，应该动物性蛋白与植物蛋白混合食用，这样能使两者中的氨基酸相互补充，提高蛋白质的利用率。

脂肪——胎宝宝大脑发育的必需营养

1. 脂肪有何功效

脂肪中的脑磷脂、卵磷脂及DHA是胎宝宝大脑细胞的主要原料，其中DHA能促进大脑细胞数量的增加和发育。研究显示：除了胎教及早教外，若孕妇在孕期营养摄入充足，宝宝出生后则较聪慧。

2. 脑磷脂、卵磷脂及DHA在哪些食物中最多

脂肪分动物性脂肪和植物性脂肪，动物性脂肪主要存在于动物性食品中，

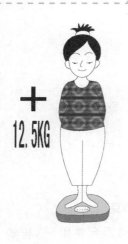

+ 12.5KG

如全脂奶及制品、肥肉、黄油和猪油中,可可油和棕榈油中含量也很高;植物性脂肪主要存在于大豆油、芝麻油、玉米油、谷类食物中。DHA在海鱼、甲鱼鱼油中含量较高,核桃仁、葵花子仁等坚果摄入体内,经肝脏转化也可合成为DHA。孕妇从妊娠第4个月起可适当补充DHA制剂。

3. 每天应该吃多少

脂肪的每日所需量无明确规定,应占每日总热量的25%～30%。由于妊娠时动物性蛋白质摄入增多,动物性脂肪也随之增加,因而妊娠时应该使用植物油,日摄取量为2~3大匙。

碳水化合物——胎宝宝新陈代谢的必需物质

1. 何谓碳水化合物

碳水化合物是人们每天吃进的主食,通常称为糖类,它是人体热能的主要来源,是胎宝宝新陈代谢所必需物质。孕妇必须保持血糖正常水平,以免使胎宝宝的代谢失常而影响正常生长。谷类如大米、小米、玉米、薯类及各种蔬菜和水果中,均含有丰富的碳水化合物。

2. 每天应该吃多少

孕妇每日所需的热量除了蛋白质和脂肪的热量,剩余热量就是由糖类来补充了,每日所需热量为50%~60%。通常,孕妇每日主食应在孕前基础上增加50~100克为宜。

孕妇在妊娠中晚期,若每周体重增加350克,说明糖类摄入量合理。如果体重增加过多,应减少摄入并以蛋白质及脂肪来代替,同时多摄取维生素和矿物质,若是摄入过多易怀上巨大胎儿造成难产。

钙、铁、锌——量小作用大的微量元素

1. 缺钙有何危害

钙是胎宝宝骨骼发育的必需物质，自妊娠第4个月，胎宝宝开始长牙根，也需要大量的钙元素。孕妇此时期若摄取不足，体内的钙就会向胎体转移，导致孕妇牙齿脱钙，小腿抽筋，甚至发生骨软化，易导致胎宝宝牙齿发育不健全，出生后患佝偻病。

2. 怎样预防缺钙

食物中钙的丰富来源是奶和奶制品，不但含量丰富，而且吸收率也高，是最理想的钙源。虾皮、小鱼、海带、荠菜、豆腐等食物含钙量也很高。孕妇每天摄取量应为1000~1200毫克。食用强化钙的食品是补充钙的有效措施之一，必要时孕妇还可补充钙片。

孕妇还应注意，不要忘记多去户外接受日光照射。日光可促进孕妇身体合成维生素D，维生素D则可促进食物中的钙在体内的吸收。

3. 缺铁有何危害

胎宝宝生长发育及胎盘等附属物的生成都需要铁，如果孕妇缺铁就会发生贫血，贫血会使未成熟儿、低体重儿、早产儿的发生概率明显增大。而且，孕妇妊毒症的发生率也明显高于正常孕妇，还会使得分娩时产程延长，出血量增多，产褥期抵抗力下降。

4. 怎样预防缺铁性贫血

孕妇多吃动物肝脏、瘦肉、禽类、鱼类等，其中肝脏含铁量最高。豆类食品、面食含铁也较多，且吸收率也高，每天铁的摄取量不可少于28毫克。

孕妇患贫血应立即在医生的指导下吃含铁的强化食品或口服铁剂。要多吃蔬菜和水果，它们所含的维生素C若与含铁食物同食，可增加肠道对铁的吸收。

5. 缺锌有何危害

锌在人体内的新陈代谢中有重要作用，可促进脑细胞的增殖及蛋白质的合成。孕妇缺锌可导致胎宝宝畸形，发生脑积水、无脑儿。

6. 怎样预防缺锌

高蛋白食物含锌均很高，如动物肝、瘦肉、蛋黄、鱼类、海螺、海蚌，其次为奶。孕妇每天摄取量应不少于20毫克。

维生素——维持生命的要素

对胎宝宝和孕妇有益的维生素有维生素A、维生素B_1、维生素B_2、维生素B_{12}、维生素C、维生素D、维生素E。

1. 缺维生素A有何危害

容易引起胎宝宝发育不健全或生长迟缓及孕妇产褥感染发热。

2. 怎样预防缺维生素A

应该多吃蛋黄、牛肉、肝、胡萝卜、南瓜、菠菜等黄绿色蔬菜，孕妇每日摄取量应为1000微克。

3. 缺维生素B_1有何危害

容易引起流产、早产、胎宝宝死于宫内。

4. 怎样预防缺维生素B_1

应该多吃花生、大豆、肝、白薯及不太精细的面粉，孕妇每天摄取量1.8~2.1毫克。

5. 缺维生素B_2有何危害

容易导致胎宝宝骨骼发育不良和早产。

6. 怎样预防缺维生素B_2

应该多吃牛奶、干酪、大豆、蛋、有色蔬菜、肝。孕妇每天摄取量不少于0.2毫克。

7. 缺维生素C有何危害

造成胎宝宝宫内发育不良，齿肉出血，孕妇分娩时出血。

8. 怎样预防缺维生素C

应该多吃蔬菜，特别是绿色蔬菜、水果（柑橘）。孕妇每天摄取量不少于80毫克。

9. 缺维生素D有何危害

可导致胎宝宝出生后患先天性佝偻病，并经常发生呼吸道和消化道感染。

10. 怎样预防缺维生素D

应该多吃含脂肪高的海鱼、动物肝脏、蛋黄、牛油、香菇。孕妇每天摄取量不少于400国际单位。

11. 缺维生素E有何危害

容易导致胎宝宝死亡，是孕妇流产、早产的成因。

12. 怎样预防缺维生素E

应该多吃莴笋、油菜、花椰菜。

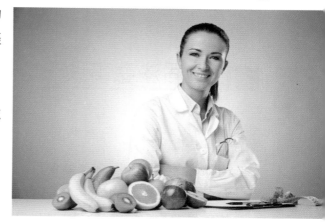

孕妇的身体变化及感受

孕妇的下腹部开始隆起，子宫已如婴儿头大小，无法再穿原有的裤子或裙装。孕妇已能感到乳房的增大，乳周发黑的乳晕更为清晰。由于胎盘已形成，因此流产的可能性明显减少，同时早孕反应自然消失，孕妇身体和心情舒爽多了。但白带、腹部沉重感及尿频现象依然持续存在。

胎宝宝发育情况

胎宝宝的头渐渐伸直，脸部已有了人的轮廓和外形，长出了一层薄薄的胎毛，头发开始长出。下颚骨、面颊骨、鼻梁骨等开始形成，耳廓伸出。20颗乳牙迅速增加，脊柱、肝、肾都已"进入角色"，皮肤逐渐变厚不再透明。

肌肉、骨骼继续发育，所以胎宝宝的手脚稍微能活动，但因力薄气小，孕妇还不能明显感到胎动。胎儿内耳等听觉器官在妊娠第4个月前已基本完善，对子宫外的声音刺激开始有所反应。

到16周末，胎宝宝身长18厘米，体重已达120克。

生活注意事项

科学合理进食

孕妇饮食要多样化，不能偏食。

每餐不可太饱，应少食多餐，少吃刺激性食品。

细嚼慢咽，既能增进食欲，又能促进营养素的吸收，还对胎宝宝的牙齿发育大有益处。科学研究证明，胎宝宝牙齿的质量与孕妇咀嚼节奏及咀嚼练习密不可分。

食物宜低盐偏淡，避免引起孕妇水肿或发生妊娠中毒症。

衣着宽松

由于孕妇乳房开始增大，胸径增宽，胸罩号码也应加大，避免过紧影响呼吸。

孕妇下腹部逐渐突出，腰围加大，因而裤子应选用宽松肥大的，否则会妨碍胎宝宝的生长。

测自身体重

孕妇应该自这个月起每15天测试1次体重，每次测试时应空腹，并将身上所穿衣物重量去除。孕妇在妊娠中晚期体重每周增加350克则为正常，若增加过快或不增加都表明异常，应赶快去医院诊查。

睡眠选择左侧卧位

孕妇从这个月起子宫会逐渐增大，从此时开始，睡眠宜采取左侧卧位。仰卧或右侧卧位时，增大的子宫会因压迫腹主动脉及扭转子宫韧带和系膜，使子宫血流量明显减少，直接影响胎宝宝的发育。

避免日光照射面部

孕妇妊娠性黄褐斑开始在面部显现，经日光照射会更明显，孕妇可多吃优质蛋白质和富含维生素C、维生素B的食物，外出尽量减少日光对面部的直接照射。

进行胎教

此时期胎宝宝已能轻微活动，能够听到子宫外的各种声音，并对声音刺激有反应。若孕妇此时和胎宝宝进行"产前对话"，会使未来宝宝更聪明，更健康。

方法：

1. 孕妇躺在床上放松腹部，将双手放在腹部并用手指轻压，胎宝宝会出现蠕动以表示应答。孕妇可每天在同一时间（傍晚较为适宜）同胎宝宝这样进行沟通。

2. 爸爸要经常用低沉、委婉的声调给胎宝宝唱歌，同他说话。胎宝宝喜欢接受这种声音，对孕妇尖细的声音并不喜欢。通过这种声音训练的胎宝宝出生后会很快适应新的生活环境。

产前诊断

适应做产前诊断的孕妇为：

1. 35岁以上高龄或配偶55岁以上；

2. 生育过先天畸形儿或遗传病儿；

3. 家庭中有隐性遗传病史；

4. 有习惯流产、早产、胎死宫内史者；

5. 妊娠早期感染风疹或接触过致畸因素。

孕妇千万不要延误做产前诊断，以防失去对患病胎儿或先天畸形儿进行产前治疗或及时中止妊娠的机会。

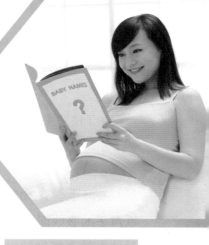

·小·贴士

孕妇在进入妊娠第4个月时，若出现下腹疼痛和流血，且流血很难止住，则应立即去看医生，输卵管妊娠一旦破裂会有生命危险。

在这个妊娠月里孕妇若发现内裤上沾有黑色碎血块，应及时去医院诊治。

孕妇在妊娠4个月后服用药物，虽然不会使宝宝畸形，但却使胎宝宝的脑神经形成受影响，因此所服的药必须经医生的指导。

预防接种有可能造成胎宝宝受感染，形成死胎或是危险性流产，因此必须先与医生商量，听从医生的嘱咐。

孕妇日常不宜

为了使腹中胎儿健康地发育成长，在日常生活中，孕妇应该注意以下几点。

不宜饮茶水

茶叶中含有30%以上的鞣酸，它在肠道中易同铁离子结合产生沉淀，妨碍铁离子的吸收而造成缺铁性贫血。而且茶叶中也含有丰富的咖啡因，孕妇饮用后的心跳速度加快，肾血流量增多，加重心、肾负担，不利于腹中胎儿的发育。特别是处于临产期，饮茶可引起心悸、失眠，从而导致孕妇的精神疲惫，体力下降，增加难产的可能性。

虽然孕妇不宜饮茶，但孕妇往往在怀孕期容易缺钙，若用茶水漱口则能有效地防止龋齿发生。

不宜吃龙眼果

龙眼也叫桂圆，果肉鲜嫩汁多，味道甘甜，而且还含有很多人体必需的营养素，千百年来人们都认为它是滋养身体的最佳水果，但它对于孕妇却不适宜。女性在怀孕后，由于要养胎而阴血损耗，故大多表现出阴血偏虚。阴血虚常会使体内滋生内热，出现大便秘结，口苦舌干，心悸燥热等情况。而龙眼果性温味甘，这种特性容易加剧以上几种情况，孕妇吃龙眼果，不仅增添胎热，而且易引起胃气上逆，呕吐，加重早孕反应、水肿和高血压，日久则会动胎血，引起腹痛、出血等症状，导致流产或早产。孕妇应该慎用龙眼果。

孕妇若是在临盆前喝一碗桂圆汤却有增强体力、安定情绪的作用，有利于胎儿分娩。

不宜吃甲鱼螃蟹

甲鱼又称鳖，具有滋阴益肾功效，向来被人们作为高档补品食用，并且又是

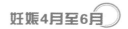

味道鲜美的菜肴。螃蟹也因其味道鲜美而深受很多人的青睐。但孕妇在怀孕早期食用则会造成出血、流产。因为甲鱼和螃蟹都具有较强的活血祛淤之功效，尤其是蟹爪、甲鱼壳，具有明显的堕胎作用。

不宜吃薏米仁和马齿苋

由于这两种食品都属滑利食物，既能够作为食品食用，也能够入药，很多人在生活中很喜欢食用它。二者均对子宫肌肉有兴奋作用，从而可使子宫收缩次数增加，强度增大，容易引发流产。

不宜吃辛辣食物

若是孕妇大量食用诸如辣椒、胡椒、花椒等刺激性强的调味品，会出现消化功能障碍，如便秘。

不宜多食糖、味精、油条及罐头

糖在体内代谢时会消耗掉大量的钙而导致孕妇缺钙，影响胎儿牙齿、骨骼的发育。进食过多的味精可使锌在肠道的吸收减少，不利于胎儿神经系统的发育。油条中的明矾是一种含铅的无机物，会影响胎儿的脑发育。罐头中的添加剂和防腐剂则是引起胎儿畸形和孕妇流产的危险因素。

不宜吃火锅

孕妇吃火锅涮肉是弓形虫进入体内的途径之一，大多牛、羊、猪体内均有弓形虫寄生。吃火锅时，肉片只是在热汤里烫了一下，很短的时间内不可能将弓形虫杀灭。一旦孕妇感染弓形虫，不仅可引起流产、早产及胎儿死亡，弓形虫还可能通过胎盘或羊水进入胎儿体内，影响胎儿的发育，从而导致各种畸形和发育缺陷的发生，如脑积水、无脑儿、无眼症等，婴儿出生后由于脑组织受损害而出现智力问题。因而，孕妇除了尽量避免与猫或狗等宠物接触外，还应该少吃或不吃火锅。

不宜涂指甲油

很多指甲油里均含有酞酸酯，它可能是一种能引起胎儿畸形的有机化学物质，尤其是会使男孩子的生殖器发育受到影响。即使是哺乳的妈妈使用，也有可能使孩子长大成人后患不育症或发生阳痿。孕妇和产妇应该注意不要涂指甲油。

不宜用风油精

风油精中含有樟脑成分，它能穿过胎盘进入羊膜腔，引起孕妇恶心、呕吐。

不宜抹口红

口红的成分主要是油脂、蜡质、染料和香料。油脂一般为羊毛脂，它会吸附空气中的各种不利于人体健康的重金属微量元素和大肠杆菌等微生物，具有一定的渗透作用。讲话时，唾液可能会使吸附于唇上的有害物质向机体内侵入。

不宜烫发、染发

烫发时使用的冷烫剂，多含有碱性硫甘醇酸盐和过氧化氢等物质。染发剂为硝基、氨基的芳香族化合物。这些物质带有毒性，会诱发皮疹和呼吸道疾病，对母婴不利。烫发时的电烫和电吹风会产生电磁场，对胎儿健康有害。孕妇妊娠期间，发质比较脆弱，头发容易脱落，若用化学药剂烫发，则可导致大量脱发。

不宜多用洗涤剂

洗涤剂中的一些化学成分能够使受精卵变性或坏死。怀孕早期，过多使用洗衣粉、洗发精、洗洁精，会被皮肤吸收，存贮在体内，使受精卵外层细胞膜变性，造成流产。若妇女经常使用洗涤剂，吸收达到一定浓度，在受精48小时后，可使卵细胞变性，孕卵死亡。

不宜长期接触电脑

孕妇使用电脑时，大脑高度集中，神经过度紧张，以及放射线、电磁波和静电等可能对母婴健康不利。长期使用电脑，可能使孕妇流产、难产、早产，并且怀畸形胎的概率增加。

不宜在热水浴中待得过久

孕妇热水浴时间过长，可能会导致胎儿出生缺陷。一项研究发现，育龄妇女在39℃水浴15分钟后或41.1℃水浴10分钟后，阴道内壁的温度就达到39℃，这一温度会危害胎儿的中枢神经系统。美国医学专家研究发现，妊娠最初两个月内洗盆浴热水澡、淋浴水温过热或热水浴次数频繁的孕妇，所生婴儿患神经结缔组织发育缺陷的可能性为其他孕妇的3倍。如果孕妇体温经常超过38℃，也会造成同样的后果。因为体温过高会抑制细胞繁殖，损伤毛细血管，导致神经系统发育异常。

不宜浓妆艳抹

化妆品中有不少成品具有刺激作用，如氧化铝、氧化锌、过氧化物等，孕妇使用不当能引起毛囊炎、过敏和皮肤对光的反应。妇女怀孕后，体内激素内分泌失调，皮肤会失去光泽和弹性，变得粗糙、敏感。过多使用化妆品，容易引起斑疹。只要注意皮肤清洁，孕5个月后自然能恢复。孕妇化妆可使用平时惯用的化妆品，但忌浓妆。孕妇去医院不应化妆，避免影响医生的检查判断。

不宜在居室放花草

孕妇的卧室里不宜摆放花草。有些花草容易引起孕妇的不良反应，如万年青、五彩球、洋绣球、仙人掌、报春花等能够引起接触过敏。若是孕妇的皮肤触及它们或其汁液弄到皮肤上，会发生急性皮肤过敏反应，出现疼痒、皮肤黏膜水肿等症状。另外，一些具有浓郁香气的花草，如茉莉花、水仙、木兰、丁香等会引起孕妇嗅觉不敏，食欲不振，甚至出现头痛、恶心、呕吐等症状。因此，孕妇的卧室应避免摆放花草，特别是芳香馥郁的盆花。

不宜打预防针

预防针所带来的不适、发热等接种反应对孕妇和胎儿都不利。一般情况下，孕妇不应该打预防针。如果孕妇遭遇意外，情况紧急，如接触了白喉病人，或被疯狗咬伤了,需要立即去医院处理。

孕妇与X射线和VDT

X射线是一种放射线,对人体具有危害性。尤其是孕妇,妊娠头3个月是胚胎各器官形成期,孕妇若此时接触X射线可能引起胎儿头畸形、脑积水、脊柱和眼缺陷、四肢畸形、造血系统欠缺、颅骨缺损,或流产、死胎。孕妇妊娠3个月之后,胎儿牙齿、生殖腺和中枢神经系统仍处于发育之中,因而也应避免X射线检查。孕妇妊娠晚期,胎儿各器官发育完成,做X射线摄片,不致引起胎儿的变化。但若照射次数多,剂量大,则也可能引起胎儿变化。

随着医学影像学的发展,1972年X线计算体层摄影机问世,简称CT。CT可将X线穿透人体每个轴层组织,具有很高的密度分辨率,比普通X线强百倍,但所受到的X线照射量也比普通X线透视、照片的受线量大得多。若是孕期做CT检查,则可能引起不良后果。

孕妇整个孕期应避免做X线检查和CT检查。若非要做X线检查时,选用摄片(比透视影响小)。非要做CT检查时,必须在腹部放置防X射线的装置,以防胎儿直接受线,避免和减少胎儿畸形的发生。

VDT是计算机视屏显示终端的英文简称。科学技术的发展使VDT广泛用于各个领域。随之,VDT职业育龄妇女的优生问题,引起了人们的注意。

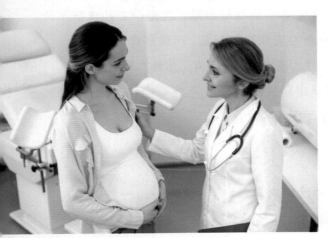

VDT对妇女妊娠影响的主要结果是引起流产和发生畸胎。美国的调查发现,每周使用VDT超过20小时的孕妇流产率比未使用VDT的孕妇高20%。美国一军事机构中操作VDT的15名孕妇中,7人流产,3个明显畸胎。加拿大航空公司13名孕妇中,7人流产。加拿大劳工协会调查表明，VDT引起的自然流产率为140‰，畸形率为3.2‰，而非VDT操作者自然流产率为57‰。日本对操作电脑的孕妇所做的调查表明，250名孕妇中有18人患妊娠中毒症，35人流产，67人出现异常症状，包括早产和死胎等。VDT所致畸胎主要有眼发育不全、兔唇、房室隔缺损、畸形足等。

VDT对孕妇的影响还与孕妇接触VDT的时间和剂量密不可分。加拿大专家研究证实，每周工作超过15小时的孕妇，自然流产率为94‰，而工作不到15小时的孕妇，自然流产率为85‰。

VDT对优生的危害现已引起了社会的高度重视。优生优育工作者提出建议：

1. VDT职业妇女一旦怀孕则应暂时调离，特别是怀孕的最初3个月调离尤为重要。

2. VDT职业育龄妇女工作1小时应休息15分钟，离开操作室。每天工作时间不宜超过4小时，工作时最好穿上能够防止电磁波辐射的防护服。

3. VDT职业育龄妇女应该加强营养，注意补充蛋白质、高维生素和磷脂类食品，避免机体失水、营养不足和维生素 B_1 缺乏。营养充足有助于降低VDT对妊娠的危害。

4. VDT职业育龄妇女每年应进行健康检查，怀孕前做优生优育咨询检查。

5. VDT职业育龄妇女应该加强体育锻炼，增强体质。

总之，应该采取措施预防VDT所导致的自然流产和畸胎。

B超检查

B超发明于20世纪40年代，是把超声波的物理特性和人体组织结构的声学特点密切结合的一种物理检查方法。B超依靠声波将胎儿的影像显示在监视屏上，进行动态观察。

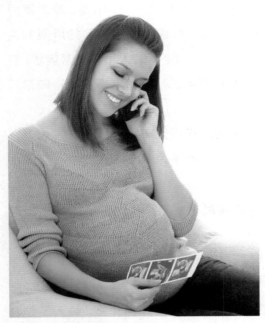

扫描是一个无痛过程，仅用15分钟就能完成。挪威的一项研究表明，超声波不会对16~22周胎儿的大脑造成伤害，也不会造成胎儿的听力损害。研究人员对900名8~9岁儿童的跟踪调查结果显示，在母体内曾接受超声波扫描的儿童，在校学习成绩并不差，诵读正常。现今，世界各地的医生都是运用超声波仪器来评估胎儿的发育状况。

大多数医生认为，对孕妇进行超声波检查是必不可少的。从医学角度来说，约15%的妇女怀孕是危险的，胎儿的发育状况必须严格监视。B超检查有下列作用：

小·贴士

最近我国的一项研究发现，B超超时检查对孕妇早期绒毛超微结构、细胞膜有直接损害，在胚胎发育过程中，可使流产率及畸形率升高。通常在膀胱充盈的条件下，B超检查子宫和妊娠情况仅需1分钟就能完成。因而在孕早期，孕妇若没有特殊情况，应避免做B超。非做不可时，孕妇可先贮尿，使膀胱充盈，缩短B超检查时间，以便将时间控制在1分钟左右。

孕妇谨慎地进行B超检查，所获得的益处远远大于其可能存在的危险。

1. 观察胎儿，生长发育情况及其生长环境

早孕闭经5~6周就可在宫腔中看出胎囊，随着孕期的增加，可观察到胎儿的发育情况，通过测量胎体大小估计胎龄，核对妊娠周数。在最初妊娠的几周内，进行超声波检查能够诊断有无流产的危险，可以确诊胎儿是否是子宫外孕。妊娠中晚期，超声波可观察胎位、脐带和胎盘位置，测量子宫内羊水的多少等。

2. 发现异常情况

孕妇妊娠15~25周内，超声波能够显示胎儿情况，如胎儿发育迟缓、胎位不正、多胎水、脐带绕颈、前置胎盘、胎盘早剥或脱盘过熟、葡萄胎、妊娠合并子宫肌瘤和卵巢肿瘤等。

B超检查简便作用大，是目前首选的产科诊断及胎儿监护方法。

妊娠合并急腹症

急腹症是急性腹部疼痛的总称，包括内、外科的多种疾病。如内科的急性胃肠炎、泌尿系统感染，外科的肠梗阻、急性阑尾炎、尿路结石，妇科的卵巢囊肿破裂、扭转等。

普通人患急腹症尚不可怠慢，何况孕妇。但常常由于孕妇的生理特点，使孕妇忽视了急腹症。急腹症的一些症状与妊娠反应相同，如恶心、呕吐等，孕妇患了急腹症却以为是正常的妊娠反应。孕妇由于怀有胎儿，不敢轻易用药，造成治疗效果不佳。

需要提醒的是，急腹症对妊娠是一种威胁，可能会诱发流产和早产。孕妇必须引起重视，及时发现，及时治疗。

阑尾炎是常见的外科急腹症，往往发生于妊娠早、中期。孕妇因为子宫的不断增大，盲肠和阑尾从原来的右下腹逐渐被推移到右上腹。妊娠5个月时达到平脐水平，足月时，可到胆囊下方。因而孕妇阑尾炎疼痛是在脐旁或右上腹。阑尾炎的症状是恶心、呕吐、压痛、反跳痛等，孕妇妊娠后这些症状变得模糊、不典型。

孕妇患了急性阑尾炎应及时采取措施，慎重用药，避免胎儿致畸。药物治疗和手术治疗都有可能引起流产。孕妇治疗期间应该选用保胎药物，注意休息。

孕妇急性阑尾炎在夏秋季很常见，主要起因是饮食不当。症状为恶心、呕吐、腹痛、腹泻、发烧，可能引起流产、早产，治疗时不仅要控制炎症，而且还要保胎治疗。

孕妇尿路结石如肾结石、输尿管结石、膀胱结石在妊娠期均不少见，可引起血尿、腰痛、下腹痛。治疗宜解痉止痛或促进排石，不宜手术及碎石。

肠梗阻在孕期不多见，只在粘连与肿瘤压迫下发生，一般要手术治疗，孕妇应该以治疗为主，保胎为辅。

孕妇卵巢囊肿扭转较易发生，一旦发生，须立即手术，这样既可保护卵巢又能保护胎儿。

孕妇切莫忽视妊娠急腹症的一些症状，一旦发生，必须及时采取措施。

诊断胎宝宝的心脏

我国每年出生的婴儿7%~11%有先天性心血管异常。近年来，超声波心动图诊断技术应用于临床，能够在胎儿4个月时"看"出胎宝宝小心脏的健康情况。

超声波心动图胎儿心脏病诊断技术是对胎儿无损害、对孕妇无创痛的敏感的综合影像诊断技术。孕妇妊娠16周以上即可做出诊断。

哪些孕妇需要做超声波心动图胎儿心脏检查呢？

1. 妊娠头3个月患有风疹、发烧、病毒性感冒或吃过致畸药物，长期接触毒物或放射线，患有严重心血管疾病、红斑狼疮、肾病、糖尿病的孕妇。

2. 有先天性心脏病家族史和影响心脏的遗传病史的孕妇。

3. 生育过先天性心脏病孩子的孕妇，或有胎死宫内，或新生儿突然死亡史的孕妇。

4. 胎儿心律失常、羊水穿刺检查胎儿染色体异常的孕妇。

5. B超发现胎儿水肿、脏器畸形、发育迟缓、心包积液、羊水过多或过少的孕妇。

6. 高龄妊娠（35岁以上）或过期妊娠的孕妇。

胎儿容易罹患哪些心脏病呢？

1. 心律不齐。20%的胎儿有心律不齐，同时合并先天性心脏畸形。孕妇若患红斑狼疮，则胎儿易患房室传导阻滞。

2. 先天性心脏病。即先天性胎儿心脏和大血管畸形。患此类病胎儿比率较高。

3. 心肌炎、心肌病。这是由于胎儿在子宫内感染病毒所致。

4. 心肌损害。由胎儿在宫内缺氧，如脐带受压、绕颈，胎盘老化等引起。

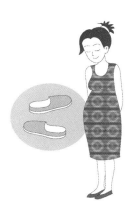

孕妇的睡眠时间

　　充足的睡眠对孕妇尤其重要。由于身体方面的变化，孕妇容易疲劳，所以应保证足够的睡眠。

　　成人每日需要8小时的睡眠。孕妇每日的睡眠最低不能少于8小时。怀孕7~8个月以后，应该保证午睡，但时间要控制在2小时之内，以免影响夜间睡眠。

　　孕妇腹中的胎儿通过胎盘与母体进行气体和物质交换，获取氧气、养料，排出二氧化碳和废物。胎盘血液灌注充盈与否，直接影响胎儿的发育与生存。因此，孕妇既要保证充足的睡眠，又要采取适于胎儿发育的睡姿。

孕妇的鞋与床垫

　　孕妇穿合适的鞋在整个孕期特别重要，这是由孕妇的生理特点所决定的。

　　大多数孕妇怀孕3个月后，从大脚趾下面开始浮肿。6个月后，整个脚浮肿得如同平脚。妊娠后期，腿脚浮肿得难以维持走路时的平衡。孕妇体重的增加使血液循环不畅，脚底会产生重大的压迫感，从而加剧了腰痛，因此孕妇应该从怀孕3个月开始，换穿孕妇鞋，使脚部负担减小，方便行走。

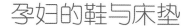

小·贴士

　　孕妇所穿的鞋，最重要的是鞋跟要低。鞋跟高了，脚部负担重。孕妇所穿的鞋的鞋跟高度应该在2厘米以下。

　　孕妇宜选用透气性好、宽松、轻便的鞋。沉重、不透气的鞋会加重脚部的浮肿。因而孕妇不应选用合成革、皮、尼龙等材料做的鞋。

　　孕妇随着体形的变化、体重的增加，行动越来越不自如，摔跤的危险性较大。因此，孕妇所穿的鞋应该具有防滑、富有弹性、柔软的特点，这样有助于减轻脚部的疲劳。

　　孕妇保健鞋有多种款式，棉的单的都有，而面料易于洗涤晾干是最佳选择。

运动与保健操

孕期要运动

许多妇女怀孕后，常因反应较大、体弱乏力而沉溺于卧床和睡眠。医学研究表明，孕妇坚持运动可以适应重心转移的变化，缩短近1/3的分娩时间，并且利于保持良好的身材。

通常，孕期运动对大多数妇女没有危险。除了高血压、心脏病、糖尿病和肾炎的孕妇患者，应坚持适当的运动。但是孕妇也要避免剧烈运动和过度疲劳，以免引起胎儿营养不足。

什么样的运动合适呢？对孕妇来说，有助于增强心肺和肌肉功能的需氧活动较为合适。孕妇可以先从散步、做操开始，然后过渡到骑车、慢跑。随着体重的增加，活动可以变得轻微柔和些。

但不论从事何种活动，切要注意以下几点：

1. 孕妇每周至少活动3次。运动量的大小以心率每分钟140次以下为宜。需氧运动每次不超过20分钟。

2. 孕妇应在活动前多喝水。喝水多，活动时出汗多，体热散得快，体温不会升高。

3. 孕妇运动前先做准备活动，使全身关节和肌肉活动开。

4. 孕妇活动时衣着要宽松舒适，要穿运动鞋，戴乳罩。

5. 孕妇运动过程中，若出现晕眩、恶心、局部疼痛、极度疲劳现象，应立即停止活动。出现阴道分泌物增多或出血，应该马上去医院。

6. 孕妇在闷热天、酷暑天要严格控制运动量。

7. 孕妇要加强腿部力量和腹部力量的锻炼，以使双腿适应体重的快速增加，减轻胎儿对后背下部的压力。

8. 孕妇妊娠前期不应骑自行车。若非骑不可，也需要骑女车，而且不急赶，不急启动，不急刹车。怀孕4个月后，不可做仰卧类运动。

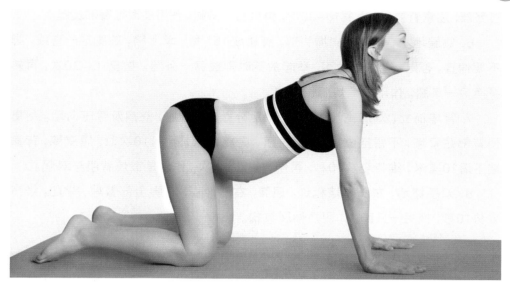

9. 孕妇怀孕后期，应加强阴道肌力量的锻炼。可通过意念想像进行排尿和停止排尿的控制训练。这将有助于分娩和控制孕期小便失禁。

保健操

妊娠后，孕妇需要适当运动，除了每天坚持步行外，还可做一些保健体操。运动专家设计了一套孕期保健操，只需要一根棍子作为辅助器械，简便易学。

1. 双手握棍，两足分立，保持双肩、臀部及双膝成一直线。吸气，呼气，收臀部。收紧骨盆，低头，下颌靠胸，背部微弯成C形，两手前伸时耸肩，膝微屈。重复5次。作用是伸展背、腰及颈部。

2. 面对墙直立，两手撑墙，收臀部。手肘微屈，胸靠近墙，再用力推开。重复做5~10次。作用是锻炼胸肌、臂肌。

3. 两足分立，肩、臀、膝成直线，收臀，双膝放松。举双臂，两手在头上相握，手肘靠头侧。两臂向后伸，两手仍双握，然后回复原位。重复动作10~20次。作用是锻炼肱三头肌。

4. 两足分立，双膝向外屈，肩、臀成直线，然后慢慢下蹲10厘米左右，再起立。重复动作为15次。作用是锻炼腿、臀部。

5. 四肢着地，前臂完全着地以减轻肩、背负担。背直，举单腿，收臀。举腿时，膝不应高过臀部。重复10~30次，再换另一条腿。伸直单腿，腿直、脚屈，脚不应高过臀部，注意背要直。重复10~30次，再换另一条腿。作用是锻炼臀部及腿。

6. 侧躺地上，用一手支撑头部，脚屈成45°角。举上腿，膝脚成一直线，脚不要伸直，否则易抽筋。放下，举起放下时别碰另一条腿。重复15~30次，再转身换另一条腿。作用是锻炼腿部肌肉。

7. 背墙而立，双脚离墙8厘米，两足分立，膝微屈，双肩及臀压向墙。尽量使背部贴紧墙，不留空位。放松，再压，重复10次。到第10次时，屈双膝，背靠墙下滑10厘米，维持姿势10秒，再伸直。重复5次。作用是锻炼背肌与双腿。

8. 双手撑墙，左脚离墙稍许。屈膝，右腿伸直，右脚全部着地，背直。维持姿势10秒，换另一只脚。作用是伸展放松。

孕妇全天食物品种及数量推荐		
食物组成	食物品种	食物数量（克）
粮食	大米、面粉、小米、玉米面或其他杂粮、薯类	不少于400克
动物类食品	鸡、鸭、鱼、鹅、兔、虾、畜肉、动物肝脏，动物肝脏每周至少吃一次	50~200克，每次50克
蛋类	鸡蛋、鸭蛋、松花蛋、鹌鹑蛋、鹅蛋	50~100克
烹调油	豆油、花生油、香油等	20~30克
奶类	牛奶或豆浆	250克
豆类	鲜豆或豆制品	50克
蔬菜	以绿叶蔬菜为主	500克
水果	以时令新鲜水果为宜	200克

提供全天营养成分：蛋白质87.6克，脂肪72克，占全天总热量的26%；糖类383克，占全天总热量的60%；维生素A900微克，维生素$B_1$1.82毫克，维生素$B_2$2.05毫克，维生素C219毫克，钙1105毫克，铁39.8毫克，锌26毫克，完全可以满足这一时期孕妇的营养需求。

■ 准爸爸夏天的爱心行动

营造舒爽清洁居室

必须保证阳光充足，居室的温度和湿度分别维持在20~25℃及50%~60%

为宜,气温太高时应该选用空调器或模拟柔和自然风的电风扇,给孕妇带来丝丝凉爽的惬意。空调器最好选用健康绿色空调,这种空调器关注了较深层次的通风换气问题,能够在一定程度上避免久居空调房间的孕妇患上"空调病"。

1. 准爸爸必须记住,装有空调器的房间温度与室外温度之差不可超过5℃,若过大则易使孕妇伤风感冒。

2. 使用空调器或电风扇时,准爸爸要注意不要让冷风空调器的风口及电风扇直接对着孕妇的身体。特别是在浑身是汗或洗浴后,应马上为孕妇擦干身上的水,否则会使孕妇身体表面的水分蒸发过快,身体热量在短时间内散发,导致抵抗力降低而着凉生病。

3. 当孕妇身上的衣衫因出汗多而有些潮湿时,一进入空调或吹电扇的房间,准爸爸应该及时提醒她更换衣衫。

4. 在孕妇睡觉时,准爸爸要把电风扇放置在离孕妇身体远一些的地方,注意不要吹拂时间过长。

5. 南方潮热地区最好选用具有较强除湿功能的空调器。

6. 准爸爸不应让孕妇整天呆在凉爽的空调房间里,应每天定时陪孕妇到户外散步,呼吸大自然的新鲜空气,接受日光照射(不是阳光直射)。此时,家中应该关掉空调器或电风扇,开窗通风换气,提高空气质量。

提供舒适安全的穿着

无论是孕妇还是产妇,新陈代谢都十分旺盛,每天要流许多汗,特别在炎炎夏日里比其他人显得更为明显,加之夏天的衣服直接与皮肤接触,因此应穿质地应轻柔、薄爽、吸汗、透气,款式宽松一些的衣服,通常穿裙比穿裤要清爽。这样不但可预防皮肤长汗疹及疖肿,还可使孕妇因自己的衣着舒适得体而心情愉快。

夏日,孕妇脚上穿上一双凉鞋也会很凉快。拖鞋也是夏日孕妇特别喜欢穿的便鞋,橡胶和塑料底的拖鞋有弹性,穿起来既柔软又舒适,穿脱也很方便,还不怕浸水,因而备受孕妇青睐。但孕妇的脚下汗液较多,尤其是过敏体质者,若长时间与橡胶或塑料拖鞋接触,会引起接触性皮炎。接触性皮炎并非一触即发,往往接触一段时间后才会发病。开始只是脚背与拖鞋接触的地方发红,同时伴有不同程度的痒感，常被误为"足癣"或"湿疹"。接触性皮炎有一个特点，即左右脚皮肤病变对称，且形态一致。严重者可发生丘疹、水泡和皮肤糜烂。由此，准爸爸应该为孕妇选一双轻薄柔软的布拖鞋。

如果孕妇不慎患上皮炎，除了及时换掉拖鞋，可用硼酸水浸泡患处，然后在患处涂抹红霉素软膏，即可逐渐好转。

准爸爸在选购拖鞋时必须要注意鞋跟要低（高度在2~3厘米），鞋头要宽，这样不仅舒服，还有利于孕妇脚部的血液回流到心脏，从而可预防发生下肢水肿。准爸爸还须留意鞋底是否防滑，由于孕妇的身体日渐沉重，很容易失去平稳而摔倒。

避免让孕妇穿尼龙丝袜，因为这种袜子一点也不吸汗，会使孕妇脚部变得又湿又热，容易导致皮肤的敏感性增强。

提供最佳的冲淋条件

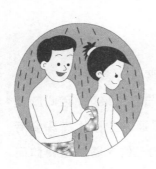

夏日，孕妇常常出一身的汗液，准爸爸应该给孕妇创造一个经常能冲淋的条件。孕妇处于特殊生理时期，因此在冲洗时需要注意一些事项。

孕妇在冲洗时，准爸爸应该把水温控制在35~38℃。水温过高或过低对孕妇的身体都有害。如果水温高于38℃时，可能会导致孕早期的胚胎中枢神经系统受到伤害而发生畸变。许多孕妇在天气特别热的时候喜欢冲个冷水澡，或是经常用冷水冲脚以图凉爽。却不知脚底脂肪薄，血液循环差，是全身温度最低的部位。若经常用冷水冲洗脚，则会使脚进一步受冷遇寒，反射性地引起呼吸道痉挛，容易患上感冒。而且还会使脚底较发达的汗腺遇冷后突然闭合，发生排汗功能障碍，时间长了因血管急剧收缩，将导致关节炎等疾病。

刚刚分娩后的孕妇，若会阴部没有伤口，身体疲劳已经恢复，随时都可洗浴。但洗浴时间不宜太久，每次5~10分钟，水温要适宜，冲洗后准爸爸应该帮助孕妇赶快擦干身体和头发，及时穿好衣服，以免受凉感冒。切勿让水温低于35℃以下，因为产后皮肤的毛孔全都张开，身体受冷后会引起肌肉、关节酸痛。

孕妇不要洗盆浴，避免脏水流入阴道而引起生殖器官的感染。

产后体质较虚弱的孕妇最好先不做冲洗，让准爸爸用温水进行擦浴。

陪伴孕妇去游泳

游泳是孕妇夏季最佳的解暑运动，不仅能提高孕妇的乐趣，而且还可通过经常锻炼使孕妇的腹部肌肉得到加强，以利于分娩。孕妇参加游泳前必须去医生那里进行体检。游泳时，准爸爸最好一同前往以便随时照应。孕妇游泳动作不宜剧烈，在水中做漂浮或轻轻打水，仰游的动作对孕妇较为合适。游泳训练时间宜在怀孕后的5~7个月。

孕妇若身孕未满4个月，或有流产、早产、死胎病史，或阴道出血、腰部疼痛、妊高症、心脏病，都不宜参加。

孕妇游泳前必须先向医生征求意见，若可以，必须在有专职医护人员、水质有保证、水温30℃的正规泳池游泳。

游泳时避开人多的时间以及阳光强烈的时候（上午10点~下午4点）。

蛋白质——生命的主要营养元素

食物中营养的种类有多种，一般有蛋白质、脂肪、碳水化合物、无机盐、维

小·贴士

通常，1岁以内用母乳喂养的婴幼儿每日每千克体重供应蛋白质3克。牛奶喂养婴幼儿，每日每千克体重需要供给蛋白质4克。母乳和牛奶乳混合喂养或用其他含蛋白质食物喂养时（豆浆，米糕等），动物来源的蛋白质不应少于总量的一半。在婴幼儿生长发育时期，应有选择地补充有各种必需氨基酸和蛋白质的婴幼儿营养辅助食品，合理搭配膳食，以满足婴幼儿生长发育对营养的特殊需求。

生素和水。蛋白质既是构成人体的结构材料，又是发挥生理作用的功能物质（人体的肌肉、血液、骨头、牙齿乃至各细胞的成分没有一样不是由蛋白质组成），所以人们说蛋白质是生命的基础，没有蛋白质则没有生命，对于婴幼儿来说，蛋白质又是他们赖以生长发育的主要营养素。日常食物，如猪肉、羊肉、牛肉、鱼、蛋、大豆都含有丰富的蛋白质，但能被人体吸收利用的不是蛋白质本身，而是把蛋白质消化分解成氨基酸后才能被人体吸收和利用。自然界的蛋白质可分解出20多种氨基酸，它们对人体都是不可缺少的。有些氨基酸在人体内能够合成，有些则不能合成，这些不能合成的氨基酸必须由食物提供。因此人们把体内不能自己合成的氨基酸叫必需氨基酸，对成人来说有8种氨基酸是必需的，对婴幼儿来说有10种氨基酸是必需氨基酸，即赖氨酸、色氨酸、蛋氨酸、苯丙氨酸、亮氨酸、异亮氨酸、苏氨酸、缬氨酸、精氨酸、组氨酸，这些氨基酸是婴幼儿生长发育不能少的。凡含有这些氨基酸的蛋白质叫"优质蛋白质"，如鸡蛋、牛奶、大豆均含有优质蛋白质。

每种食物蛋白质中，所含的氨基酸量不一定全部包含了10种必需氨基酸量，在喂养婴幼儿时应将几种蛋白质混合食用，以互补不足，使各种氨基酸齐备。

由于婴幼儿正处于生长发育阶段，蛋白质不仅用于补充日常代谢的丢失，还用以供给生长中不断增加的新组织的需要，所以婴幼儿对蛋白质的需要相对高于成年人。谷物中的蛋白质含量较低

（豆类除外），动物性补充食品和豆类中都含有大量的优质蛋白质，若在膳食中增加动物性食品和豆类所占的比例，将有助于提高蛋白质的利用率。提供给婴儿蛋白质，最好的食物是人奶，其次是蛋、鱼、禽、肉及大豆等补充辅助食品。

■Ⅰ 缓解孕妇紧张情绪

心理转移法

活动：孕妇根据自身特点及爱好，可以进行编织、绘画、唱歌、游戏、散步、集邮、钓鱼等活动，转移注意力，保证平稳、安定情绪。

暗示：为消除产妇的恐惧、紧张情绪，适时地进行语言的暗示是十分重要的。例如"你的骨盆较宽，能够顺利分娩""你体格强壮，分娩时力气一定不小"。不出声的文字语言，也能给人以强烈的暗示，达到情绪调控的目的。例如给孕妇送上一束浓郁、芬香的鲜花，并附上一张纸条，上面写一些有针对性的暗示语言："阵痛的到来就是幸福的开始。"（用于因子宫颈痛而紧张、恐惧的孕妇）"生育是女人神圣职责与高尚品德的体现。"（用于个别对分娩抱有厌恶、心烦的孕妇）"世界因为有了女人而五彩缤纷。"（用于过分注意胎儿性别而担忧的孕妇）

幽默：幽默对各种类型消极情绪，都是一剂通用的"良药"。制造幽默的方法很多，如给孕妇提供幽默画刊，说个笑话、讲些幽默故事等。主要来自于亲人的机智诙谐。比如当看到孕妇因疼痛而皱眉呻吟时，就说："小宝宝够调皮的，给你这位未来的妈妈一个下马威，看你当妈妈是否合格。"当看到孕妇因亲人回来晚了无人陪伴而显得抑郁沮丧时，就说："你唉声叹气不要紧，还愁眉苦脸，胎宝宝哪里还有兴趣跑出来。"这些幽默的语言都是在与孕妇融洽接触交往中的自然流露，注意把握分寸，不然孕妇会把幽默当嘲笑，结果就适得其反了。

心理互补法

应让孕妇多接触大自然景观。若孕妇看到灿烂夺目的朝霞、一碧如洗的晴空、苍翠叠嶂的森林、姹紫嫣红的花朵……心情将变得欢悦。卧室内色彩、灯光的选择，各种气味的运用，音响效果的控制以及布置，都应科学合理。如以苹果绿或紫色为主的色彩基调环境，配之柔和灯光、芬芳香味以及优美轻音乐，会使孕妇情绪安定、镇静，有安慰感。

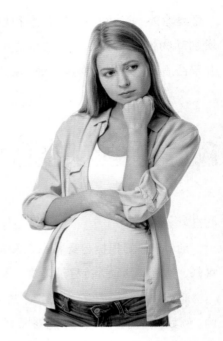

心理纠偏法

丈夫陪同孕妇参加妊娠讲座，观看宣传橱窗，学习有关分娩知识以及与已生过小孩的妇女交流经验等，纠正孕妇对分娩的错误认识，提高孕妇产前的承受能力。

心理抚慰法

倾听：有焦虑、急躁情绪的孕妇，总是喋喋不休。心理学上认为，这其实是不良情绪合理宣泄的渠道，丈夫或亲属都应该"洗耳恭听"。

抚摸：宫颈疼容易引起产妇恐惧、紧张、沮丧、苦恼的情绪。治疗宫缩疼可用"放松功"，即孕妇以轻柔的动作按摩腹壁。按摩可以缓解宫缩疼，并使孕妇的依赖保护心理得到满意，促使其情绪安定、放松。

孕妇巧装扮

怀孕到四五个月的时候，肚子已微微隆起，为了风度与美感，孕妇应该怎么装扮呢？

衣

孕妇上衣应该选择T恤衫，胸部避免有扣子及其他坚硬的饰物。裤子应该选择腰部系带的，松紧可自由调节。胸腹部打褶的连衣裙也很漂亮，购买时注意裙身要足够长,通常前身要比后身长2.5厘米,孕妇穿起来才好看。衣料的最佳选择是容易梳理、不起皱、透气、吸湿、保暖。在颜色上适合选择互补的混合色,灰色调或低明度颜色,可遮蔽体形上的缺点。衣服上的花型可以复杂些。

鞋

孕妇鞋子的选择很重要,不宜穿高跟鞋,平跟鞋最适宜,若是完全无跟的鞋也不宜穿。系带的鞋比较麻烦,应避免选择需别人帮你系鞋带的鞋。

袜子适宜选择弹性好,腰高一点的,以减轻小腿的静脉曲张,高度以到膝盖为宜。

内衣

孕妇由于乳房的逐渐增大,不宜戴小号胸罩。

露脐的三角内裤孕期不适宜穿了,应该选用前端能盖住肚脐,后边能兜住整个臀部的内裤。

头发

女性妊娠后外表发生了很大变化,内分泌也发生了很大变化,因此影响人的头发、皮肤。

孕妇的头发可能会易掉、易断,适宜使用温和的洗发剂,避免烫发、染发,最好留短发,这不但显得利落,而且也易于梳理。

皮肤

孕妇的皮肤可能会更细嫩,但也有的孕妇皮肤变得粗糙,有的孕妇面部,尤其鼻两侧会呈现黄褐色,即人们通常所说的"蝴蝶斑"。蝴蝶斑不用治疗,妊娠后一般会自然消退。

化妆

孕妇平常化妆适宜选择以前常用的化妆品,化淡妆即可。外出时应该涂抹防晒霜，避免阳光直射，以免面部色素加深。有的孕妇因贫血显得面色苍白，可略施胭脂。若是去医院检查或住院，应该不搽胭脂、口红之类，以免妨碍医生观察。

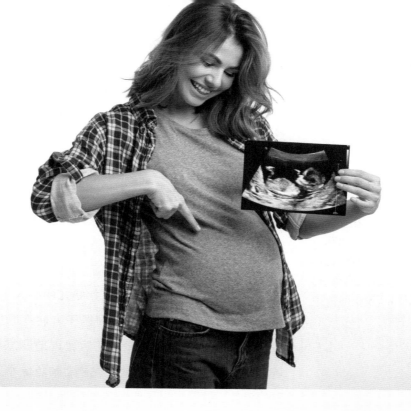

第
二
章

妊娠5月

◎ 胎宝宝发育情况

◎ 抓住胎教的良机

◎ 饮食起居

◎ 孕妇不可滥用补品

◎ 利于胎儿智力发育的食谱

 "好孕"干货尽在码中

科学备孕有指导，胎教干货跟着学。

小·贴士

孕妇在第5个孕月末开始，会感到下腹部像有一只小虫子似的一下一下的蠕动，就像手放在鱼篮外面能感到里面的鱼在跳动一样。这是胎宝宝在子宫的羊水中蠕动，挺身体，频繁活动手和脚，碰撞子宫壁，就是胎动，它是孕妇妊娠中的一个"里程碑"。

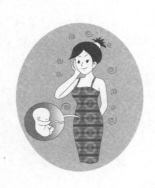

孕妇的感受与身体变化

孕妇妊娠反应完全消失，从心理上逐渐接受并适应了怀孕这一现实，开始有了为人母的意识，从而情绪稳定，食欲旺盛，体重增加，精神饱满。这个时期，孕妇用手触摸肚脐和耻骨之间可感到有一团硬东西，这就是子宫的上部。子宫已经犹如婴儿的头大小，所以孕妇下腹部明显突出，此时可测得子宫底高厚度在耻骨联合上缘的15~18厘米处。乳房比以前膨胀得更为显著，有些孕妇还能挤出透明、黏稠、颜色像水又微微发白的液体。臀部也由于脂肪的增多而显得浑圆。

这个时期，许多孕妇常会有胃内积食的不消化感，这是由于增大的子宫挤压内脏的缘故。还有许多孕妇总认为自己患了伤风，常感到口干舌燥，甚至出现耳鸣，事实上并非如此，这些都是妊娠引起的体内变化。

胎宝宝发育情况

此时胎宝宝增长速度惊人，头已占身长的1/3，头部及身体上呈现一层薄薄的胎毛，白色的脂肪逐渐覆盖皮肤。手指脚趾长出指甲，并呈现出峭纹隆起，这就是具有个体特征的"指纹"。耳朵的入口张开，牙床开始形成，头发、眉毛齐备。由于皮下脂肪开始沉积，皮肤变成半透明，但皮下血管仍清晰可见，骨骼和肌肉也越来越结实起来。若是一个女婴，则阴道已发育成形。

胎宝宝已会吞咽羊水，经过肾过滤后，把它变成洁净的尿液重新又排入羊水中，过滤出的渣滓积存在肠道内形成胎粪，待出生后排出体外。胎宝宝还会用口舔尝吸吮拇指，那样子如同在品味手指的味道。胎宝宝已能听妈妈的心跳和动脉的血流声及肠鸣声，若用听诊器可听到胎儿的心音。

胎宝宝身长已增长到18~25厘米，体重250~300克。

抓住胎教的良机

现代医学科学已证实，生活在妈妈子宫内的胎宝宝是个能听、能看，有各种感觉的小生命，对于外界的各种刺激十分敏感。孕妇此时身体已经历了早孕反应的洗练，身体和心理上都处于一个很稳定的时期，有足够的精力与胎宝宝进行"产前谈话"——胎教。

科学研究已表明，一个人的性格和气质特点很多都取决于胎儿在母体里所获得的信息。以下的方法可供孕妇参考。

用音乐与胎宝宝进行沟通，这应该是孕妇首选的胎教方法。胎宝宝此时已具备了听音乐的生理条件，但必须要注意选择合适的音乐。据科学研究发现，一般胎宝宝喜欢听与子宫内胎音合拍的音乐，即旋律优美抒情的音乐，像西欧古典名曲。在中世纪文艺复兴的古典音乐，如巴赫、莫扎特的乐曲中，蕴含着和人类生命节律相同的部分，容易被胎宝宝和孕妇接受。孕妇每天可随时听这些音乐，以临睡之前最好，这样能够促进胎宝宝

小·贴士

此时，胎宝宝的器官和组织正在迅速发育，并在功能上逐渐完善，能对各种外界刺激做出反应，具备了接受教育的基础，可谓胎教的良机。若孕妇能不失时机地通过一些方法给予胎宝宝良性刺激，不仅可促进胎宝宝的各种感觉器官和大脑的发育，还有利于宝宝今后形成良好的性格。

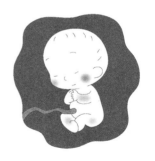

调节昼夜规律。如果孕妇自己能每天哼唱一些抒情歌曲，也可达到母子心音的谐振。国内外大量实践证明，受过音乐胎教的宝宝，出生后喜欢音乐，反应灵敏，性格开朗，智商较高。

孕妇在听音乐时音量不要过大，也不要听那些节奏强烈、有刺激性的躁动音乐，如迪斯科舞曲，这些音乐影响胎儿的大脑。

每天同胎宝宝进行语言交流。孕妇可以对胎宝宝讲每天喜闻乐见的事，也可念诵一些诗歌、儿歌或者讲故事，声音要亲切、柔和、明朗，特别是讲故事时应该绘声绘色。如果提前为胎宝宝起一个名字，孕妇可随时呼唤他，同胎宝宝说一些日常的语言，如"明明，给妈妈伸一下腿"等。胎宝宝出生后，再听到妈妈的呼唤会感到熟悉和亲切，在新环境中不会感到紧张和不安，并可促进胎宝宝出生后语言的发展。

同胎宝宝玩"踢肚游戏"，即胎宝宝开始踢妈妈肚子时，妈妈要轻轻拍打被踢的部位，然后待第二次踢肚。一般情况下1~2分钟后胎宝宝会再踢。孕妇再轻拍几下然后停下来。待胎宝宝再次踢肚的时候，孕妇可改换拍的部位，胎宝宝会向你改变的地方去踢。必须注意，改变的位置不要离胎宝宝一开始踢的地方太远。这种游戏每天进行2次，每次可玩几分钟。据专家测定，经过这种胎教游戏玩耍的胎宝宝生下来，站和走都会快些，手脚也较灵敏，而且不爱啼哭。

注意：有习惯性流产、早产史及早期宫缩的孕妇不适合做此游戏。

宝宝的营养源泉——乳房

孕妇怀孕的第4~5月时，乳房就开始有稀薄的液体不断地分泌，加之乳晕的皮脂腺也开始分泌，很容易形成乳痂堵住乳腺管口。为让乳腺管口通畅，使乳头的皮肤经得起宝宝的吸吮，从这个月起，孕妇必须对乳房进行养护。

有些专家主张从这时起最好不要带胸罩，若担心乳房太大而下垂，一定要选带较宽大的胸罩，否则会影响乳房的血液循环，使促进乳腺组织发育的激素运送减少，从而影响乳腺的增殖和发育，引起乳头下陷，甚至还可能使一些纤毛进入乳腺管致使腺管被堵，导致日后哺乳时少奶或无奶。千万注意不要使用化纤及不透气的胸罩。

孕妇应该每天用温皂水和清水洗乳头和乳晕，特别是在产前的3个月，这样可除去乳痂。每次清洗后，在乳头和乳晕表面涂上一层油脂，或经常用水或干毛巾擦洗乳头，增加皮肤表皮的坚韧性，以便日后经得起宝宝的吸吮而不易破损和皲裂，减少乳腺感染的概率。

对于孕妇内陷的乳头，必须尽早纠正，因为往往需要较长的时间。如果乳头内陷，宝宝出生后就不能用嘴裹住乳头而导致喂养失败。纠正的方法：应在每次睡前或洗浴后用一只手托住乳房使其耸起，另一只手的拇、食、中指拉住乳晕部，向外牵拉乳头，轻轻地向上、下、左、右的方向牵拉几分钟。也可在乳头牵拉出来后，轻轻用手指捻转，然后用70%的酒精擦拭，每天2~3次，每次20~30分钟。待皮肤坚韧了乳头就不会陷了。若采用以上方法效果不佳时，可用乳头吸引器，将乳头吸出，然后再采用以上方法按摩和揩擦乳头，一天数次。严重的乳头内陷可用小酒杯做拔火罐式的吸引，大约每次扣20分钟，然后取掉，每天做2次。若能坚持一段时间，乳头内陷可以得到纠正。

小·贴士

牵拉乳头会促进孕妇身体内催乳素的分泌，而且乳头皮肤的感觉神经非常敏感，能够引起子宫收缩。因此，操作时手法一定要轻柔，不可时间过久，在子宫出现频繁收缩之前就要停止。特别是有习惯性流产、早产的孕妇不能在妊娠期间做乳头纠正，只有产后处理。

睡眠时最好侧卧，俯卧会挤压乳房。

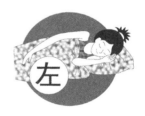

饮食起居

孕妇要避免每餐进食过多，特别是不要太饥饿了才去吃东西。孕妇从妊娠的第2个月起，体内孕激素逐渐增多，它可使食道下段控制胃酸返流的肌肉松弛，加之日渐加大的子宫对胃的挤压，使得胃内的东西排空速度减慢，胃液很容易返流到食道下段，损伤食道下段黏膜。因此在怀孕中后期的孕妇经常会有"烧心"感，在弯腰、咳嗽、用力时更容易发生。

1. 孕妇进餐时不要过于饱食，也不要一次喝入大量的水或饮料，尤其是避免喝浓茶和含咖啡、巧克力的饮料，这些饮料可加重食道肌肉的松弛。辛辣性食物，过冷或过热的食物也会刺激食道黏膜，加重"烧心"感，应该少吃为宜。孕妇还应注意，进食后不要立即躺下。

2. 避免增加腹压，如便秘。孕妇排便时不要过于屏气用力，衣带要宽松。

3. 当有"烧心"感时，孕妇可在睡眠时在头部床脚下垫高15~20厘米，使得上身抬高角度，即能有效减少胃液返流。

采取垫高枕头的办法不可取，因为它不可能使孕妇整个上身抬高角度。

4. 许多孕妇可能出现腰、腿部神经痛或膀胱刺激症，因而应该格外注意下身的保暖，尤其是寒冷时节，贴身的内裤应挑选覆盖式内裤，即裤腰能覆盖肚脐以下部分，保暖效果好。

5. 孕妇使用腹带不但便于腹部保温，并且可使身体的稳定性增加，还能从下腹部轻轻托起增大的腹部，阻止子宫脱垂，保护胎位。孕妇必须要选用可随腹部增大而能自行调节的腹带，不能有被勒的感觉，以免影响胎宝宝的正常发育。

孕妇抽筋不可大意

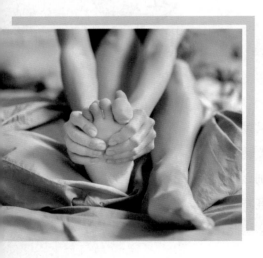

有些孕妇在这个月起，经常出现小腿肌肉抽筋现象，多在夜间发生，以致从睡梦中疼醒。从这个月起，胎宝宝的牙齿开始钙化，恒牙的牙胚也开始发育，同时骨骼生长也需大量的钙，从而对钙的需求量加大。若是孕妇摄取钙质不足，身体将会动用肌肉、骨骼中的钙质转运给胎儿。因此孕妇血钙水平低，会导致不同程度的小腿抽筋，手足麻木，容易促使孕妇发生妊娠高血压症。孕妇长期缺钙，便会使宝宝患先天性佝偻病。有的宝宝从出生后很少吃甜食，大人又很注意牙齿卫生，但牙齿还是很容易坏，就是这个原因。宝宝牙齿是否坚固，很大程度上取决于胎儿时牙齿的钙化程度。若孕妇缺乏钙质，待宝宝牙齿长出后再补钙，对牙齿的钙化发育作用就不大了。孕妇应从这个时候起一直到妊娠第37周，一定要坚持补钙：

1. 食补。食物中的海产品（如小虾皮、鱼、紫菜）、乳制品（牛乳）、青菜（菠菜）、动物骨头、豆腐、鸡蛋中钙的含量都较高，孕妇饮食中注意多食用。

2. 当食补仍不足时，孕妇可服用钙剂和维生素D制剂。

3. 冬春分娩的孕妇接受阳光照射少，应补充维生素D。

4. 孕妇若遇到小腿抽筋，可按摩小腿或是抬高腿，让别人抓住脚向相反方向用劲，使腿和脚成直角，便可迅速消除痉挛。

补钙制品的剂量应该请医生根据孕妇的具体情况指导使用，以免盲目服用引起中毒，给孕妇和胎宝宝带来危害。特别是维生素D为脂溶性维生素，很易造成体内蓄积过多。孕妇最好多去户外接受阳光照射，这样可得到最为安全可靠的内源性维生素D。

孕妇应该注意防晒

孕妇在怀孕后，脑垂体分泌的黑色素明显增多，加强了黑色素的产生以及在皮肤里的沉积。加之雌激素和孕激素除了作用于黑色素细胞外，还能增强黑色素的功能，从而使得孕妇脸上、腹部、乳晕及外阴处色素加深或出现色素斑。虽然这并非由日晒引起，但是孕妇却因怀孕而对日光中能使人晒黑的UVA更为敏感，遭遇阳光后，会比其他人产生更多的色素沉着，如原有的色素痣（俗称"痦子"）开始扩大，面部雀斑也会加重，甚至有些色素痣还可能变成黑色素瘤。但孕妇由于胎儿的生长发育，要比别人需要更多的阳光，才能满足身体对钙质的大量需求，以保证胎儿的骨骼正常发育。孕妇要想满足身体的需要，而又不被阳光伤害皮肤，则必须注意防晒。

孕妇能用防晒化妆品吗

　　孕妇可以选用各种防晒性化妆品进行防护，如防晒霜、防晒露、防晒粉底、防晒棉条、防晒唇膏等。由于孕妇的头发也会受到紫外线的损伤，因而现今又有了防晒的洗发水、护发素等。近来，清洁类的产品也有了防晒品，如洗面奶等。严格来讲，用后需冲洗掉的产品难于发挥防晒效果。另外，还可同时使用防晒用具，如具有防晒功能的遮阳伞、防晒衣物、防晒眼镜和遮阳帽。

化妆品上的SPF、PFA、PA+表示什么

　　孕妇使用产品的安全性对孕妇及胎儿特别重要。孕妇正处于特殊生理时期，如果使用中出现问题，在治疗和用药上将受到很大的限制。孕妇在选用上要更慎重一些。

　　紫外线中有UVA、UVB、UVC三种波长的射线，对人体杀伤力最强的是UVC，所幸被大气层所阻挡，不能到达地面。UVA和UVB则能穿过大气层，也能进入人的皮肤。UVB短时间内使皮肤出现灼伤性红斑，UVA不仅会使皮肤变黑，还会使真皮内的弹性纤维断裂，从而引发皮肤老化。

　　SPF光是防护系数的缩写，它是防晒化妆品的特征性标志，它的大小代表了实际防晒效果的高低。人的皮肤被晒15分钟时就会出现微红，涂上SPF15的防晒霜时，便可使皮肤抵抗紫外线晒红的时间提高15倍，即3个半小时才能晒红。SPF的值表示的只是防晒化妆品对UVB的防晒效果，而PFA的值则代表示了对UVA的防护效果，PA+表示防晒化妆品对UVA的防护程度。当PFA小于4时，标注为PA+，为低效防护；PFA等于4~8时，标注为PA++，为中效防护；PFA大于8时，标注为PA+++，为高效防护。与SPF类似，一个PFA为5的防晒

化妆品，能使皮肤的抗黑能力提高5倍。

研究发现，SPF达到15的防晒品便可阻断日光中近90%的UVB，SPF30的防晒品也仅仅把UVB的阻断率提高到95%，继续增加SPF值对防晒效果已没有明显提高。所以，美国、澳大利亚、新西兰等国家都规定防晒化妆品SPF最大允许值为30。

防晒化妆品要安全有效

孕妇选用防晒化妆品安全最重要。首先要查看是否是合格产品，即化妆品的包装及产品说明书上是否三证齐全，特别要注意有无卫健委签发的特殊用途化妆品的批准文号，坚决杜绝使用假冒伪劣产品以及"水货"，只有合格的产品使用起来才能安全。

孕妇在注意包装上有无防护UVB的SPF值的同时，更应注意有无防UVA的作用，即防止晒黑，因为孕妇比其他人更易晒黑。同时标注SPF值、PFA值或PA+的产品，既能防UVB又能防UVA，只有对紫外线全波段起防护作用，才能达到最佳防晒效果。孕妇应根据自己的需要选用不同防晒效果的产品。若不是总暴露在室外，SPF值为10的产品即可满足需要。如果室外活动较多，应选用SPF为20的产品。如果孕妇要去游泳时，则需要选用SPF高达30的防晒化妆品。

孕妇使用目的要明确。防晒化妆品属于功能性产品，使用目的就是为防晒。同时具有其他功能的防晒化妆品一般防晒效果不明显。

阳光照射及出汗均可使防晒化妆品流失而降低

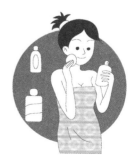

效果，孕妇若在这种情况下，2~3小时即应重新涂抹。不仅晴天需要防晒，多云和阴雨天也要防晒，因为UVA照样能穿透云层到达地面，甚至穿透普通玻璃。

防晒化妆品含有防晒剂，比一般的护肤品更易引起皮肤的不良反应。孕妇在使用过程中，如出现皮肤瘙痒、发红，应立刻停止使用，带上化妆品及其包装、说明书，到医院就诊。只要诊治及时，一般会很快痊愈。

孕妇不可滥用补品

有些孕妇怀孕后，滥用人参、桂圆、鹿茸、蜂王浆等补品，服用了这些补品以后，往往事与愿违，造成流产或死胎。

妇女怀孕后身体出现一系列的生理变化，如内分泌旺盛，血流量增加，心脏负担加重，胃肠功能不好等，这就是"阳常不足，阴常有余"。人参是大补之品，孕妇服用易导致气盛阴耗，阴虚火旺，会加重妊娠呕吐、水肿和高血压等。孕妇妊娠后期原本就很容易出现水肿、高血压等症状，而人参有抗利尿的作用，会使钠潴留而减少排尿，导致羊水过多。这些都可以引起阴道流血、流产或死胎。有些孕妇发生先兆流产就是因为服用了人参、桂圆等补品。

不仅人参、桂圆要少用或不用，就连鹿茸、鹿胎膏、鹿角胶等温热大补之品在孕期也不宜使用。孕妇适宜的补品就是饮食中的蛋白质、维生素、微量元素。只要日常饮食全面、营养充足，孕妇是不需要使用大补之品的。

利于胎儿智力发育的食谱

核桃糖

原料: 核桃仁、黑芝麻、红糖。

制作:

1. 将核桃仁和黑芝麻炒香。

2. 红糖加水用旺火煮沸, 再用文火熬至稠状, 加入核桃仁和黑芝麻, 搅拌均匀, 凉后可食用。

效用: 有助于胎儿智力发育, 对成人记忆力减退也有疗效。

金针三丝

原料: 鸡肉脯, 黄花菜, 韭菜, 盐、香油适量。

制作:

1. 将黄花菜热水泡发, 鸡肉脯切丝在沸水中氽透, 韭菜切段在沸水中焯熟。

2. 三样放入盆内, 加上香油、盐即可。

效用: 益智上品。

孕妇要与胎儿说话

科学实践证明, 胎儿在母亲腹中既有感觉, 又有记忆。若在怀孕期间, 父母注意与胎儿进行语言和情感的交流, 将有助于胎儿出生后情感、语言的发展。

美国有对夫妇进行了有趣的实验。当自己的胎儿5个月时, 爸爸每天清晨把嘴紧贴在妈妈的腹部, 亲切对胎儿说: "宝贝! 我是你爸爸, 正在跟你说话呢!"

持续一段时间以后，只要爸爸一开口，妈妈腹中的胎儿就会动一下，有所反应。胎儿出生以后，每逢大哭大闹时，爸爸便说："宝贝！我是你爸爸，正在跟你说话呢！"婴儿会立刻停止哭闹。

提前给胎儿取名，父母经常呼唤，同胎儿沟通情感，把胎儿当作一个独立的人对待，有利于胎儿出生后安全感的产生。例如：一位父亲，知道妻子怀孕后，便用"毛毛"指代妻子腹中的胎儿。每天早晨一睁开眼，爸爸就对胎儿说："毛毛，你早！"下班回家后，又对胎儿说："小毛毛，爸爸回来了！"胎儿活动太剧烈使妻子受不了，又说："你再老实一点，妈妈就好受了，毛毛，拜托了！"等胎儿出生以后，爸爸惊讶地发现，每当叫孩子的名字时，婴儿的眼睛会随着声音转动。当孩子长到4个月时，对自己的名字有了明显的反应，能从众多名字中分辨出自己的名字来。

由此可见，早早地为胎儿起名，把胎儿作为正式的家庭成员来对待，不失为一种良好的胎教方法，不但加强了父母与孩子的情感联系，而且还促进了孩子的早期发育。

孕妇长期卧床容易滞产

近年来，医院产房里经常出现这样的情况：产妇身体健康，胎儿生长发育情况良好，胎位正常，产道畅通，自然分娩应该没问题。但在临产时，产妇却宫缩无力，产程进展缓慢，造成滞产或胎儿宫内窘迫，只得采取胎头吸引助产或进行剖腹产。

调查发现，发生滞产的主要原因是孕妇在妊娠期，特别是妊娠中晚期卧床静养较多。很多妇女怀孕后，受到家中的特殊"待遇"，不仅增加营养，还停止了一切家务劳动，甚至长期请假不工作，更不用说适当的活动了。孕妇长期缺乏锻炼，使机体的肌肉，特别那些与分娩有关的腰、腹及盆腔肌肉变得松弛无力。再加上妊娠期营养充足或过剩，使胎儿在腹内生长过大，因而造成分娩困难。

分娩是一种自然的生理现象，它是在产力、产道和胎儿均正常的状况下，由三者共同完成的。其中产力包括腹肌收缩力、子宫收缩力和提肛的收缩力。这些肌肉收缩力的强弱与日常锻炼有关。孕妇平时多锻炼有助于提高这些肌肉的收缩力，利于正常分娩。如果平日身懒不动，经常卧床，分娩时自然会有较大痛苦。

孕妇旅行注意事项

如果孕妇外出旅行，则有一些不利因素。旅途疲劳和颠簸可能会造成早产或流产。卫生和营养得不到保障，容易感染疾病和造成营养不良。

但并不是说孕妇不能外出旅行。孕妇外出旅行，更换生活环境，呼吸新鲜空气，观赏美景，都有利于孕妇的身心健康。因而，孕妇可以适当地外出旅行。孕妇在旅行时必须注意以下几点：

1. 旅行只能安排在妊娠中期

此时期早孕反应已过，生活恢复规律，腹部又不大，行动还算灵活。孕妇妊娠早期和晚期不能出外旅行。

2. 征得医生同意

孕妇出行前应该去医院检查身体，征询医生对外出的意见。若医生根据孕妇身体情况不同意孕妇外出，孕妇应遵医嘱。

3. 须有人陪伴

孕妇外出旅行，会有很多繁琐事宜，须有人跑前跑后。孕妇也须人照顾，出现异常情况，能帮助联系和护送医院治疗。

4. 事先订出日程计划

旅行时，孕妇应该事先订出计划，留出宽松的休息时间，免得身体疲劳，精神紧张。

5. 不去路途颠簸、人多拥挤的地方

孕妇应选择较为平稳的交通工具，事先订好有座位或卧铺的车、船票。

孕妇洗头洗澡的好处

孕妇妊娠期新陈代谢旺盛，皮脂腺、汗腺分泌增加，皮肤易脏。头部的油性分泌物增多，阴道的分泌物也在增加，外阴部不洁净。因而，孕妇孕期应该经常洗头洗澡，更换衣服，保持身体卫生。会阴部位应该每天用温水清洗，避免感染。全身清洁还可促进血液循环。

孕妇洗澡时，不宜用浴盆，应该选用淋浴。孕妇妊娠之后，特别是怀孕7个月以后，盆浴可将细菌带入阴道，产后引起产褥感染。公共浴盆更易传染阴道疾病。盆浴时，下身浸入热水之中，容易导致子宫充血。孕妇长时间盆浴更易升高阴道体温，危害胎儿中枢神经系统。淋浴不需弯腰，适合身体不便的孕妇。没有淋浴条件者也可盛水冲浴。

孕妇洗澡时要特别注意行走，以免滑跤。妊娠晚期，行动不便时，可以请人搓澡。洗澡时，应该有人陪同在身边，以防不测。

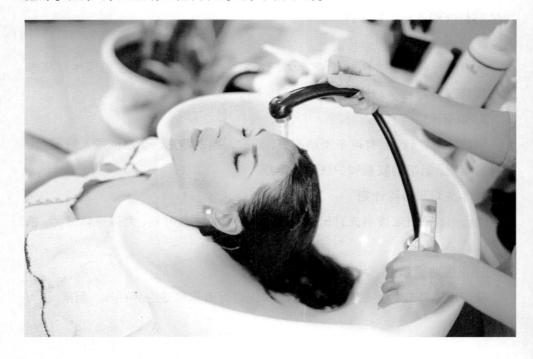

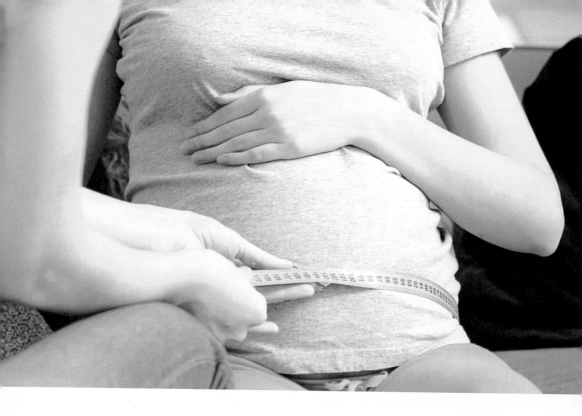

第
三
章

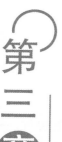

妊娠6月

◎ 胎宝宝发育情况

◎ 孕妇身体变化及感受

◎ 防止发生贫血

◎ 适当做运动

◎ 妊娠第6个月，胎儿喜欢音乐

"好孕"干货
尽在码中

科学备孕有指导，
胎教干货跟着学。

孕妇的感受与身体变化

　　孕妇子宫进一步增大，子宫底已高达脐部，自己已能准确地判断出增大的子宫。下腹部隆起更为突出，腰部增粗已很明显，体重也增加了许多。孕妇的体形由于子宫增大和加重而使脊椎骨向后仰，身体重心向前移，出现孕妇特有的体态。孕妇身体对这种变化还不习惯，很容易出现倾倒，腰部和背部也因为对身体的这种变化不习惯而特别容易疲劳，孕妇在坐下或站起时常感到有些吃力。

　　孕妇乳房变大，乳腺功能发达，挤乳房时会流出一些很黏的黄色稀薄乳汁，内衣很容易被污染。有些孕妇因钙质被胎儿大量摄取，出现牙疼痛或口腔炎，甚至有的孕妇还出现了孕妇特有的尿糖现象。

胎宝宝发育情况

　　此时，胎宝宝已经有28厘米长，体重增加到600克，骨骼发育良好，长出睫毛和眉毛。因为皮下脂肪缺乏，皮肤发红且有皱，但比以前变得结实了。

　　胎宝宝在妈妈子宫羊水中自如地游泳，并会用脚踢子宫，羊水因此而发生震荡。这样可刺激胎宝宝的皮肤，引起大脑冲动而促进皮肤发育。若此时子宫收缩或受到外力压迫，胎宝宝会猛踢子宫壁，把这种信息传递给妈妈。

　　胎宝宝开始吸吮手指。到了孕6月末，胎宝宝已能睁开眼皮，长出头发，皮肤也开始被黄油样的胎脂覆盖，它为胎宝宝提供营养的同时，还可保护皮肤，并且在分娩时起到润滑作用，使胎宝宝能够顺利通过产道。

居家自我监护

尽管孕妇从怀孕的第4个月已经开始去医院做检查，但怀胎十月，腹中稚嫩的小生命随时都有可能发生各种异常变化，并且这些变化很多时候就发生在家中。特别是孕7个月后，孕妇不可能随时去找医生。因此，孕妇若能在医生的指导下学习些有关知识，掌握胎宝宝的生长发育进行自我检查的方法，则能及时发现异常，从而保障母子的健康，降低围生期的死亡率和致残率。

推算胎宝宝的大小是否与胎龄相符

孕妇通过测量子宫高度，则能间接得知胎儿生长发育是否正常以及羊水情况。正常妊娠20~26周内，子宫高度每周上升1厘米。36周后，因胎头下降或入骨盆，所以，子宫底高度上升缓慢甚至下降。方法为：孕妇排尿后取仰卧位，双腿蜷蚰，左手摸清耻骨联合上缘，右手触摸子宫底部，然后由丈夫或其他亲属测量耻骨联合上缘到子宫底的距离，正常情况为：

胎儿5个月末时，子宫底高度在脐下1横指。胎儿6个月末时，子宫底高度在脐上1横指。胎儿7个月末时，子宫底高度在脐上3横指。胎儿8个月末时，子宫底高度在脐与剑突（胸骨下端）之间。胎儿9个月末时，子宫底高度在剑突下2横指。胎儿10个月末时，子宫底高度上升缓慢，在脐与剑突之间。

孕妇首先应该学会准确地计算胎龄。以末次月经的第1天为起点，7天为1个孕周，4个孕周为1个孕月。

孕妇在测查之前要排去尿液，以免影响宫底高度的准确性。

听胎宝宝的心跳声音

胎心能够直接反映胎宝宝在子宫内的安危。孕妇怀孕6个月时，可在孕妇的腹壁听胎宝宝心脏跳动的声音，就如同钟表"嘀嗒"的走动声，速度很快，一般每分钟120~160次。孕妇在去医院做产前检查时，可先让保健医生帮助确定胎心的位

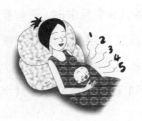

置,然后在腹部做一个标记。回到家后,由丈夫借用一个木制听筒,每天听1~3次。方法为:孕妇仰卧在床上,双腿平伸直,丈夫把木质听筒直接放在腹壁上即可。胎心每分钟超于160次或少于120次,或跳动不规则都属异常,说明胎儿在子宫有缺氧情况,应及时去就医。

胎动时可引起胎心加快,但在胎动过后恢复正常。有时听到子宫动脉跳动声,它与孕妇的脉搏次数一致,注意加以区别。

数胎动次数

胎动次数也能够直接反映胎宝宝在子宫内的安危情况。孕妇怀孕18~20周后,胎宝宝在子宫内经常会做伸胳膊蹬腿、打嗝等动作,这就是胎动。一开始次数较少,以后逐渐增多,一般在怀孕的29~38周达到最高峰。数胎动的方法为:孕妇仰卧或左侧卧在床上,把两手掌放在腹壁上。每天早、午、晚各数1次,每次数1小时,然后把3个小时的胎动乘以4(等于12小时的胎动次数)。若少于20次或比以前减少一半,或者胎动繁频,结合胎心异常变化,就表明胎宝宝可能面临危险,孕妇要立即去看医生。如果12小时胎动次数在30次以上,则表明胎宝宝情况良好。

触摸胎位是否正常

胎位是否正常,一般是通过检查胎头的位置来确定。胎头呈球状,相对较硬,是胎宝宝全身最容易摸清的地方,孕妇可先请保健医生教会自己检查方法。正常胎位时,胎头应该在下腹部中央即耻骨联合上方,孕妇可摸到圆圆的、较硬的有浮球感的就是。

孕妇若在上腹部摸到胎头,而在下腹部摸到宽软的即为臀位，如果在侧腹部摸到呈横宽走向的则为横位，这两种都属不正常胎位。

因为胎宝宝浮在羊水中，并经常有胎动，所以胎位会经常发生变化，但怀孕32周后胎位基本上比较固定。若胎位不正常，孕妇每天要采取胸膝卧位，每次15~20分钟，早晚各1次。胎位纠正过来后，还需坚持自我检查，以防再发生胎位不正。

监测体重

孕妇的体重变化能够间接反映胎宝宝的生长发育情况，孕妇整个孕期体重增加10~15千克，孕妇可每周测量1次。在怀孕28周后，一般每周增重500克。若孕妇体重连续数周不增，可能是胎宝宝发育缓慢，一般是由于孕妇不良饮食习惯，造成营养不良、羊膜发生病变或羊

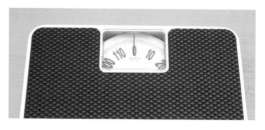

水过少；若孕妇体重增加过快，可能是合并糖尿病、妊娠水肿或羊水急性增多。

孕妇无论体重增多还是减少，都应及时去看医生，以尽早确诊并采取相应措施。

防止发生贫血

为何发生贫血

孕妇在怀孕的第5或第6个月开始，很容易发生贫血。这是因为胎盘和胎儿的发育都需要增加血液量，铁的供给量要达到未怀孕前的2倍。孕妇本身胃酸降低也影响膳食中铁的吸收，加之平时月经失血，使得体内铁贮存较少，孕期若没能通过饮食足够摄取铁质就会使孕妇发生贫血。

贫血对孕妇和胎宝宝的危害

贫血的孕妇妊娠中毒症的发生率明显高于正常孕妇。由于症状较轻时不易被察觉，从而导致长期慢性贫血，使得胎宝宝的生长发育受到影响，如宫内生长迟缓，足月时体重不够2.5千克，胎儿出生后容易发生呼吸道及消化道的感染。分娩时，贫血的孕妇常会使胎宝宝不能耐受子宫阵阵收缩造成缺氧状态，易在子宫内发生窒息。孕妇还因贫血发生宫缩乏力、产程延长、产后出血多等情况，产褥期的抵抗力也比正常产妇下降，易感冒和发生泌尿道感染。严重贫血的孕妇，未成熟儿及早产儿的发生率明显高于正常孕妇。

预防方法

孕妇刚开始怀孕时就应该多吃瘦肉、家禽、动物肝及血（鸭血、猪血）、蛋类等含铁食物，并且多吃水果和蔬菜。水果和蔬菜不仅能补充铁质，而且所含的维生素C有促进铁吸收利用的作用。豆制品含铁量相对较多，且肠道吸收率较高。孕妇在主食上适宜多吃面食，面食较大米含铁多，吸收率也比大米高。

孕妇应按时做孕前体检，至少要在妊娠的中期和后期检查2次血色素。

睡眠时不宜仰卧

孕妇在第6个月时子宫已明显增大，仰卧位时就会压向脊柱，使位于脊柱侧的大血管受压，影响流向心脏的血液量。因此，心脏向全身各组织器官输出的血量就会减少。若是大脑供血减少，孕妇感到头晕、心慌；若是子宫供血减少，就会使胎宝宝缺血缺氧。仰卧位还压迫骨盆入口处的输尿管，影响尿液流入膀胱，致使尿量减少，不利于孕妇的代谢废物排出体外，引起孕妇身体水肿。

孕妇适宜采取左侧卧位，可避免增大的子宫对大血管的压迫，有利于增加回心血量，使孕妇全身获得充足的供血量，缓解水肿发生。

预防腰背痛

发生原因

孕妇日渐增大的子宫使得腰部负荷增加，加之腰部和腹部的肌肉松弛，不能像以往那样支撑内脏，致使腰椎负担加重，使得脊柱的生理曲度后伸过度。孕妇此时只要稍微有点劳累或身体不平衡就会感到腰痛，这种疼痛还会涉及下肢，引起一侧或两侧腿痛。

预防方法

孕妇应该注意充分休息。休息时，可将枕头、坐垫等柔软的东西垫在膝窝下，睡眠时应睡平坦结实的床，双腿屈曲，避免经常做弯腰的活动或长久站立，穿柔软轻便的低跟鞋或平跟鞋。孕妇注意多摄取钙质，这样会减轻腰背痛。孕妇如果腰痛的厉害，可用热水袋进行热敷。

适当做运动

孕妇适当做运动，不但可以控制体重，还可提高身体抵抗力，改善妊娠中的不适，如腰痛、水肿、便秘及痔疮，骨盆和腰部肌肉的加强，也使胎儿在分娩时易娩出。户外锻炼能更多地接受日光照射，可防止孕妇缺钙。最为重要的是运动还能帮助大脑释放有益的物质，这些物质通过血液进入胎宝宝体内，对胎宝宝的大脑发育极为有利。孕妇可选择的运动项目有散步、做广播操、游泳、打太极拳等，但

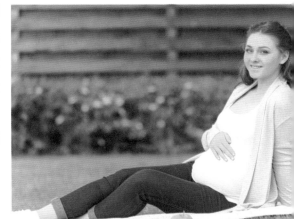

157

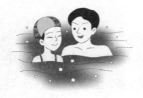

运动强度和运动时间要比非妊娠期减少30%左右。

孕妇正确姿势和动作

站立时

孕妇站立时，两腿要平行，两脚稍稍分开，把重心放在脚心上。

走步时

孕妇走步时要抬头挺胸，下颌微低，后背直起，臀部绷紧。走路时要踩实，上下楼时切忌哈腰和腆肚。特别到了怀孕晚期，下楼时一定要扶着扶手，看清台阶踩稳了再迈步。

坐立时

孕妇坐立时，后背要伸直靠在椅背上，髋关节和腰关节呈直角状，千万不能只坐在椅子边上。

拾取东西时

孕妇在拾取东西时，注意不要压迫肚子，不要采取不弯膝盖只做倾斜上身的姿势。要先弯曲膝盖，然后弯腰，蹲好后再拾。

孕妇应该避免的动作

站在小凳子上够取高处的东西，长时间蹲着做家务，拾重东西，做使腰部受压迫的家务。

孕妇"第二心脏"——脚

孕妇负担最重的是心脏。因为增大的子宫提高了横膈，90%的孕妇有功能性的心脏杂音，平均每分钟增加10~15次的心跳，心搏出量也增加25%~50%。

称之为人体第二心脏的脚，孕妇怀孕后的负担也不轻。首先要支持增加的体重，脊椎前弯，重心改变，颈、肩、腰、背也常常酸痛，脚更不堪重负，足底痛常常发生。

鞋

孕妇怀孕3个月后必须穿宽松、舒适的鞋，前后留有1厘米余地，鞋底防滑，鞋后跟以2厘米为好。孕妇的脚容易浮肿，适宜选择天然材质的软皮或布鞋，可有效减少脚的疲劳。合成革或劣质旅游鞋，沉重而不透气，会使浮肿加重。鞋底滑，跌跤的可能性大。

做几节足操

用足缘行走。

用足趾行走。

足趾捡物。

手扶椅背，双足并拢，提踵（足跟）外旋。

妊娠第6个月，胎儿喜欢音乐

孕妇妊娠第6个月，已经习惯了妊娠生活，肚子里的宝宝也安定下来。孕妇应该趁着身子还不那么沉，外出换换环境，改善一下自己和宝宝的生活，这是非常必要的。

实验证明，妊娠6个月的胎儿已具备了记忆、听力和学习的能力。听力学家认为胎儿有很强的鉴赏力，播放优美的乐曲时，胎心会变得平缓，胎动减少。

科学家们发现胎儿自25孕周起，就能按管弦乐队的鼓点做有节奏的跳动。孕妇从怀孕5~6个月起，选几首轻松、优美、舒缓的乐曲，每日播放两次，每次15分钟左右，坚持至分娩，这样训练出来的孩子有音乐"细胞"，在其他方面的反应也比较灵敏。

孕妇妊娠6月时，要进行保证充足的睡眠，要进行适当的活动，保证良好的营养补充。最关键的是保持愉快的心情，同腹中的宝宝度过甜蜜的每一天。

防治妊娠浮肿的食疗方法

方法一：鲤鱼片100克，入麦片粥内烫熟，加盐、味精、葱、姜末少许。

方法二：赤小豆30克，同麦片30克煮粥，加饴糖一匙。

方法三：冬瓜250克，煎汤，日服2次。

孕妇不要在厨房久留

据国外有关研究表明，粉尘、有毒气体密度最大的地方不是在工厂，室外环境,而是在家中的厨房。

液化气燃烧后,二氧化碳的浓度比室外高出多倍。煤燃烧时,释放出大量的二氧化硫、二氧化碳、一氧化碳,而且煤烟中还含有强致癌物——苯并芘。除此之外,煎炒食物也产生大量油烟。若厨房通风不良,二氧化碳平均浓度为国家标准的5倍,氢氧化物的平均浓度为国家标准的14倍,特别是苯并芘远远超出了室外的空气浓度。

有关专家提醒:

1. 孕妇宜少入厨房或尽可能缩短停留时间。

2. 在厨房中安装排风扇、吸油烟机除烟除尘。

3. 适当选用电炊具。

孕妇参加游泳训练顺产多

许多国外专家研究发现,职业游泳女教练,热带地区经常游泳的女性及长期从事水上做业的女性,如下海采贝的妇女、女潜水员等,怀孕后经常游泳,分娩时大多顺产。

研究人员开办了一所孕妇游泳训练学校。凡参加游泳训练的孕妇,在分娩时很顺利,同时分娩时间缩短一半,并且有些胎位不正常的孕妇在训练中胎位恢复了正常,从未发生过流产或早产。

孕妇胸口有烧灼感是胃炎吗

孕妇胸口有烧灼感不一定是患了胃炎,有可能是返流性食管炎引起的"烧心"感。孕妇在怀孕中后期很常见,因为食管下段的平滑肌可受性激素的刺激而变得松弛,致使胃液被返流到食管下段,含胃酸的胃液会刺激食管下段的疼痛感受器，所以引起胸口（心口窝处）的疼痛，尤其孕妇刚吃完饭弯腰进行活动或卧床休息时最容易发生。并且，孕妇子宫日益增大，往上将横膈顶起，使胃内食物的排空速度减慢，胃液因而在胃内滞留时间太久，很容易返流到食管下段刺激疼痛感受器。若孕妇烧灼疼痛感较轻微，通常不需治疗；若较严重，孕妇则应去医院检查一下，并遵从医嘱服些药物。为了减少食物返流到食管下段，孕妇在吃饭时不要进食过多，以免增加胃的压力。尽量避免使用紧束腰带，避免便秘以及排便时过分用力，饭后不要马上躺卧。尽量不吃高脂肪的食物。如巧克力、咖啡及浓茶和含香料的食物，不吃过热、过冷和酸性食物。这些食物都可加重烧心感。夜里睡眠时可把床头垫高15~20厘米，孕妇上身抬高可以减少胃液返流。

孕妇为何出现头晕等症状

孕妇在睡觉时不宜采取仰卧姿势，这种姿势对于妊娠中晚期的孕妇不适合。增大的子宫在仰睡时，正好压在腹腔背侧的大静脉上，使大静脉流回心脏的血液受到阻碍，从而使全身回流到心脏血液减少。心脏回流的血液不足，则可影响它向心、脑、肾等重要器官的供血，所以出现头晕、心慌、恶心等一系列缺血症状。

孕妇要改变一下睡觉的姿势，然后观察一下上述症状是否好转或消失。若症状不见缓解，孕妇应该及时去医院做进一步的诊查。

听音乐有利于胎儿听觉发育

胎教音乐对胎儿比较安全的音频范围是500~2000赫兹，2000赫兹以上（如小提琴的声音）对胎儿都是一种不良刺激。应该避免把耳机直接放在孕妇的腹壁上，要距其2厘米，这样能够使高频部分的声音经空气传导耗损较大一部分。若是孕妇本人听，对胎儿不会造成听觉伤害。

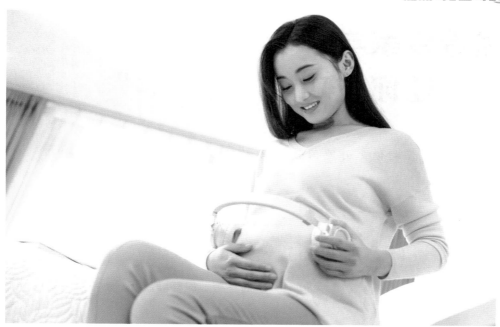

　　胎教音乐只是胎儿教育的内容之一，其目的是使孕妇保持轻松、愉快、平衡的心理状态，避免创伤、紧张、焦虑。阅读书报画册，欣赏花草树木，进行人际间的倾心交流，以及孕妇的心跳声、说话声、歌声、外界的音乐，对胎儿都是一种和谐的声音刺激。胎儿不可能去欣赏乐曲，只是让胎儿熟悉这些声音，保持一定的记忆，为出生后的听觉训练打下一定的基础。

跟着专家学干货，
让你成功接 "好孕"

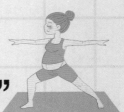

为了帮助你更好地阅读本书，我们提供了以下线上服务

快来学

· 听【科学备孕指南】　专家指导，轻松备孕

· 看【孕期饮食手册】　吃对三餐，母婴健康

跟着做

· 听【胎教音乐合辑】　保持妊娠期间好心情

· 做【孕期运动指导】　宝宝发育好，妈妈反应少

来分享

· 进【育儿交流群】　育儿过程有困难，宝爸宝妈来帮忙

微信扫码，添加智能阅读向导
看【孕妈心理课堂】，缓解孕期压力

PART ❸

妊娠7月至8月

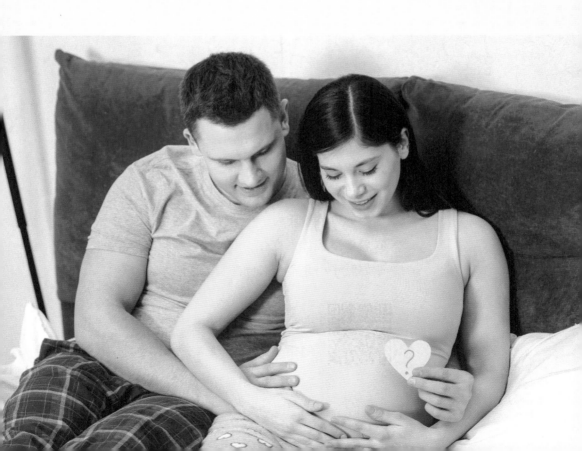

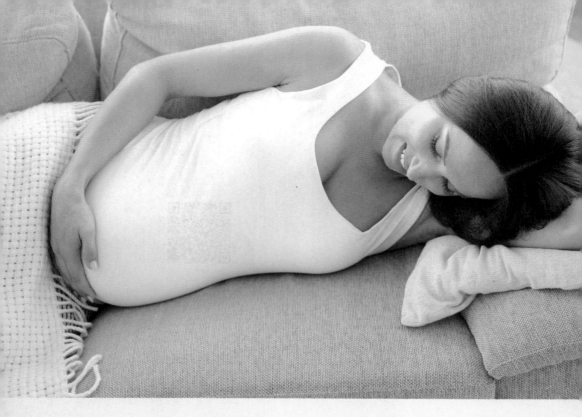

第

一

章

妊娠7月

◎ 妊高症的症状

◎ 预防皮肤出现妊娠纹

◎ 孕妇的口腔和牙齿

◎ 衣着要适应体形变化

◎ 孕妇肚子小会不会有问题

 "好孕"干货尽在码中

科学备孕有指导，胎教干货跟着学。

孕妇身体变化及感受

　　胎宝宝日渐增大，孕妇也感到了明显的沉重感，动作显得笨拙、迟缓。腹部向前挺得更为厉害，身体的重心移到腹部下方，只要身体稍微失去平衡，就会感到腰酸背痛。有时这种疼痛会涉及下肢，引起一侧或双侧腿部疼痛。孕妇子宫底的高度上升到肚脐之上，达到耻骨上21~24厘米。胎宝宝的日渐增大使孕妇的心脏负担逐渐加重，血压开始升高，心脏跳动次数由原来每分钟65~70次增加至每分钟80次以上，血液流量增加。增加的部分主要是血浆，这样红细胞在血液中就相对减少，易使孕妇出现相对性贫血。此时，孕妇新陈代谢时消耗的氧气量加大，呼吸变得急促起来，在活动时容易气喘吁吁。同时增大的子宫还容易压迫下半身，静脉曲张、痔疮及便秘这些麻烦可能会从此不断地烦扰孕妇。

胎宝宝发育情况

　　此时，胎宝宝满面皱纹，就像一位沧桑的老人。头发明显，皮肤皱纹逐渐减少，变得平滑起来，但皮下脂肪仍然较少。男孩的阴囊明显，睾丸已经开始由腹部往阴囊下降，并下降至阴囊里，女孩的小阴唇、阴核已清楚地突起。

　　脑组织开始出现皱缩样，大脑皮层已很发达，虽然还是生活在黑暗的子宫内，但大脑已经能通过妈妈的生活，感知昼夜的变化。包裹胎宝宝的胎膜内羊水量与胎宝宝的身体体积相比，已经达到妊娠最高峰。胎宝宝能够自如地"游泳"，胎位不能完全固定，甚至出现胎位不正。能开始分辨妈妈的声音，同时对外界的声音有所反应。内耳与大脑发生联系的神经通路已接通，对声音的分辨能力更为提高。感觉光线的视网膜虽然还没有完全发育好，但已经形成。有了浅浅的呼吸和很微弱的吸吮力。若是流产，由于肺和气管还没有完全发育成熟而较难存活下来。

胎宝宝的身长已达36厘米，体重900~1300克。

■ 妊高症的症状

怀孕20周后，若孕妇出现高血压、水肿和蛋白尿这三大症状，即患了妊娠高血压综合征。这三大症状可同时存在，也可只出现一个或两个，表现为以下几种。

轻度：收缩压比原来升高4.0千帕，舒张压比原来升高2.0千帕，并伴有轻度蛋白尿和水肿。

中度：收缩压升高值低于21.3千帕，舒张压升高值低于14.6千帕，尿中蛋白为"+"，或伴有水肿。

重度：收缩压升高值高于21.3千帕，舒张压升高值高于14.6千帕，尿中蛋白为"++~+++"，或伴有水肿。

若不能控制住病情，将有可能进一步发展成先兆子痫，孕妇会出现头晕、眼花、胸闷、恶心、呕吐等症状。若孕妇出现全身抽搐和昏迷时，则已发展成为危及生命的子痫了。

它的发生与诸多因素相关，如气温变化，通常在冬季、春季以及秋冬交替时发病率较高。

■ 易患妊高症的孕妇

第一次怀孕的初产妇；年龄过小或过大的孕妇，后者指35岁以上的女性；身材矮胖、精神紧张或有高血压家族史的女性；本身有贫血、血压高、肾脏病，怀有双胎或多胞胎。

妊高症的不良后果

可使孕妇引起肺水肿而造成呼吸困难，通常在产后出现。

由于血压升高而引起脑出血，且血压越高，出血概率越大，这是妊高症导致死亡的原因之一。

孕妇因肾脏功能受损而出现少尿，严重者发展为急性肾功能衰竭。

孕妇过去本无心脏病，可现在心脏部位出现异常心音。

因抽搐咬伤唇舌，或因昏迷坠地摔伤，还可能因昏迷时，喉部的分泌物被吸入肺部而引起吸入性肺炎。

全身肌肉抽搐时，可引起子宫收缩而发生早产。

孕妇患上妊高症会使胎盘功能恶化，胎宝宝因此发育不良。轻者发生宫内窘迫，重者致使胎宝宝死亡。预防妊高症的要诀如下。

1. 定时去做产前检查

这是能及早发现妊高症的最佳方法。每一次检查，医生都会为孕妇测量血压，化验尿液以及称体重，同时检查孕妇是否出现腿部水肿的现象，这些均是判别孕妇是否患上妊高症的最重要的指标。如有异常会马上发现，医生也可及早对孕妇进行对症治疗，使病情得到控制，不致发展得很严重。

2. 生活规律化

孕妇要避免过度劳累。从妊娠7个月起，不要做过于沉重的工作，减少家务劳动，感到身体疲乏时即刻去休息。保证充足的睡眠，每天睡眠时间至少在8小时以上，中午也应该休息半个到一个小时。孕妇心态要平稳，情绪不要大起大落。不要长久地看电视。若孕妇感到有一些不适症状时，应赶快去看医生。

3. 饮食须均衡

孕妇要多吃新鲜鱼、肉、豆类及豆制品、乳类及乳制品、蔬菜和水果，少吃咸和辛辣及有强烈刺激性的调味品，避免过多摄入动物性脂肪及碳水化合物，以免体重过重。

4. 适量做运动

孕妇应经常以愉快的心情去散散步、游泳或去接受森林浴，这样能增强孕妇的抗病力。孕妇以运动后身体感到舒适为宜。

5. 避免体重过重

孕妇过胖也容易引起妊高症。一般怀孕几个月后，每周体重的增加数应在500克以内。若超过500克，则可能已引起水肿，必须马上去看医生。

6. 睡眠采取左侧卧位

左侧卧位可使子宫不压迫脊柱旁边的大血管，使得下肢大静脉血正常回流到心脏，预防水肿。

孕妇的口腔和牙齿

孕妇在怀孕后由于雌激素、黄体酮、绒毛膜促性腺激素等的水平显著增高，容易引发牙龈充血、水肿。由于这些内分泌激素的刺激而使口腔变为酸性，加之孕妇进食次数的增多，容易导致细菌繁殖，使牙齿受到腐蚀而被蛀坏，生理上的疲倦也使孕妇懒于认真护理牙齿。因而牙龈明显肿大、疼痛、易出血，有时在牙龈上生成一个或多个硬肿块，触碰一下便流血，也可能自动流血。在妊娠的头3个月及分娩前，牙齿易受到腐蚀，给孕妇的生活带来烦恼，因此孕妇应该比平时更为悉心地护理牙齿。

保持口腔清洁

孕妇应在每天的早晚各刷一次牙齿。餐后或每次吃东西后都要用漱口水清洗口腔，避免食物的残屑留在牙龈和牙齿间。孕妇宜选择刷毛柔软的牙刷，免得碰伤牙龈。少吃坚硬和刺激性的食物，如辣椒，多吃软而富含维生素C的新鲜蔬菜和水果，以减少毛细血管的渗透性。

早防早治口腔病

孕妇应该在妊娠早期和晚期进行两次口腔常规检查，防治牙病和牙周病，如彻底洗牙、修补龋齿。若是有必须拔掉的牙齿，宜在妊娠3周到7周之间进行，避免引发流产和早产。

平时做牙齿保健

孕妇经常叩动上下牙齿，这样能增加口腔唾液的分泌，其中的一些物质具有杀菌和洁齿的作用。

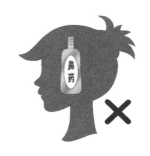

正确处理鼻塞和鼻出血

调查发现，大约有20%的孕妇在妊娠期间发生鼻塞和鼻出血，尤以最后的3个月多见。常会使孕妇误为自己患了病毒感冒，因而担心腹中的胎宝宝是否被影响。实际上，妊娠期鼻堵塞不一定都是患了感冒，其中大部分是由于内分泌系统的多种激素刺激鼻黏膜，使鼻黏膜血管充血肿胀所致。常在分娩后，鼻塞和鼻出血随之消失，不会留下后遗症。孕妇不用紧张，紧张只会加重鼻塞的症状。也不要自行滥用药物，只需听从医生的指导，正确处理即可。

发生出血时，孕妇可用手捏住鼻翼，便能很快止

小·贴士

孕妇在鼻子不通气、流涕时，可用热毛巾敷鼻，或用热蒸气熏鼻部，这样可以缓解症状。

孕妇不要自行擅用滴鼻药物，如麻黄素、滴鼻净等。特别是血压高的孕妇，使用麻黄素类药物会加剧血压升高。即使使用激素类、抗组织胺等抗过敏药也应按照医嘱的要求使用，以免服用后对胎宝宝不利。

住血。若还未止住，可在鼻孔中塞一小团清洁棉球，紧压5~10分钟，并捂住鼻柱。若是鼻出血较多或经常反复出现，孕妇应及时去医院做检查。因为大多是伴有妊高症、妊娠血管瘤，如能早期诊断和早期治疗，则可预防孕妇和胎宝宝发生严重的不良后果。

预防皮肤出现妊娠纹

怀孕后，孕妇身体内的内分泌系统的改变不仅让各个器官发生变化，也使皮肤有了新的变化。大约有70％的孕妇在6~7个月时，随着肚子的增大，在腹壁上出现一条条花纹。这些花纹弯弯曲曲，两端细、中间宽，一条条平行或相互融合。在妊娠期是粉红色或淡紫色，分娩后则变成灰白色、有光泽的疤痕样花纹，这是皮下弹性纤维支撑日渐增大的子宫而发生断裂的结果。妊娠纹不仅影响美观，而且使生产后的孕妇腹部弹性差，对子宫尽早复位不利，容易出现腰痛、尿失禁，从而给孕妇增添了很多的烦恼。若能及早采取措施，则可预防或减轻妊娠纹。

未雨绸缪

孕妇在孕前就应注意身体运动，特别是腹部的锻炼，如做仰卧起坐、俯卧撑等。女性经常做这种锻炼，大多在孕期不出现妊娠纹，即使有也较轻微。

饮食要合理

孕妇避免营养过剩，只要能满足胎宝宝的需要就可以了。营养过多摄入会导致胎宝宝长得太大，从而使腹部过度膨胀，不仅会引起皮下弹性纤维断裂，而且还会造成难产。

及早发现异常情况

如果孕妇子宫内羊水过多，子宫可在短时间迅速增大，会使腹部膨隆明显，皮肤发亮，导致皮下纤维断裂。孕妇若出现以上情况时或腹围超过1米以上，都应赶快去就医。

轻者通过利尿手段，重者可采用除去羊水的措施治疗。

使用护肤品

孕妇在刚出现妊娠纹时，可在妊娠纹部位涂抹妊娠纹美容护肤品，能帮助皮肤恢复弹性。这类产品的主要成分是油脂，不会对孕妇和胎宝宝产生不利的影响。但要注意，必须购买正规厂家专为孕妇设计的产品，只有这种用品才会充分考虑到孕妇的安全。

■| 衣着要适应体形变化

孕妇到了妊娠7个月后，子宫变大越来越明显，腹部因此向前方扩张。为了配合这种变化，孕妇所穿着的衣、鞋、袜必须慎重，除了注意选择质地柔软、吸汗保暖的纯棉制品外，还需考虑以下要点。

避免过紧

孕妇不要穿紧身衣，不然会影响腹部的血液循环而使胎宝宝发育不良。孕妇易出现脚部水肿，因此袜口不要太紧，否则会使水肿加剧。鞋帮和鞋底要松软，并有牢牢支撑身体的宽大后跟，这样会减轻孕妇身体沉重带来的腰部酸痛及脚跟痛。孕妇还需戴孕妇专用胸罩。

身体保暖

如果孕妇身体受凉，特别是腰、腹部受凉，会使腹部淤血导致流产或早产。覆盖式内裤不仅能保暖，而且还可自行调节松紧度。

孕妇用药对胎儿的影响

药物进入胎儿体内的途径有两条，一是由母体经胎盘血管进入胎儿血循环，二是胎儿吞咽羊水，将羊水中的药物带入体内。

孕妇用药应该掌握以下原则：胚胎着床前期（受精后2周之内），孕妇对周围环境因素有一定的防御能力，此时的细胞为多向性，能够分化成各种组织，除非药物伤害了受精卵的大量细胞造成胚胎残废，此时用药相对安全。

器官形成期（受孕后13~56天）为各器官发育阶段，对各种致畸因素都非常敏感，孕妇此时用药必须特别慎重。

器官形成后期为胎儿期（受孕3个月），此时各器官均已形成，药物的致畸作用减弱，但胎儿的神经系统、生殖系统、牙齿仍然在继续成熟，一些药物能够产生副作用。据李时珍著的《本草纲目》介绍，苦参性苦、无毒，茵陈性苦、微寒、无毒，二者均不是妊娠的禁用药，孕妇可以适当使用。

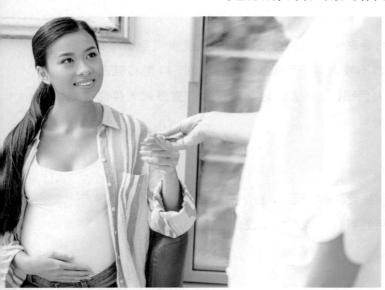

霉菌性疾病自我防治

女性霉菌性阴道炎是十分常见的疾病，它是由一种被叫做"白色念珠菌"的真菌所引发的炎症。白色念珠菌广泛存在于自然界中，也寄存在人的皮肤、黏膜（阴道、肠道、口腔）上，一般平时并不发病，但在一些特殊情况下就会大量繁殖，导致阴道发炎。

为何引发霉菌性阴道炎

1. 阴道环境发生变化

霉菌性阴道炎的发病率在孕妇中较高，为非孕妇的10~20倍。因为孕妇阴道内的酸性增加，加之阴道黏膜充血，外阴阴道湿润，极适宜霉菌生长，在护理上稍不留神便很容易引起霉菌的大量繁殖，从而引发阴道炎。

另外，服用避孕药，患糖尿病也可使阴道内酸性增加。

2. 接触感染

能够通过性生活直接感染，因而也是一种性传播疾病。若男性与霉菌性阴道炎的女性性接触后，仅数个小时便会出现阴茎刺痒和烧灼感。同样道理，患霉菌龟头炎、尿道炎的男性，也可通过性接触传染给女性。污染的浴盆、浴巾、游泳池、衣物、厕所或医疗器械同样会造成间接感染。

3. 阴道内的平衡被破坏

长期使用抗生素、激素，改变了阴道内各种寄生菌之间互相制约的平衡，从而使白色念珠菌大量繁殖引起感染。

如果经常穿结构紧密、透气性差的外裤和内裤，则不利于阴部细胞呼吸，加之会阴部汗腺较丰富，会使白色念珠菌在密不透风和温热的潮湿环境里生长繁殖。

霉菌性阴道炎的症状

若被感染，表现为外阴瘙痒，有烧灼痛，发病厉害时，患者会坐卧不安，非常痛苦，可伴有尿频、尿痛和性交痛。白带呈现出凝乳样，被俗称为"豆腐渣样白带"，并且比平时增多，常常由于不自觉的抓挠造成外阴肿胀、发红，经常在月经来潮的前一周症状加重，以致影响日常生活和睡眠。

霉菌性阴道炎的危害

白色念珠菌可在分娩时由阴道传染给小宝宝，使小宝宝患上鹅口疮，影响生长发育。孕妇患了霉菌性阴道炎必须在分娩前治愈。霉菌性阴道炎还可在房事时传染给丈夫，引起龟头炎、尿道炎、前列腺炎和附睾炎。反之，患感染的丈夫又会通过房事使妻子再次感染，以致旧病复发。

如何治疗霉菌性阴道炎

1. 先用苏打水冲洗外阴和阴道内的大块分泌物，然后把"达克宁"或"制霉菌素"栓剂放入阴道内。孕妇使用时要轻轻放入，位置大约一指深，用药量及疗程应由医生掌握。

2. 穿过的内裤、浴巾、浴盆应煮沸消毒5~10分钟，杀灭白色念珠菌。

3. 久治不愈的霉菌性阴道炎应查尿糖，以排除糖尿病。

4. 真菌检查阴性后，再用药巩固3个疗程，以免复发。

怀孕7个月的不适与调节

孕妇妊娠后，因为受内分泌激素的影响，耻骨联合及骨盆关节处变得松弛，以便分娩时胎头能通过，因而骨盆较不稳定，所以孕妇在坐、立和行走时产生疼痛。同时在孕晚期，腹部前凸，孕妇为保持身体平衡和直立而双肩后耸、头部前俯，从而造成脊柱弯曲、颈胸曲度增大而出现腰背部疼痛，致使孕妇感到行动困难。若是耻骨疼痛，可围绕两髋部缚以布带，减少行走，卧床休息，使疼痛缓解。如果是腰背疼痛，可用腹带兜住腹部，减少腰椎前凸的程度，避免久站及过多走路，穿柔软合适的低跟鞋，这样就可使腰背疼痛缓解。还可做局部和背部按摩，以放松肌肉减轻不适。孕妇不要总坐着不动，应适当进行活动，以此加强背部肌肉力量而减轻疼痛。

经前乳房疼痛会在怀孕后加重吗

通常乳房疼痛是经前期综合征的一种表现，是由于在月经周期中，体内雌孕激素失衡、醛固酮增多等原因引起，一般经前乳房疼痛不需要治疗。若怀了孕，孕期血液循环加快会使乳房增大、突出，也可能造成乳房疼痛，甚至比月经前乳房疼痛更严重，但都是正常的生理反应，不必过于担心。

孕妇肚子小会不会有问题

孕妇想知道自己的胎儿发育情况，可用两个客观指标来衡量：

第一个指标是子宫底高度（当然也要参照腹围的数值），即大家熟悉的产前检查中必定要测量的宫高和腹围。以宫高为例，正常情况下，妊娠24周末，宫高平均24厘米，28周末为26厘米，36周末为32厘米，40周末则达到33厘米。孕妇可根据所测得的宫底高度，计算胎儿发育指数。公式如下：

胎儿发育指数=宫底高度（厘米）−3×（月份+1）

孕妇可以根据测量及计算结果，判断胎儿是否发育正常。正常情况是胎儿发育指数大于－3，而小于＋3。若在此范围之外，则不正常。例如：在怀孕24周（6个月）测量的宫底高为23厘米，那么，胎儿发育指数=23（厘米）－3×（6+1）=2，结果正常，即胎儿发育符合孕周。

第二个客观指标是通过B型超声波测定的胎头双顶径值（BPD）。正常情况下，每三周BPD值平均增长0.78毫米，如果每三周BPD平均增长小于0.4毫米，或每四周小于0.6毫米，则表示胎儿发育迟缓。

孕妇若发现自己的胎儿发育迟缓，首先要放松精神，充分休息，睡觉时多向左侧卧，以此增加子宫胎盘的血液循环，改善胎儿缺氧状态。同时要注意调理孕妇营养，适当补充微量元素锌、铁及维生素等。有的孕妇则需要住院，静脉补充营养以及针对病因进行治疗。若是不能得到满意的治疗效果，孕妇则应考虑适时中止妊娠。

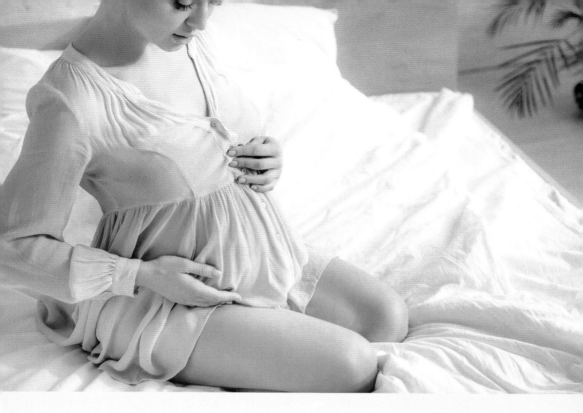

第二章

妊娠8月

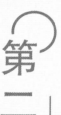

◎ 胎宝宝发育情况

◎ 孕妇身体变化和感受

◎ 围生期保健

◎ 预防早产

◎ 避免宝宝长得太大

"好孕"干货
尽在码中

科学备孕有指导，
胎教干货跟着学。

◾◾ 孕妇身体变化和感受

　　孕妇子宫向前挺得更加明显，子宫底的高度已经上升到25~27厘米。不管是站立还是走路，孕妇不得不挺胸昂头，身体也越来越笨重，给孕妇带来诸多不便，稍微多走点路，孕妇就会感到腰痛和足跟痛，经常出现便秘和烧心感。同时升到上腹的子宫顶压膈肌和胃，因此，胃受到压迫，饭量减少，就会觉得胸口上不来气，甚至需要肩来协助呼吸。夜里偶尔还会因增大的子宫挤住了腹部的大血管突然感觉神志昏迷。但是孕妇只要一想起与胎宝宝相见的日子越来越近，心中荡漾着幸福感觉，就会在不知不觉中驱走身体不适的烦恼，对越来越高耸的肚子及身体重心的后移体态习以为常。

　　孕妇此时期乳房高高隆起，乳房、腹部以及大腿的皮肤上的一条条淡红色的花纹更会增多。由于激素的作用，孕妇乳头周围、下腹、外阴部的颜色日渐加深。有的孕妇的耳朵、额头或嘴周围也生出斑点。

◾◾ 胎宝宝发育情况

　　此时期，胎宝宝的指甲已长至指尖，皮肤淡红，并变得光滑起来，皮下脂肪渐渐增多，但皮肤的皱褶仍然很多，看起来仍似一位满脸沧桑的老人。

　　迅速长大的胎宝宝的身体紧贴着妈妈的子宫，可以自由自在地回转，但若遇到强烈的声音刺激和震动，胎宝宝就会大惊失色，张开双臂似要抓住什么，做出非常惊愕的样子。

　　这时的胎宝宝身长已长到40~44厘米，体重增加至1400~2100克。若在此时提早来到人世，可放在氧气浓度较高的暖箱里喂养。此时宝宝吸吮能力非常差，所以要从宝宝的鼻中插上一根通到胃里的管，将营养丰富的母乳或奶粉直接送到宝宝胃里,这样做也可避免宝宝把乳汁吸进肺里。尽管如此,8个月的早产宝宝能活下来的并不是太多,因为宝宝的呼吸器官——肺部,还需要一定的时间才能充分发挥功能,所以大约有1/3的宝宝不能活下来。

孕期瘙痒症的防治

孕期瘙痒症是妇女怀孕时的一种特殊而又常见的病症,又称"胎气氧"。该症占孕妇的3%~50%,主要症状是皮肤发痒,轻者可以忍耐,重者则会浑身瘙痒难忍,干痒不起疙瘩。孕期瘙痒症主要发生于孕期后3个月。

对孕期瘙痒症的病因,目前了解的还不多。初步认为:一是遗传因素。母亲患有此病的,女儿也容易患有此病。二是孕妇可能患有轻度黄疸,由于很轻,常常被忽略。患黄疸的孕妇由于过多胆汁淤积会引起皮肤瘙痒。

瘙痒症对胎儿有严重影响,它容易导致胎盘绒毛血运障碍,胎儿得不到充足的血氧供应,从而引起胎儿宫内死亡或早产。孕妇分娩过程中,由于宫缩会加重胎儿缺血缺氧,也容易造成胎儿窒息死亡。

患有瘙痒症的孕妇应去医院检查肝功能、黄疸指数、胆红质等。同时注意观察胎儿情况,根据医生意见提早住院待产,避免发生意外。

预防早产

孕妇还未到达预产日期,却感到腹部有类似阵发性的疼痛,紧接着下体会有少量出血,而后胎盘出现破水,胎儿和胎盘滑出。出血和腹痛的程度因人而异,往往疼痛越重,出血量越多,保胎的成功机会越小。如果疼痛轻微,出血量也少,或者仅是"见红",则保胎的希望就大。所以,平时一定要注意预防早产,预防方法如下:

孕妇必须注意，要在刚一出现早产症状时立即去医院，不可延误时机。入院后，一定要保持情绪稳定，尽可能使妊娠继续下去。孕妇若是早产已在所难免，听从医生对早产儿保暖、吸氧、合理喂养、预防感染等方面的指导，精心照料早产的宝宝。

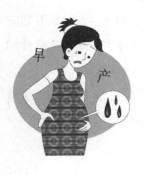

1．孕妇在怀孕期间要控制饮食中盐分的摄入，以免体内水分过多而引发妊娠高血压综合征。

2．孕妇注意预防便秘和腹泻，持续性的排便会刺激子宫收缩而引起早产。

3．孕妇应该注意按时起居，改变不良的生活习惯，节制性生活，不要让身体过于疲劳，不做过于激烈的活动，特别是有流产或早产史的孕妇。

4．孕妇要注意居家和在外的安全。越来越沉重的身体很容易使孕妇失去平衡感，反应也会变得迟钝，一不小心就会摔倒。所以家里的地板不要上蜡，尽量减少家具的突出部，以防撞击腹部。孕妇不要长久做弯腰或压迫腹部的家务活，将常用物品放在容易取的地方。丈夫要经常检查家里的扶手是否有断裂和损坏。孕妇不要骑自行车去购物，避免因下肢活动剧烈，形成小腹充血导致早产。孕妇独自驱机动车，由于肚子太大而操作不灵活，容易发生事故，应尽量避免。怀孕8个月后要避免乘机出行，或搭乘震动较大的交通工具。

5．孕妇应及时治疗各种能引发早产的疾病，积极纠正不正的胎位，双胞胎的孕妇更要多加小心。

异常胎位

何谓正常胎位

胎宝宝在孕妇子宫内的正常姿势应该是头位，即头部朝下、臀部朝上，分娩时头应先娩出，若是相反则为臀位，分娩时臀部先露出。因为胎宝宝的头部比臀部要大，若头部不能在子宫收缩时先娩出，再要出来就很困难了，从而造成难产。孕妇胎位正常与否十分重要，它关系到分娩能否顺利进行。在28周前，胎宝宝尚小，而羊水相对较多，即使此时胎位不正，一般也能自行转正。若在30周后胎位仍不正，就要在医生的指导下进行自我矫正。

胎位矫正法

1. 胸膝卧位法

适用于妊娠30周后，胎位仍为臀位或横位。具体操作为：孕妇于饭前、进食后2小时，早晨起床及晚上睡前，先去排空尿液，然后松开腰带，双膝稍分开（与肩同宽），胸肩贴在床上，臀部抬起，头歪向一侧，大腿与小腿成直角，双手下垂于床两旁或者放在头两侧，形成臀高头低位，以使胎头顶到母体的横膈处，借重心的改变来使胎儿由臀位或横位转变为头位。孕妇应该每天做2~3次，每次10~15分钟，一周进行胎位复查。

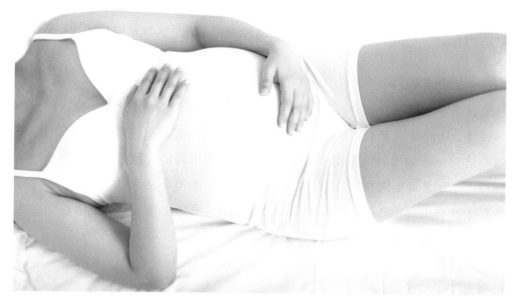

2. 侧卧位

对于横位和枕后位可采取此法。做法为：孕妇侧卧时，可同时向侧卧方向轻轻抚摩腹壁，每天做2次，每次10~15分钟。

3. 艾灸穴位法

孕妇采取坐位，脚踩在小凳上，松开腰带，用点燃的艾卷熏至阴穴（双侧脚小趾外缘）。这样做可以兴奋大脑的内分泌系统，使雌激素和前列腺素分泌增多，促进子宫的活动，从而使胎儿转位。孕妇应该每天1次，每次15~20分钟，一周后进行复查。

孕妇若经过以上方法矫正仍不能使胎儿转为头位，需由医生采取外倒转术。若至临产前还不能正常，就难以自然分娩，孕妇应该提前住院，由医生选择适当的分娩方式。

仰卧综合征

什么是仰卧综合征

孕妇妊娠8个月后，若睡眠时仰卧的时间长，则会出现头晕、心慌、发冷、出汗、血压下降等症状，甚至出现神志不清和呼吸困难，这就是仰卧综合征。

何因引起仰卧综合征

日渐增大的子宫在孕妇仰卧时会压向脊柱，使得脊柱两旁的大静脉和大动脉受压，从而使大静脉中的血液不能顺畅地流回心脏，造成回心血量减少，导致心脏向全身输出的血量减少，出现一系列血压下降的症状。不仅影响孕妇的健康，对胎宝宝也同样有危害。由于心血输出量的不足及大动脉的受压，会减少对子宫的供血，胎盘的血液供应因而也减少，导致胎宝宝缺氧，出现胎心或快或慢或不规律现象，以致胎宝宝发生窒息和死亡。

怎样预防

不管是夜晚睡眠，还是白天躺卧，孕妇必须要采取左侧卧位。

若由于仰卧发生了血压下降，孕妇应迅速改换体位，即由仰卧改为左侧卧位或半卧位，症状就会得到缓解。

注意：在牙科、美容院和妇科等处，几乎都要采取仰卧位，孕妇要避免长时间的仰卧位，随时警惕仰卧综合征的发生。

白带增多怎么办

　　孕妇体内的雌激素随着妊娠的进展逐渐增多,促进子宫颈和子宫内膜腺体的分泌,特别是到妊娠后期,白带会越来越多,孕妇若护理得不恰当,则可能引起外阴炎和阴道炎,导致胎宝宝在出生经过阴道时受感染。所以,白带增多,一定要注意卫生,具体做法如下:

　　1. 孕妇应该每天用温开水清洗外阴2~3次,但不要清洗阴道内。

　　2. 为了避免交叉感染,孕妇必须准备专用浴巾和水盆。

　　3. 孕妇要天天更换内裤,洗净后的内裤要在日光下晾晒。

　　4. 孕妇每次排便后,用硼酸水浸泡过的脱脂棉块,由前向后进行擦拭。擦过一遍的脱脂棉要扔掉,第二遍要用新的棉块。

　　5. 当外阴出现瘙痒,孕妇在洗澡时不要使用碱性大的清洗剂,如肥皂洗外阴,应按医嘱去做。

　　若白带在增多的同时,颜色及性状也发生变化,并有难闻的味道,应立刻去看医生。

避免胎宝宝长得太大

　　孕妇在妊娠8~10个月时,胎宝宝的身体长得特别快,胎宝宝的体重通常都是在这个时期增加的。主要特点为大脑、骨架、筋脉、肌肉都在此时完全形成,各个脏器官发育成熟,皮肤逐渐坚韧,皮下脂肪增多。若孕妇营养摄入不合理,或者是摄入得过多,就会使胎宝宝长得太大,出生时造成难产。

饮食安排

1. 孕妇体重的增长每周不应超过500克。

2. 孕妇要少吃过咸的食物，每天饮食中的盐应控制在7克以下，不宜大量饮水。

3. 孕妇应适当限制食糖、甜食、油炸食品及肥肉的摄入，油脂要适量。

4. 孕妇应选体积小，营养价值高的食物，如动物性食品，避免吃体积大，

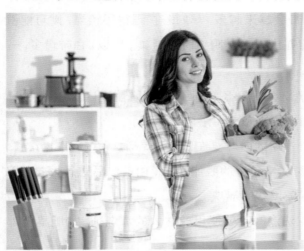

营养价值低的食物，如土豆、红薯，以减轻胃部被增大的子宫压迫的胀满感。

每天食物的品种和量

主食（大米、面粉、小米、玉米和杂粮）370~420克，蛋类（鸡蛋、鸭蛋、鹌鹑蛋）50克，牛奶500克，肉类和鱼类150克，动物肝脏50克（每周一次），豆类60克，蔬菜500克，水果100克，烹调用油20克。

▌▌生活提示

1. 孕妇从现在起，每2周做一次产前检查。而且，尽量不要外出旅行，避免发生早产。

2. 孕妇应该查血型，有意外可立即配血、输血。凡O型血的孕妇都应在分娩前测定血清血型抗体的浓度，如果浓度高，则需服用可减少或中和抗体的中药，以预防新生儿溶血和减轻溶血程度。

3. 孕妇每天早晨起床后，先喝一杯凉开水，再吃早餐，以此加强起床的直立反射和胃结肠反射，预防便秘发生。

4. 孕妇每天晚上入睡前,做5分钟的乳房按摩,以疏通乳腺管,为哺乳做准备。睡觉前按摩足部,并将腿抬得高一些,这样可防止腿抽筋。枕头不宜太高,太高的枕头会使颈胸处弯曲过大,不利于呼吸,而且还压迫胎宝宝。

5. 孕妇外出时应避开强烈的日光直晒,应戴上遮阳帽或撑上遮阳伞,以防色素斑点加重。

6. 为减轻胃部涨满感,孕妇每次不要进食太多,进餐次数增加到5次以上。

7. 只要天气适宜,孕妇每天应出去散散步。妊娠晚期,孕妇的血液容量增加了40%,对心脏的压力很大,仅靠心肺循环,不容易接近人体血液循环的远端,如脚出现供血不足,引起全身血液循环不良,就会影响胎宝宝。孕妇若散散步,便可刺激与所有器官相连的60多个穴位,增强血脉运动,不仅对胎宝宝好,对孕妇也好。

8. 孕妇应该经常测体重。若腿部的浮肿在早晨起床时还未消失,应该马上去咨询医生。

围生期保健

围生期包括妊娠、分娩和产褥三个阶段。孕妇妊娠满28周(胎儿体重达到或超过1000克或身长35厘米以上)至产后一周为围生期。

胎儿到新生儿是一个连续的过程,胎儿在宫内的生长发育与出生后的成长密不可分。针对孕妇分娩前后这段时间,胎儿、婴儿死亡率较高这一问题,医学专家们又提出了围生保健这一概念。围生保健不同于孕产妇保健。孕产妇保健重点在于保护孕产妇的安全、健康和卫生,兼顾胎婴儿生长发育。

围生期保健重点在于胎儿、婴儿的健康成长,并监护孕产妇的身体状况。改变了单纯以母体为中心的初级医疗观点,形成母子统一管理的医疗保健体系。围生期保健的目的是降低母婴的发病率和死亡率,包括避免和防止引起胎儿发育致畸等因素影响,对胎盘的生理病理及胚胎的早期发育进行了解和适当的干预,及早做出产前诊断。检查胎盘功能、胎儿成熟度以及对有危险可能的妊娠妇女做重点监护、妥善处理，防止发生早产、难产。在整个孕期持续严密监护指导，及时给以必要帮助。

父母与孩子的血型

血型是遗传的一个侧面，许多病与血型具有直接关系。科学工作者研究认为，血型与性格也有重要的关系。

一般所说的血型是红细胞血型，最主要的是ABO血型系统，就是人的血型分为A型、B型、AB型、O型四种。A型人的红细胞上有A抗原，B型人的红细胞上有B抗原，AB型人的红细胞上有AB抗原，而O型人的红细胞上没有抗原。知道父亲和母亲的血型，依照血型遗传规律，能够推算出子女可能出现的血型。

双亲和子女之间的血型遗传关系		
双亲血型	子女可能血型	子女不可能血型
A×A	A、O	B、AB
A×O	A、O	B、AB
A×B	A、B、AB、O	
A×AB	AB、A、B、O	
B×B	B、O	A、AB
B×O	B、O	A、AB
B×AB	A、B、AB	O
AB×O	A、B	AB、O
AB×AB	A、B、AB	O
O×O	O	A、B、AB

母子血型不同不会影响胎儿生长

有些母亲的血型与孩子的血型是不同的。为何两人血型不同，却能相安无事呢？胎儿和母体各有一套血液循环系统，即子血循环系统和母血循环系统，胎血和母血各在自己的血管内运行。那它们又是怎么进行物质交换的呢?

胎盘是胎儿和母体之间进行物质交换的器官,由胎儿未退化的绒毛膜和母体的基蜕膜共同构成。胎盘的胎儿部分由绒毛膜构成,上有许多绒毛、毛细血管和两层滋养层细胞。胎儿与母体血液进行物质交换时,必须透过这几层结构,它们是胎儿母血屏障。

胎盘的母体部分是由基蜕膜构成。随着胚胎的发展,基蜕膜被侵蚀成许多腔隙,称为绒毛间腔。绒毛间腔中充满了母体血液,绒毛也浸泡于其中。绒毛间隙非常开阔,腔隙不整齐,又有许多绒毛分枝,因而绒毛间腔中的血液流动很慢,使胎儿部分的绒毛毛细血管和母体部分的绒毛间腔血液之间的物质交换可能通过渗透、扩散广泛地进行。

由此可知,胎血和母血并未发生直接相通,更不是母血直接进入胎儿血管。因此,母子血型不同,胎儿却能无恙。

父母与孩子的身高

人的身体,受父母遗传因素的影响很大。根据父母的身高,可以预测孩子的身高,下为公式:

$$男孩身高(厘米)= \frac{(父高 + 母高) \times 1.08}{2}$$

$$女孩身高(厘米)= \frac{父高 \times 0.923 + 母高}{2}$$

这个计算的结果还要受孩子后天多种因素的影响,如营养、锻炼、睡眠、情绪等都对身高有影响。良好的营养、适当的锻炼、充分的睡眠、乐观的情绪,都有助于孩子身体的发育。

大龄孕妇生育左撇子婴儿的概率高

加拿大科学家最近研究表明，40岁以上的妇女生育左撇子婴儿的可能性比年纪较轻的妇女高2倍。

科学家对某校2228名一年级的学生进行了调查，包括年龄出生时母亲的年龄，是左撇子还是右撇子等。

科学家们把年龄在17~24岁的母亲作为比较基准，结果发现，30~35岁的母亲生育左撇子婴儿的机会比基准高25%，35~39岁的母亲生育左撇子婴儿的机会比基准高69%，40岁及其以上的母亲生育左撇子婴儿的机会比基准高128%。

科学家们认为，导致生育更多左撇子的主要原因是大龄母亲普遍存在的各种制约因素，如分娩时间延长，呼吸困难，婴儿体重轻，双胞胎或三胞胎所引起的生物损伤。这种病理性左撇子与遗传性左撇子不同。相对左撇子婴儿比右撇子婴儿矮几英寸，体重约轻几磅，性成熟时间也比右撇子晚几个月。

英国、澳大利亚、美国和加拿大的研究也一致表明，左撇子婴儿的出生率随妇女分娩的艰难程度增加而增加。

宝宝像谁

许多遗传基因是位于性染色体上的。X染色体比较大，其上所载的基因较多，有百余个，Y染色体很小，所含的基因也比较少。由于基因是遗传物质或遗传信息，因而伴随性染色体的某些遗传性状和特征，就和性别有关，这就是伴性遗传。有些遗传特征会由母亲传给儿子，但不传给女儿。有些遗传性状由父亲传给女儿，但不传给儿子，也就是表现为"儿子像妈妈，女儿像爸爸"（也有与此相反的情况，但只是少数）。有些遗传病就是这样遗传的。

常见的血友病就是一种遗传病。它是伴随X性染色体的遗传病，患病的都是男性。男子的性染色体是XY，不正常的X显现出来，就得血友病；女子的性染色体是XX，不正常的那个X被正常的X"掩盖"，不得血友病，但却可以是该病的传递者。因此，此病的遗传方式是妈妈将病传给儿子，儿子得病，女儿不得病，但女儿的儿子以后会得病。

有一些性状的基因只在Y染色体上，从而只表现在儿子身上，也就是所谓的"传子不传女"。但这种情况较为罕见。

给胎宝宝治病

随着产前诊断技术、仪器的日趋完善，越来越多的胎儿疾病能在母腹中得到诊断和治疗。

给胎儿"服药"，最先是让孕妇口服或注射胎儿所需的药物，通过血液循环进入胎儿体内发挥作用。例如，有一孕妇的胎儿发生了心衰，全身水肿，腹腔中

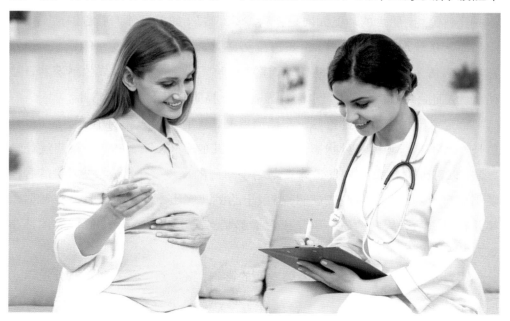

出现积液，危在旦夕。医生们给孕妇服了强心药物后，不到3天，病情就得到了控制。

胎儿也可以自己直接"吃"药。由于胎儿是不断地在羊膜腔中吞进羊水，又从尿中排出羊水。因而可以将药物直接注入羊膜腔，混入羊水中，让胎儿吞咽。这种方法效果好，见效快。例如，向羊水中注射一些激素类药物后，胎儿肺透明膜病的发生率和死亡率则降低了许多。

胎儿手术最先采用的是"长针穿刺吸液术"，即用一根中空的长针刺入胎体内有异常积液处，吸出积液。目前为止，医生们已成功地抽取了胎儿脑室、胸腔、腹腔和肾盂等处的积液，进而采用导管做引流，使治疗技术又提高一步。

另外，打开母腹，直接为胎儿开刀治病的手术也获得了成功。

■▌ 妊高症孕妇应该适时分娩

妊高症的基本病理改变是全身小动脉痉挛收缩。子宫动脉痉挛收缩的结果，使胎盘血液供应大为减少。胎儿在妈妈子宫内正常生长发育完全依赖于母体的养料供给，胎盘的功能如同是养料"转运站"，如果母体向胎盘供血下降，胎儿即无从获取充分的营养，生长速度势必随之减缓，甚至发生停顿。若孕妇妊高症病情未能有效控制，随着孕周增长，胎儿体重落后于孕周的情况将日益突出。从而胎儿出生后，体重也必将显著低于相同孕周出生的正常儿。

胎宝宝出生体重明显落后于孕周的胎儿，就是临床所称的小于胎龄儿，是生长发育不容乐观的一种状态。评估这些婴儿的生长发育状况，一般用统计学方法，以百分位数大小来表示体重落后于孕周的程度。百分位数愈小，落后程度则愈严重。最近一项研究证明，当小于胎龄儿等于或小于第三百分位数时，婴儿在出生后一周内的患病率和死亡率都相当高，幸而成活者，他们的体格和智力发育也显然不能与正常儿相比。

调查发现，妊高症对胎儿大脑发育的影响，常常到了学龄期才充分显示。同正常儿童比较，他们的智商普遍较低，学习成绩也较差，甚至还有一些神经系统后遗症，如多动症、脑瘫等。

从优生优育角度出发，努力降低小于胎龄儿，特别是小于第三百分位数的小于胎龄儿的发生率，已经成为治疗妊高症的重要理由。不管是家属或孕妇本人，都有一个认识上的"误区"，就是尽可能延长孕期，争取足月分娩。却不知，在妊高症不能得到有效控制，胎儿宫内生长迟缓持续存在的情况下，若强调延长孕期只能是进一步扩大孕周与体重的不相称，却无助于胎儿状态的改善。近年来医学科技迅速发展，先进医疗仪器的广泛使用，为早产儿提供了相当安全可靠的生存环境。在医护人员精心监护下，早产儿出生后的生长速度能够接近或达到正常的宫内水平。

与其让胎宝宝"憋"在子宫内，还不如让他（她）提前出生。这样做能够改善婴儿状态，防止小于第三百分位数小于胎龄儿的出生，这也就是"适时提前分娩"的新观念。

妊高症孕妇的膳食安排

孕妇患妊高症主要与膳食营养安排得不均衡有关。指导妊高症孕妇合理均衡地膳食，对预防、控制妊高症的发生发展，保护母子安全十分重要。

膳食原则

1. 控制脂肪摄入量

孕妇应该少吃动物性脂肪，使膳食中的饱和脂肪酸（动物性脂肪）与不饱和脂肪酸（植物性脂肪）的比

小·贴士

"适时分娩"，是指孕期已经32周以上，经监测胎儿持续4周体重不增长，且羊水测试证明胎儿肺脏已成熟，可以根据具体情况，采取自动或被动方式分娩。选择32孕周为提前分娩的起点，是因为32孕周出生的婴儿已具备一定的成活能力，而且，妊高症时的胎儿，在长时间胎内不利因素的刺激下促进了肺成熟，比正常儿有更强的成活能力。为了准确把握提前分娩的时机，妊高症孕妇应从29周起，去医院接受胎盘功能试验监护，待条件成熟时，当机立断分娩出胎儿。这不仅可使胎儿得到良好的生长发育，也使孕妇提前结束疾病的痛苦，可谓是保证患妊高症孕妇母婴平安的良方。

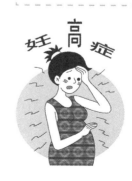

值为1或小于1。这样不仅能提供胎儿生长发育所需要的必需脂肪酸，还可以增加前列腺素的合成，消除体内多余脂肪。

2. 防止蛋白质摄入量不足

禽类、鱼类蛋白质中含有丰富蛋氨酸和牛磺酸，它们二者可调节血压的高低。大豆中的蛋白质能降低胆固醇，保护心脏和血管。孕妇多吃禽类、鱼类和大豆类能够改善妊高症孕妇血压症状，同时保证胎儿的发育。但肾功能异常的妊高症孕妇必须控制蛋白质摄入量，以减轻肾脏负担。

3. 热能摄入量要控制

特别是妊娠前体重过重的肥胖孕妇，应维持热能摄入量和消耗的平衡，少吃或不吃糖果、点心、甜饮料、油炸食品以及含脂高的食品。

4. 增加钙、锌摄入量

孕妇要做到每日喝牛奶、吃大豆及其制品和海产品，并在妊娠后期及时给予口服药物补充。

5. 多吃蔬菜和水果

孕妇要每天保证摄入蔬菜和水果500克以上，同时搭配蔬菜和水果。

6. 每日食盐用量要适度

烹调用盐2~4克或酱油不超过10毫升。不要吃腌咸的肉和菜，以预防水肿，不吃用碱或苏打制作的食物。

一日膳食安排范例

1. 早餐

牛奶250毫升，白糖5克，玉米面和标准面粉制成的发糕50克，猪肉松10克。

2. 早点

烤白薯100克。

3. 中餐

大米饭：大米150克。

鲤鱼木耳汤：鲤鱼250克，黑木耳30克。

海带丝炒肉丝：水发海带100克，瘦猪肉100克。

4. 午点

酸奶250克。

5. 晚餐

麻酱花卷：标准粉100克，芝麻酱20克。

白虾青椒：白虾米100克，柿子椒100克。

蒜蓉西兰花：西兰花100克。

玉米面粥：玉米面50克。

6. 晚点

豆浆250克，白糖5克。

孕期面部保健按摩法

女性怀孕以后，有的人皮肤光滑润泽，有的人却面色无华。若在孕期能经常做面部按摩，能够促进面部血液循环，刺激神经系统，使面部疲劳的神经得到休息和恢复，使脸色红润有光泽。

按摩前先将脸洗净，在面部涂上一些按摩膏。方法为：

1. 两手的拇指用力按下腭部进行按摩。

2. 对齐食指和中指，从下腭到耳朵下方进行滑动性按摩。

3. 中指稍用力按在耳朵后面的凹陷处进行按摩。

4. 食指和中指并拢，从嘴角两侧到耳朵前方进行滑动性按摩。

5. 食指和中指对齐按在鼻翼两侧进行按摩。

6. 食指从鼻翼两侧到耳朵上方进行按摩。

7. 两手指和无名指从眉心沿眉毛滑向太阳穴。

8. 两手食指、中指、无名指并拢，用指面或指肚，从额头正中滑向太阳穴。

9. 下眼睑处用食指和中指从眼内侧轻敲向眼角。

每节动作按摩30秒钟或按摩10次，每天1次，定会使面部疲劳得到改善。

发现澳抗阳性怎么办

孕妇在怀孕8个半月时发现澳抗阳性（小三阳），如果孕妇肝功正常，可以继续妊娠。孕晚期HbgAg阳性的孕妇一般能够传染胎儿。孕妇可使用预防母婴传播的方法：孕妇应该在分娩前的3个月，每月注射一次200国际单位乙肝高效免疫球蛋白，共3次。如果临近分娩，应尽可能于分娩前注射1次，这样可以中和一部分乙肝病毒，减少宫内感染的概率。对于新生儿应于生后6小时之内注射200国际单位乙肝高效免疫球蛋白，2周后再注射1次，这样就可对新生儿起到保护作用。乙肝疫苗还应照常注射。通过这些措施对新生儿的保护率能够达到98%（高于新生儿单纯乙肝疫苗免疫的效果）。

妊高症患者产后能否喂奶

医学上将怀孕20周后出现的高血压、水肿和蛋白尿的症侯群称为妊娠高血压综合征。根据症状和严重程度分为轻度、中度和重度。患妊高症的产妇与正常产妇在产后3～5天，血中的刺激乳汁分泌的激素水平没有多大差异，具有相同的泌乳能力。通过泌乳还可增加血液中调节血压的物质，这对产妇恢复有利。因此妊高症产妇只要不是子痫，没有严重的并发症，心、肺、脑、肾等器官功能正常，可以进行母乳喂奶。

PART ④

妊娠9月至10月

微信扫码

跟着专家学干货
让你成功接"好孕"

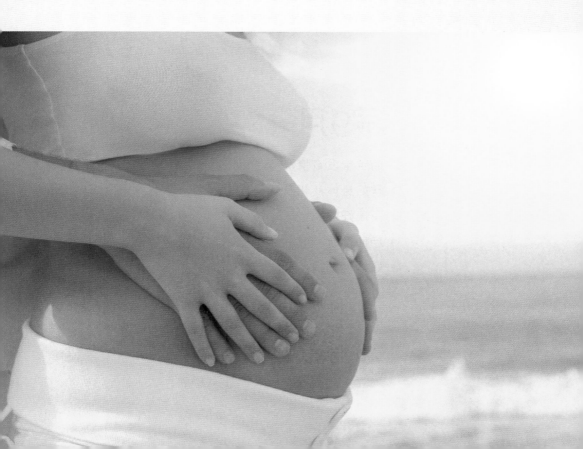

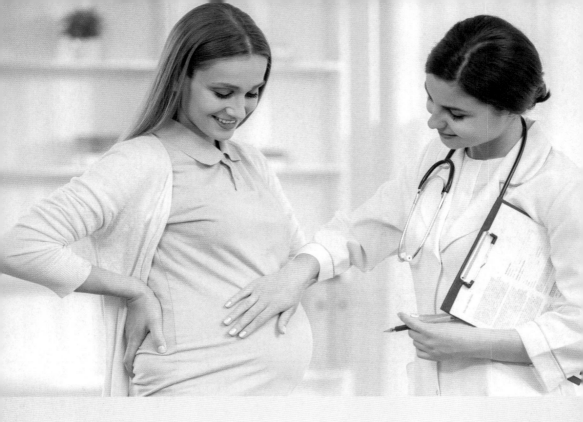

第一章

妊娠9月

◎ 胎宝宝发育情况

◎ 孕妇身体变化及感受

◎ 高危妊娠

◎ 产前诊断

◎ 妊娠晚期提示

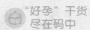

"好孕"干货
尽在码中

科学备孕有指导，
胎教干货跟着学。

孕妇身体变化及感受

此时孕妇到了孕程中最烦恼的时候。子宫继续在往上、往大长，子宫底的高达28~30厘米，已经升到心口窝。孕妇心脏被挤得不能像以往那样跳动，胃被挤得消化液分泌减少，同时，越来越重的子宫压在膀胱上。这一切，使得孕妇常常感到喘不过气来，心跳加快，食欲开始减退，尿频更加明显，甚至好多部位还长出静脉瘤。孕妇腹部还在向前挺进，身体变得更加沉重，行动笨拙，一不留意便引起腰部外伤，很容易造成腰椎间盘突出。

胎宝宝发育情况

此时期，胎宝宝开始变得"漂亮"了。象征着成熟的特征正一点点地出现，如皮下脂肪增多，使得皮肤有了光泽和颜色。脸也不像以前那样"沧桑"了。原本长满全身的胎毛逐渐消退。若是男婴，睾丸已下降到阴囊中；若是女婴，大阴唇隆起，左右两侧紧紧贴在一起，生殖器官基本形成。

胎宝宝的指甲也长到了手指尖，内脏几乎完全形成，肺和胃肠的功能已经很发达，具备了一定的呼吸和消化功能。若此时早产，虽然个头并不大，但只要精心呵护，在暖箱中宝宝可以健康地成长。胎宝宝此时手和脚能将妈妈的腹壁顶起来，有时会把妈妈吓一跳。胎宝宝的身长为42~45厘米，体重达到2200~2500克。

助产呼吸技巧练习

孕妇分娩到来之际，真正的宫缩开始时，一阵阵的疼痛常使孕妇不知所措，不知道应该怎样渡过这一难关。孕妇若能在分娩之前经常"操练"有助于分娩轻松进行的呼吸技巧，一旦临产，就会心中有数，镇定自若。进行呼吸技巧训练，不但能够减轻宫缩疼痛，还可积极与助产医生配合，使宝宝顺利生下来。

第一产程呼吸练习：

当宫缩疼痛开始时，深深地吸一口气，然后慢慢地呼出。孕妇练习时可以5秒钟作为标准，心中默默地数1，2，3，4，5，让自己有一种将气体储存在腹中的感觉，然后将气一点一点慢慢地呼出（从嘴或鼻子里都可），呼气时间是吸气时间的2倍。

孕妇按照这样的方法反复做4~5次后，呼吸要逐渐变得短而浅一些，直到呼吸恢复自然状态。接着，孕妇继续轻微呼吸，待感到宫缩减弱为止。再连续做4~5次深吸气、慢呼气的练习，每次逐渐加深，直至宫缩停止。

在临产第一产程结束时，孕妇宫缩加强，可能会出现呼吸被抑制甚至挤压的感觉，但若按上述方法去做，就会得到缓解。还有，往外呼气时不要用嘴吹气，一定要向外送气。

第二产程呼吸练习：

1. 屏气呼吸

当宫口开全后，才需要这种呼吸技巧，因为产妇会有急迫向下推挤的感觉。孕妇在每次宫缩开始时，深深吸气，并用力向下屏气，以推挤胎儿前进。当宫缩结束时，吸气应缓慢，并且加重，然后慢慢呼气，直到下次宫缩开始。

通过反复练习来巩固这一技巧。孕妇在做这个练习时，应采取仰卧、双膝弯曲、两腿分开、头和双肩抬高的姿势。

2. 哈气呼吸

在胎先露出来时，孕妇采用张嘴短促的哈气呼吸，即"哈""哈"，不可发出声音，身体也不可用力。

孕妇练习深呼吸时，以30秒为一次宫缩时间，逐渐增加训练，直到能达到以60秒为一次宫缩时间为止。

防治静脉曲张

孕妇在妊娠晚期，小腿、脚背及外阴部经常能够见到蚯蚓般曲张的条状物，呈现出青色，形状突出，于腿上蜿蜒而行，这就是静脉曲张。它通常使孕妇感到有些发胀、酸痛、麻木和乏力，由于日渐增大的子宫压迫大血管，使下半身回到大血管内和心脏的血液受阻，从而淤积在下半身的静脉中，使得静脉发生扩张。有时，血液积聚呈球状，血管壁非常薄，极易破裂。倘若破裂，将会血流如注，对孕妇和胎宝宝都非常危险。孕妇若形成了静脉曲张，在生活中必须多加防护。

1. 孕妇在刚有静脉曲张的时候，既不要长久站立，也不要久坐不动，应该经常变换体位休息。孕妇久坐，要经常活动脚部，每次蹲厕，不要时间太长。如果条件允许，把两腿抬起以利静脉血回流，当外阴静脉曲张时，适当卧床，取卧位休息。

2. 孕妇每天起床后，趁静脉曲张和下肢水肿较轻时，穿上高弹力的尼龙袜，或在小腿上缠上弹力绷带，外阴部可用弹力月经带，待到晚上取下，内衣不要过紧地勒在腹部。这样不仅能减轻静脉曲张的症状，还可避免磕碰等外伤造成的出血及感染。

3. 孕妇睡眠时，用枕头垫高双腿，以促使静脉血回流。避免用过冷

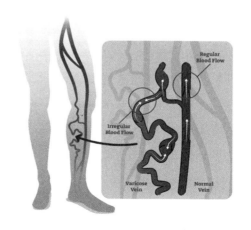

或过热的水洗澡，同人体温度相同的水温适宜。

4. 孕妇要注意防止便秘，若有慢性咳嗽或气喘应彻底治愈，减轻静脉压，少吃高脂肪食物、甜食及糖。

5. 孕妇若有外阴静脉曲张，应及时就医，因为外阴静脉曲张同时伴有阴道和子宫颈的静脉曲张。如果不采取措施，临产时，胎宝宝的头经过时可发生静脉破裂出血。此时，孕妇禁止骑脚踏车，禁止性交。

▌▌防治痔疮

痔疮在孕妇当中发病率高达66%。主要是因为孕妇妊娠晚期，膨大的子宫直接压迫在直肠上，妨碍了直肠内的痔静脉丛血液回流，造成此处血液淤积，从而形成痔疮。早期的症状是便的外表带有血迹，或便后肛门滴血，严重时血液可喷射而出。一般内痔有坠胀感，外痔有痒及发胀感，形成血栓性外痔时，疼痛剧烈，行走困难，甚至还会引起头昏、气短、乏力、精神不佳等贫血症状。应采取科学的防治方法减少痔疮的烦扰。

1. 防止和积极治疗便秘，保持排便通畅，以减轻直肠静脉丛的淤血情况。孕妇应该养成每天早上定时排便的习惯，如先喝一杯凉开水，再吃早餐，加强直立反射和胃结肠反射，有利于促进排便。孕妇有排便感时不要忍着。若大便干结难以排出，可以用些蜂蜜、麻油及液体石蜡等，由此可避免血管破裂出血而导致的剧痛、便血或者形成痔疮。孕妇在便秘时，不能使用番泻叶、大黄等泻药，以防引发流产。

2. 少吃辛辣刺激性食物，不饮酒。除了保证丰富的营养外，孕妇要多吃含纤维素的蔬菜、水果和粗粮，并注意少量多次的喝水。

3. 形成痔疮时，孕妇要多卧床休息，不要久坐、久站，适当出去散散步，做适当的运动。

4. 每天用温热的1:5000的PP粉溶液进行热水坐浴，也可每天用温水或野艾煎水熏洗肛门。熏洗后外涂痔疮膏，或在肛门内塞入痔疮锭，可以消炎、止痛、止血。

5．经常做"提肛运动"，能够改善盆腔血液循环，增加痔静脉丛血液的回流，从而减轻淤血，使痔疮自愈。方法是做忍便的动作，将肛门括约肌往上提，同时吸气内收肚脐，然后放松肛门括约肌，呼气，一切复原。如此反复，每次做15~30次，每天早晚各做一次。早上适宜在起床前躺着做，这样容易促使便意产生。

生活提示

1．此时期已经有早产的可能，所以应该做好分娩前的一切准备，包括孕妇去医院分娩要带的物品，如保暖的厚袜子、睡衣、外衣、喂奶的大罩衫、内衣内裤、授乳胸罩、卫生巾、拖鞋、洗漱用具、润口糖、小食品等。

2．家中应该给宝宝准备的物品有新生儿衣着（连身衣、睡衣、内衣、防水裤、围兜、帽子等）、尿布或纸尿裤、安全别针、毛巾被或毛巾毯、洗浴盆、婴儿洗护用品、小药箱、喂奶喂水用具、摇篮、婴儿床、儿童安全座椅以及促进宝宝听觉发育的玩具。

3．孕妇手边要有准备去分娩医院的联系电话、乘车路线以及妊娠期间的所有检查记录，住院分娩应该事先预约好。

4．缩短定期检查的间隔时间。从这时起，孕妇要每2周去检查一次。

5．孕妇要穿后跟低而平稳的鞋，以防笨拙的身体不稳而伤及腰部，引起腰部椎间盘突出。

6．每星期或每次检查时，注意观察体重增长情况，若每周增长500克以上，应及早告之医生。

7．注意观察早产的征象，如伴随着腹部阵痛阴道有无流血。早产流血的颜色多像月经血一样，只要腹部有发硬的情况就应提高警惕。

孕妇的知识测试

孕期健康

1. 下列食物中哪一种在怀孕期间应避免食用?

选择答案: A. 肝类; B. 蔬菜沙拉; C. 硬奶酪; D. 上述都包括。

2. 为什么孕妇食用叶酸非常重要?

选择答案: A. 预防孕期生病; B. 预防孕期流产; C. 预防孕期宝宝发育不良; D 上述都包括。

孕妇身体

3. 孕妇的乳房越大,就越能够有充足的奶水。

选择答案: A. 是; B. 不是。

4. 怀孕期间孕妇的体重一般会增加多少?

选择答案: A. 3.2~4.5千克; B. 4.5~6.8千克; C. 6.8~18.2千克。

5. 所有的孕妇都会有妊娠纹吗?

选择答案: A. 是; B. 不是。

胎宝宝

6. 怀孕至第12周时,胎儿已经有下列哪些特征?

选择答案: A. 手和脚; B. 神经系统; C. 外生殖器; D. 上述都包括。

7. 下列哪种测试可以鉴别胎儿的性别?

选择答案: A. 羊水穿刺; B. B超; C. 验血; D. 上述都包括。

产科知识

8. 下列哪种情况孕妇可选择剖腹产?

选择答案: A. 如果胎儿有危险; B. 胎儿是臀位; C. 孕妇自己的要求; D.

上述都包括。

9. 当子宫扩张到多大时被认为进入第一产程?

选择答案: A. 5厘米; B. 3厘米; C. 至少10厘米。

正确答案

1. 肝类。

（1）孕妇应避免过多食用肝类食物,如肝酱、肝类香肠等,肝含有视黄醇。尽管肝也含有维生素A,但是过量食用则会导致腹中的宝宝发育异常。

（2）蔬菜沙拉是非常安全的食品,但要注意,制作时一定要将蔬菜冲洗干净,防止菜叶上的弓形体病菌传染。弓形体病菌是一种很罕见的病菌,吃了被弓形体卵囊污染的食品可以破坏体内胎儿的正常发育,专门从事孕期保健饮食研究的专家表示,为了预防疾病,孕妇生吃蔬菜和带皮的水果时务必清洗干净。

2. 预防孕期宝宝发育不良。

叶酸是B族维生素中的一种,它在胚胎的形成期起着关键作用。

伴随着胎儿发育成长的主要问题是脊椎骨的生长,若孕妇体内缺乏叶酸,就会影响脊柱神经的增长而导致神经管畸形的发生。孕妇从想怀孕开始直到怀孕第12周,每天都应补充0.4毫克叶酸。若是已经怀孕,但还没有补充叶酸,就应该从现在开始每天坚持补充斯利安片,直到怀孕第28周。叶酸也能够在蔬菜中找到,孕妇的饮食中增加绿色蔬菜和一些谷类面包,都能促进叶酸的吸收。

3. 不是。

乳房大小与奶量无关,奶量的多少主要取决于乳房内的泌乳结构,较大的乳房只能储存更多的脂肪,育龄妇女,无论乳房大还是小,都有可能有充足的奶水喂养宝宝。

4. 6.8~18.2千克。

怀孕期间平均体重会增加6.8~18.2千克,许多孕妇可能会超出或不足这个平均值,但只要医生认为正常,孕妇就不用特别在意。若让医生在营养和运动方面提些建议则更好。

5. 不是所有孕妇都会出现妊娠纹。

　　许多孕妇甚至在整个怀孕期间都不会产生妊娠纹，这是因为每个孕妇的皮肤结构不同。市场上许多的油、膏可以防止妊娠纹的出现，或能使妊娠纹慢慢褪色，但没有一种能够从根上防止妊娠纹的出现。

　　6. 上述都包括。

　　孕妇要注意的是怀孕到第12周时，胎儿的所有器官和特征都已经形成，这就是为什么说孕早期（怀孕头3个月）是胎儿成长的最重要时期，任何药物及感染都会对胎儿产生严重的影响。通常过了第12周，胎儿对于这些已不像孕早期那样敏感了。胎儿极其微小的手指甲开始长出，软组织也开始向骨骼转变，会有一些非常微弱的不意察觉的动作，如卷曲脚趾和吞咽食物。

　　7. 羊水穿刺。

　　羊水穿刺是从羊水囊中抽出羊水，以便检查遗传疾病的一种测试手段，同时也可以鉴别胎儿的性别。有时通过做B超也可鉴别，但是准确性大多要取决于胎儿的姿势以及医务人员的专业水平。验血是不可能确定胎儿的性别的。

　　8. 上述都包括。

　　若孕妇感到痛苦难耐而想缩短生宝宝的时间，则可选择"紧急剖腹产"。这并不是说孕妇的情况很危险，如果胎儿是臀位（即胎儿臀部或脚位于子宫口），医院会建议孕妇做选择性剖腹产，即在孕妇预产期前后安排手术。如果胎儿是横位，那么需要做剖腹产。选择性剖腹产通常是在硬脊膜外麻醉后实施的手术，局部麻醉是指将麻醉剂注射到脊髓里，在整个手术过程中会很清醒。剖腹产的手术费用相对于自然分娩高，并带有一定危险性，是一个较大的手术。孕妇做决定时一定要慎重了解相关的医学知识及手术中会涉及的问题，作出有根据的选择是非常重要的。

　　9. 3厘米。

　　当孕妇子宫口开到3厘米时，才被视为进入临产状态。在此之前，孕妇经历的宫缩是宫颈帮助子宫口扩张和使子宫颈变得柔软。有时候需要经过很长时间才能进入第二产程（初产妇一般几个小时至十几个小时）。在孕妇觉得自己已经进入第二产程时，就可以去医院做检查。在待产期间孕妇要尽量保持体力，注意休息，不然在生产时会疲劳乏力。

骨盆小做剖腹产应注意什么

　　骨盆的结构每个人都是一样的，但大小和形状却不完全一样，它对于女性非常重要，关系到是否能顺利分娩。关于骨盆的形态和大小，骨盆形态正常也不一定就能顺利分娩，要是骨盆的内径线短，仍然有难产的可能。若骨盆的形态异常，但只要骨盆内径线长，分娩也不一定困难，因而骨盆的大小比形态更为重要。骨盆的大小并非通过外观身材的高矮就能得知，有的人个子挺高，但臀部却不大，骨盆也就不大。而有的人个子不高，臀部却很大，骨盆必定也大。骨盆狭窄是指骨盆结构形态异常或内径线比正常短，它不仅直接影响胎位是否正常，而且还直接影响分娩。

　　若孕妇确实不能从阴道自然分娩，或从阴道分娩会给产妇和胎儿带来危险，剖腹产则是解决难产的一种手段。鉴于产后有一些特殊的情况，因此，剖腹产又不同于其他开腹手术，手术后通常要注意以下事项。

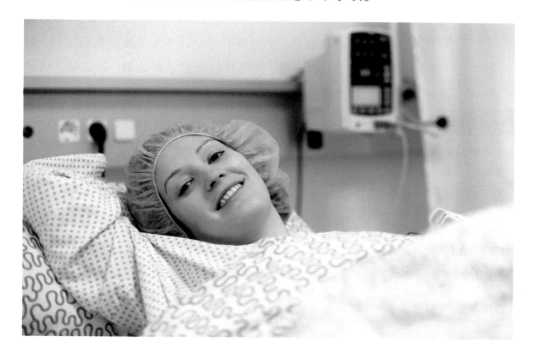

1.产妇手术麻醉药物作用消失，就应该开始进行肢体活动。产妇手术后都有不同程度的肠胀气，因而会感到腹胀，为了促进肠蠕动及早恢复，还应该多翻身，防止发生肠粘连和形成血栓。

2.产妇不宜取平卧位，以半卧位为好，产妇平卧位时子宫收缩的疼痛感最强。半卧位不仅可减轻身体移动对伤口的震动和牵拉痛，还有利于产后恶露外流。

3.产妇不宜吃产气过多的饮食，比如牛奶、豆浆、红薯、蔗糖等。这些食物会在肠道内发酵，产生大量气体，产妇也不宜进食过多，否则这些都会使腹胀加重，不利于伤口尽快愈合。

体育运动对孕妇的好处

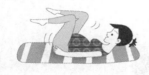

1.体育运动能够增强人的心脏功能，这对孕妇是非常有利的。女性在怀孕后，产生一系列生理变化，增加了心脏负担。若是孕妇心脏功能较强，则可保证供给胎儿充足氧气，有利胎儿发育，减缓怀孕期间出现的腰痛、脚痛、下肢浮肿、心跳气短、呼吸困难等症状。

2.体育运动能够增强肌肉力量。孕妇进行体育运动时，能使全身的肌肉血液循环得到改善，肌肉组织的营养增加，使肌肉储备较大的力量。发达的腹肌，能防止因腹壁松弛造成的胎位不正和难产。另外，发达的腹肌、腰背肌和骨盆肌，还有利于自然分娩。

3.体育运动能够增强骨骼力量，使骨骼的力量更为坚实。骨骼坚实可防止孕妇出现牙齿松动，骨质软化等症状。

小·贴士

孕妇若不参加体育运动，或活动量太小，对母婴的健康都是不利的。孕妇活动太少会使胃肠的蠕动减少，从而引起食欲不振、消化不良、便秘等，对胎儿的发育不利，甚至可造成难产。孕妇应该适当参加体育运动。

4. 体育运动能够增强神经系统功能,使人体各个器官系统更有效地协调工作。可以帮助母体的各个系统在妊娠期间发生一系列适应性变化。

5. 体育运动能够增加抵抗力,减少疾病的发生。

高危妊娠

女性在妊娠期母婴有某种并发症,或有某种致病因素危害母婴,或导致难产的妊娠称为高危妊娠。具有高危妊娠因素的孕妇称为高危孕妇。

高危妊娠包括以下列情况:

1. 初孕妇年龄小于18岁或大于35岁。

2. 骨盆狭窄。

3. 胎位异常。

4. 先兆流产或早产、前置胎盘、胎盘早期剥离、胎膜早破、脐带脱垂等。

5. 胎盘功能不全。

6. 软产道异常。

7. 多胎妊娠,胎儿过大或过小。

8. 母子血型不合。

9. 过期妊娠综合征。

10. 妊娠合并内科疾病,如心脏病、糖尿病、肝炎、肾炎、甲状腺功能亢进、血液病(包括贫血)、病毒感染(风疹、水痘等)。

11. 妊娠高血压综合征。

12. 有过异常妊娠病史,如不孕症、自然流产、早产、死产、死胎、难产、异位妊娠、新生儿畸形、新生儿溶血性黄疸。

13. 做过子宫肿瘤手术。

若患高危妊娠可增加围生期母婴死亡率,必须引起高度重视。孕妇本人应与医生密切配合,加强高危妊娠的监护。

监护的主要内容是胎儿的发育状况,避免胎儿发育迟缓、宫内窘迫、宫内死亡、分娩损伤、围生儿死亡，保持母体重要器官的功能状态，避免衰竭和身体损害。

　　孕妇若得到了严密的监护和及时正确的处理，是能够平安地度过妊娠期和分娩期的。

产前诊断

　　在妊娠第9月，孕妇应该重视产前诊断。

　　1. 高龄初产妇，即35岁以上的第一胎孕妇。高龄初产妇的染色体变异较多，应及早做产前诊断。

　　2. 有死胎、死产、多次早产或习惯性流产者。

　　3. 曾经生过畸形儿、痴呆儿或代谢性疾病婴儿的孕妇。

　　4. 妊娠早期接受过大量放射线照射，感染过病毒，接触过大量化学药物，

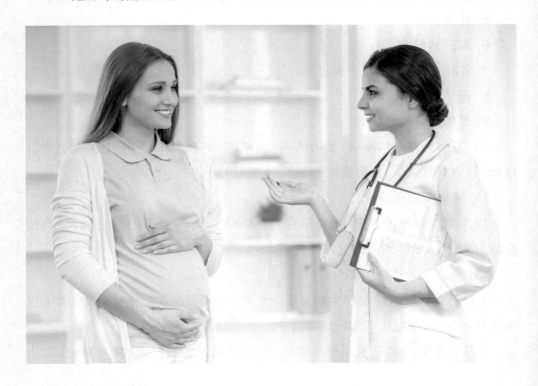

使用过影响胎儿发育的药物。

5. 羊水过多的孕妇。

6. 本人或配偶一方有遗传病家族史,有过染色体病或携带染色体病的孕妇。

7. 亲属中有先天性疾病或染色体异常的孕妇。

孕妇子痫的预防与监护

子痫是威胁孕产妇健康甚至生命的四大疾病之一,一般发生在妊娠晚期或产后不久,发生在产前最为常见,被称为产前子痫。

主要症状是浮肿、高血压和蛋白尿,同时伴随头痛、眩晕、视力模糊、上腹部不适、呕吐等,如得不到及时处理,甚至可能发生抽搐、昏迷。先是眼球突然固定不动、瞳孔放大,几秒钟后全身抽搐、身体僵直,15~20秒钟后,抽搐更为剧烈,牙关上下咬动,口吐白沫或鲜血,面色发紫,呼吸暂停。此后约1分钟,呼吸恢复,进入昏迷状态,通常在半小时后清醒过来。轻者抽搐几次后,不再发作,重者则重复发作,昏迷不醒,甚至死亡。

注意饮食、睡眠、休息的合理调节,是预防子痫的重要措施。孕妇应该多吃些蛋白质丰富的食物,多吃蔬菜,并补充铁剂和钙剂,少吃或不吃腌制食品。孕妇注意多休息,适当增加睡眠时间,睡眠时采用左侧卧位,以改善胎盘的血液循环。

预防子痫的最重要措施是做好产前检查。孕妇若有头痛、头昏、眼花等症状应及时住院治疗。年轻的初产妇和高龄初产妇,体形矮胖,营养不良,特别又伴有严重贫血或原发性高血压、慢性肾炎、糖尿病的产妇,更容易发生子痫。要格外注意,冬季和初春寒冷季和气压升高的情况下,子痫发病率较高。孕产妇在这些季节,更应加强产前检查,以防不测。

一旦发生子痫怎么办呢?首先要把病人置入安静的暗室里,避免声光刺激。为了防止病人牙齿咬动时伤及唇舌,可用压舌板或筷子隔在病人上下臼齿之间,并且把病人的脸部偏向一侧,以便白沫或鲜血流出。禁止饮食。为了防止病人在抽搐时从床上跌落,应有专人看护并在床上绑上护栏。同时,要密切注意病人的体温、脉搏、呼吸及血压的变化。若发现病人阴道流血或流羊水，应及时就医。

产前子痫病人若能得到积极的治疗和护理，则可转危为安。

血小板减少

血小板对血液凝固具有重要作用。正常人的血液中，血小板的含量为每立方毫米10万至30万。若低于这一数目，则会出现出血倾向。孕妇若血小板减少，不仅会使胎儿的血小板遭受破坏，而且会在分娩时出血不止。因此，孕妇如果孕期发现血小板减少，应引起重视。

孕妇出现血小板减少时，应该做到以下几点。

1. 向医生陈述自己的病史。血小板减少的症状是出血，有些疾病可以掩盖这一症状，因此，孕妇要以诚相告，及时治疗。治疗可以在产前两周口服强的松，以提高血小板数量，阻断胎儿体内出血倾向，减少分娩的出血量。

2. 孕妇要避免外伤和感染，这二者会增加血小板的消耗。

3. 孕妇禁止服用损害血小板的药物，如磺胺类药物、阿司匹林等。

4. 孕妇注意提前一周住院待产，以便及时进行观察和治疗，减少分娩时的危险。

5. 孕产妇分娩后住院一段时间，让医生对母婴双方的病情进行观察和治疗。

6. 产后要避孕，不宜生第二胎，也不宜用避孕环。

7. 避免母乳喂养，以免母体的抗血小板抗体和药物经乳汁进入婴儿体内。

影响产程长短的因素

产程是指从规律性的子宫收缩开始，到胎儿、胎盘娩出所需的时间。通常，初产妇为12~16小时，经产妇为6~8小时。但产妇产程长短也存在个别差异。

产妇骨盆状态良好，胎儿大小适中的情况下，产程长短取决于下列因素：

1. 产妇的精神状况

产妇的精神状态对分娩进展是否顺利具有重要的影响。产妇过度紧张，会使大脑皮层神经功能失调，致使子宫收缩不协调，子宫颈口不易扩张，还可使产妇不会利用宫缩间歇休息，容易疲劳。这些都会使产程延长。

2. 产妇的年龄

产妇年龄超过35岁的高龄初产妇，机体软组织弹性较差，宫颈及盆底组织、阴道、外阴变硬，宫口不易扩张或扩张较慢，产程则会延长。

3. 子宫颈口与骨盆底组织的松弛程度

经产妇的子宫颈和骨盆底组织较初产妇松软，其宫口开得快，产程会较短。即使是相同年龄的初产妇，其子宫颈的松软度也会不同，宫颈组织的厚硬程度也有差异，产程时间也不会完全相同。

4. 胎儿在子宫中的位置

正常胎儿在子宫中的位置是枕前位，即头朝下，背贴近妈妈的腹侧，脸朝后。枕前位有利于胎儿下降和娩出，不会延长产程。如果处于其他位置的胎儿娩出较困难，会使产程延长。

一般预产期前一个月，胎头就会入骨盆。若胎头延期不入盆，也会给分娩带来困难，使产程延长。

分娩痛苦的因素

妇女生产过程中的阵痛是一种完全正常的自然现象，但每个产妇情形不同，在生产过程中痛苦的感觉也各不相同。

分娩痛与产妇的心理准备、年龄、身体条件、社会地位、经济状况、分娩时间和分娩姿势具有密切的关系。研究表明：

1. 对分娩阵痛有思想准备的产妇，疼痛感要弱于对分娩阵痛无思想准备的

213

产妇。后者由于无心理准备，阵痛会引起其心情过分紧张不安、焦虑抑郁，甚至产生自杀念头。

2. 年轻的初产妇的疼痛感比年龄较大的产妇弱。

3. 超体重的肥胖产妇，通常不堪忍受分娩阵痛。有痛经史的产妇在分娩时更易感到痛苦疲劳。

4. 晚间生产的孕妇疼痛感、紧张感小于日间分娩者。

5. 分娩初期保持坐姿或立姿的产妇所感受到的痛苦往往轻于完全卧姿分娩产妇的感觉。

6. 胎膜过早破裂的产妇的痛苦要大于产前胎膜完好无损者。

胎儿臀位非要做剖腹产吗

臀位俗称"立生"或"坐生"，指分娩时胎儿的足或臀部先从阴道娩出，是异常胎位中最常见的一种。孕妇在妊娠6~7个月时，臀位比较多见。8个月以后，一般都能自行倒转为头位，若在分娩前仍未转为头位，即为臀位。

臀位可以分为三类。

1. 单臀位或腿直臀位，即胎儿的双髋关节屈曲，双膝关节伸直，只有臀为先露部分。一般来说，这种情况发生比较多。

2. 完全臀位或混合臀位，即胎儿的髋关节及双膝关节均为屈曲，先露部既有臀又有足。这种情况也较常见。

3. 足位，即先露部为一足或双足。

胎体中，头围比臀围大，头先露分娩时，可有充分的时间使胎头塑形，以适应骨盆的内腔而娩出。当胎头一经娩出，胎体其余部分也随之迅速娩出。在单臀和完全臀位时，先露部如已降至阴道口并外露时，子宫口已充分开全，这时，如使胎儿臀部和头部按一定分娩机制转动，可减少臀位的围生儿死亡率。但在足先露时，即使在阴道口看到胎足，子宫口也未必充分开全，这时须堵臀，不使胎足脱出于阴道口，直至胎足和臀均已降至阴道口处，子宫口全开大，才可按完全臀位分娩的方法全部娩出胎儿。因此，胎儿足位对分娩较为不利。但只要处理得当，也会顺利分娩。

那么，在什么情况下，臀位需做剖腹产呢？产妇骨盆狭窄，胎儿偏大、胎头后出有困难，产妇有内外科合并症，有难产史，35岁以上高龄初产妇，宫缩力弱，产妇精神紧张，等等，需要做剖腹产。但所有这些都要由医生提前根据产道、母体、胎儿的各方面情况综合考虑，然后再决定是否需要剖腹产。

在分娩过程中，胎儿的状态也非常重要。若胎心不好，胎儿在宫内窘迫，就须尽快做剖腹产。

妊娠晚期提示

1. 阴道流出血性黏液，称为"见红"或"血先露"。这是由于子宫颈发生变化，子宫颈内口附近的胎膜与子宫壁分离，毛细血管破裂出血的结果。此为分娩先兆，通常分娩将在24～48小时内开始。孕妇注意保持外阴部清洁并及早到医院检查处理。

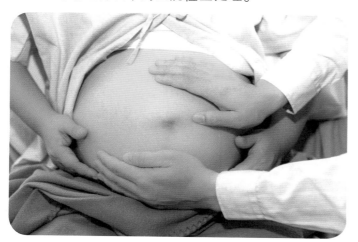

小·贴士

如果去外地分娩

许多孕妇与丈夫或父母分居两地，希望能到亲人身边分娩，这样心理上有安全感，生活上有人照顾，会得到较好的恢复。孕妇临行前要注意下列问题：

1. 孕妇要去医院做最后一次产前检查，并且把要去外地分娩的想法告诉医生，请医生帮助确定起程的日期。

2. 长途旅行可能诱发早产，再加上怀孕进入第10个月中期（38周），随时都有可能分娩。因此，孕妇最迟应在怀孕第9个月末（36周）以前动身，这样比较安全。

3. 孕妇换地分娩就要转院，应该请亲人事先联系好新医院，孕妇还要注意带好整个妊娠的检查报告。

4. 孕妇应该有人陪伴，以免旅途中发生异常情况。

5. 孕妇要带好自己分娩所需衣物、用具和孩子出生以后的衣物、用具。

2．出现规律性、阵发性的子宫收缩，至少10分钟一次，每次持续30秒钟，1小时不见缓解。孕妇此时不论是否临近预产期，都有分娩的可能。

3．阴道突然有大量液体流出，似尿液，持续不断，时多时少，这可能是胎膜早破。胎膜破裂后，上行感染机会增多，脐带脱垂危险增大。孕妇这时应平卧，由他人用担架或救护车及时送入医院。为防止感染，局部应使用消毒会阴垫。

4．头痛、眼花，血压突然升高；阴道流血，无腹痛。这可能是胎盘位置异常。孕妇如果伴有腹痛，可能是胎盘早期剥离，须立即入院就医。

5．胎心率过快或过慢。每分钟160次以上或120次以下，不规则或胎心减弱，说明胎儿有危急情况。

6．胎动次数逐渐减少。12小时胎动次数是由每天早、中、晚固定时间自数1小时胎动，三次胎动数相加乘以4得出。通常胎动不少于10次／12小时。如果胎动次数减少，或12小时未感胎动，这是胎儿宫内缺氧的一种表现，孕妇要立即入院处理。

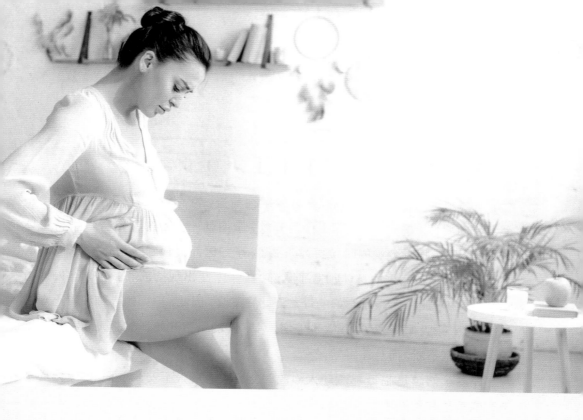

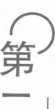

第二章

妊娠10月

◎ 胎宝宝发育情况

◎ 孕妇身体变化及感受

◎ 生活注意事项

◎ 经常去散步

◎ 孕妇安全用药

"好孕"干货
尽在码中

科学备孕有指导，
胎教干货跟着学。

■▮ 孕妇身体变化及感受

孕妇刚进入第10个孕月时，子宫继续往前挺，为了保持身体的重心，不得不上半身向后仰。事实上，从第七个月开始，孕妇就一直以这种姿态来维持身体的平衡，只是临近分娩的时候更为明显了。孕妇因而会感到腰痛、脊背痛，有时甚至肋间也痛，沉重的身体加重了腿部的负担，腿出现抽筋和疼痛。孕妇即将临产前，由于胎宝宝顺着孕妇的骨盆开始往下降，因此，孕妇的心脏和胃逐渐被"解放"，呼吸顺畅多了，食欲也倍增，可下降的子宫开始压迫膀胱和直肠，孕妇因此尿意不断，而且还经常便秘。

许多孕妇越是临近那激动人心的时刻，越是紧张不安，对于分娩，内心感到有些惶恐和不知所措。

■▮ 胎宝宝发育情况

进入第10个月，胎宝宝体重增加迅速，每天大约长30克。心脏、肝脏、肺脏、胃、肾等器官已经发育成熟；皮下脂肪发育良好，已无皱褶，呈现淡红色；体形圆圆胖胖的，头发密生，有3~4厘米长，手和脚的肌肉也很发达。

胎宝宝的头部进入到妈妈的骨盆中，身体的位置稍稍下移，若在此时分娩，已经具备在体外独立生存的能力，而且哭声响亮，四肢活动有力，但吸吮力弱，有尿和胎便排泄出。胎宝宝的身长已经长到48~50厘米，体重增加到3000~3200克。

生活注意事项

孕妇尿意频频

频频出现的尿意使孕妇总去厕所，但尿后又总觉得尚未排尽尿，这是胎宝宝的头在"为难"着妈妈，因为胎宝宝已经进入到盆腔。

1. 孕妇注意尽可能控制盐分的摄入。

2. 孕妇感到有尿意，不要忍尿，要马上去排出。

3. 孕妇若排尿时有疼痛感，尿液混浊，可能是患了膀胱炎或尿道炎，应该立刻看医生。

4. 孕妇白带增多，容易外阴部不洁，细菌有可能感染膀胱和尿道，因而有患膀胱炎或尿道炎的危险，从而加重尿频。孕妇每次排便后，都应注意要由前向后擦拭。

发生便秘

孕妇的肠道肌肉被下降的胎宝宝头挤压得无力活动，因此常常出现肠胀气，并引起排便不畅和便秘。

1. 增加身体的水分。孕妇多饮水，多吃富含粗纤维素的瓜果和绿叶根茎蔬菜，如香蕉、苹果、梨、葡萄、菠菜、苋菜、黄瓜和海带等。

2. 适当喝些蜂蜜，吃些麻油及黑芝麻，可以帮助通便。孕妇千万不能轻易使用泻药，它往往可能引发早产。

3. 每天早上起床，先喝一杯凉开水，再好好吃早餐，这样可加强起床的直立反射和胃结肠反射，促进排便以及养成良好的每日定时排便习惯。孕妇有排便感时，不要忍着不去厕所。

4. 做有利于胃肠蠕动的腹部按摩，以推动粪便下行，方法为沿着大肠的走向做顺时针圆形按摩。

5. 生活中避免久站、久坐，都有利于预防便秘。

腿部疼痛抽筋

腿部要支撑沉重身体，从而在夜里睡觉时，大腿和小腿的肌肉发生抽筋和疼痛。子宫与大腿连接的韧带被抻长，也加重了这种不适感。

1. 孕妇每天在临睡之前，让准爸爸进行腿和脚的按摩，或者睡觉时把腿抬得高一些。

2. 孕妇白天不要走过多的路，鞋跟高低要适宜。

3. 孕妇应该注意摄取含维生素B_1和钙质丰富的食物。

夜晚失眠

由于分娩日期的临近，孕妇心理负担反而越来越重：害怕分娩时太疼，担心不能顺利生出宝宝；或做手术生产，担心宝宝生出来后不正常；有的孕妇忧虑自己生了宝宝后，身材会变得很难看。因此孕妇每天精神紧张而出现失眠。孕妇在分娩前保持良好的心理状态十分重要，它关系到分娩时能否顺利生产。因此，需要排除孕妇紧张和恐惧的情绪。

1. 孕妇可做一些转移注意力的事情，为即将出生的宝宝编织一件小衣服，或漫步于环境优美的大自然中，去看夺目的彩霞、如洗的晴空、郁郁葱葱的树木以及五彩绚丽的花朵。孕妇还可和准爸爸一起去钓鱼。这些都能使孕妇紧张的情绪得到缓解。

2. 对分娩疼痛充满恐惧和紧张的孕妇，应该有一个积极的心态。可以经常对自己说："我就要见到日思夜想的宝宝，这是一件多么令人不可思议的事，多么让人心旷神怡！"自己鼓励自己，避免情绪不佳。

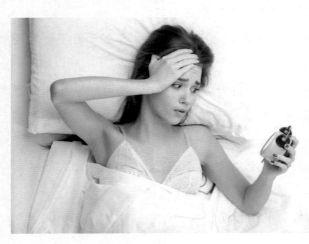

3. 准爸爸应该经常用幽默或诙谐的语言，来调节孕妇紧张消极的情绪，如"你总是愁眉苦脸、闷闷不乐，我们的宝宝会挂着伤心的泪珠出来的"；或当孕妇由于假宫缩肚子感到有些疼时，可以说"宝宝正在对你做妈妈是否称职做考察呢"等。

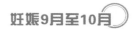

4．准爸爸可帮助孕妇布置一个自己喜欢的居室环境，以迎接可爱的宝宝到来。

5．准爸爸陪孕妇去做产前检查，去孕妇学校学习相关的分娩知识。

6．当孕妇感到内心十分焦虑紧张时，有时会喋喋不休，准爸爸不要显出不耐烦的样子，以使孕妇的情绪得到抚慰。

经常去散步

孕妇产前经常做适当的活动，对于分娩将大有帮助。但到了这个时候，身体沉重的孕妇最适宜的运动，莫过于散步了。散步给孕妇带来很多益处：

1．孕妇肌肉的力量得到锻炼，可帮助骨盆运动，有助于产妇分娩时减轻疼痛。

2．改善孕妇脚部的血液循环，促进全身的血液循环，使胎宝宝血液供应更充足。

3．孕妇通过散步，可刺激脚下的诸多穴位，能够调理脏腑功能，利于孕妇健身祛病。

4．安定神经系统，增加肺部换气功能，帮助消化、吸收和排泄。

产兆

1.见红

临产前少量带血的黏液从阴道流出即为见红。这

小·贴士

训练胎宝宝对光的敏感性

孕妇这个时期的腹壁、子宫壁已变得较薄，光线易于透过，但很微弱。若用强光照射孕妇腹部，胎宝宝就会闭上眼睛，或转动眼球。不刺眼的柔和光线可以增加胎宝宝对于明暗的感觉和节奏，对大脑的发育和成熟有利。准爸爸可用手电筒光经常照射孕妇的腹部，以此提高胎宝宝对光的敏感度，初步促进生物钟的建立。

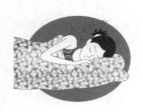

是因产妇不规律的子宫收缩牵动宫颈，使宫颈内口附近的胎膜与子宫壁分离，引起毛细血管断裂。

2. 假宫缩

临产前，孕妇感到肚子一阵阵发胀、发硬、发紧，小腹部下坠，腰部酸痛或伴有轻微的腹痛。但却没有规律，每次持续时间较短，而两次间隔时间较长，往往在夜间出现。

出现以上两种情况，只是预示着很快就要分娩了，并非真正的临产，此时子宫口还未开，只要胎动正常，不必惊慌赶往医院。

3. 早期破水

孕妇子宫内有胎水和羊水，若在真正阵痛开始前胎膜破裂，会流出淡黄色或白色的羊水即为早期破水。孕产妇一旦破水，不管是否到预产期，有没有子宫收缩，都应立即去医院就诊。为了预防胎儿脐带脱出，破水后应立即躺下，外阴垫上卫生棉，不可再入浴，在赶往医院的途中也需采取躺卧姿势。

孕妇安全用药

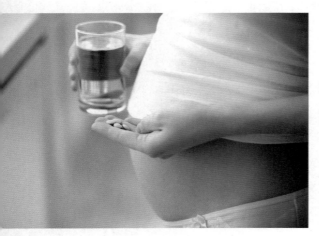

孕妇在孕育宝宝的10个月中，要经历一年中的四个季节，同时身体的免疫能力处在一个相对低的状态中，一些细菌和病毒容易侵入。合理的用药，选择对胎儿没有影响的药物，是孕妇特别关注的问题。

药物的影响方式

许多药物能够通过胎盘进入胎儿体内,并对胎儿的生长发育产生影响。主要包括两大方面:一是引起胎儿发育畸形,二是药物本身的毒性和副作用对胎儿的生长发育产生不良影响。孕妇不同时期使用药物,对胎儿的影响是不同的。胎儿在妈妈受孕后的4周内已经完成了神经系统和循环系统的初步分化。在妈妈孕后的8周内,即孕妇停经两个月内,脑、脊柱和中枢神经系统已经形成了,其他的重要脏器也开始形成。孕妇受孕的第12周,即停经3个月左右,器官发育已基本完成。因此在怀孕头3个月用药引起胎儿畸形可能性最大。孕妇怀孕3个月后用药引起胎儿畸形已少见,但仍可通过药物毒性和副作用,对胎儿产生不良影响。

危险药物和危险使用时期

目前公认的对胎儿有较大影响的药物和禁用时期见下表。

目前公认的对胎儿有较大影响的药物和禁用时期			
分类	药名	禁用时间	对胎儿的损害
抗生素	氯霉素	全孕期	对胎儿的器官发育无影响,但是可以引起新生儿"灰婴综合征"
	二性霉素B	全孕期	可导致新生儿肾功能障碍、听力障碍
	氨基甙类,包括庆大霉素、丁胺卡那霉素、链霉素、硫酸妥布霉素	全孕期	孕期使用可导致新生儿先天性耳聋和前庭功能损害,并对肾功能有破坏作用
	磺胺类	全孕期	孕期服用可导致新生儿核黄疸、血小板减少、溶血性贫血
	四环素	全孕期	孕早期使用可导致胎儿肢体发育不良,发生短肢、畸形。孕中期使用可导致牙齿发育不良,出生后乳牙黄染。孕晚期服用可导致孕妇肝功能异常
	新生霉素	全孕期	可导致新生儿高胆红素血症
	呋喃坦丁	孕晚期	可导致新生儿大细胞贫血
维生素	大剂量维生素A	全孕期	过量服用容易导致新生儿黄疸
	维生素B_6	全孕期	过量服用可导致新生儿出现高钙血症和智力低下
解热止痛药	水杨酸、阿司匹林	孕早期	可致胎儿骨骼发育异常、腭裂、新生儿黄疸和血小板减少症。孕中、晚期慎用
	消炎痛	全孕期	可以导致新生儿出血、黄疸、高铁血红蛋白症

镇静抗惊厥	眠尔通	全孕期	可以造成胎儿宫内发育迟缓
	安定	全孕期	可以导致胎儿兔唇
	巴比妥	孕早期	可以造成心脏病、无脑、性器官畸形、兔唇、多指
	苯妥英钠	孕早、中期	连续使用可以造成腭裂，新生儿血小板减少症，心、肾和神经系统功能的异常
激素类	雌激素及避孕药	全孕期	均可导致畸形，特别是雌激素，长期服用可使女性胎儿出生后在青春期阴道癌的发病率增加
	雄激素和合成避孕药	全孕期	可以导致女性胎儿男性化
	肾上腺皮质激素	孕早、中期	可导致胎儿腭裂、心脏和神经系统畸形、胎儿宫内发育迟缓
抗糖尿病类药物	降糖灵、甲磺丁脲	全孕期	导致新生儿畸形、低血糖、血小板减少
	氯磺丙脲	全孕期	可导致新生儿核黄疸
利尿药	噻嗪类	全孕期	可导致新生儿血小板减少、新生儿溶血和出血
泻药	蓖麻油、番泻叶、大黄末、酚酞	全孕期	引起流产、早产
中枢镇痛药	吗啡		孕妇用药后可迅速通过胎盘进入胎儿体内，产前使用可导致新生儿呼吸抑制，甚至窒息。产前6小时不宜使用
抗甲状腺素类合成药	同位素碘	全孕期	可导致新生儿甲状腺功能低下
	硫氧嘧啶	全孕期	可导致新生儿先天性甲状腺肿大
降压药	利血平	孕晚期	产前孕妇使用可导致新生儿鼻塞或呼吸困难
	硫酸镁	孕晚期	可引起新生儿高镁血症，表现为肌力松弛，呼吸衰竭

用药原则

若是每一位孕妇都能够掌握这些孕期用药知识似乎太难了，但是下面的这些孕期用药原则孕妇必须要掌握，使用这些原则可以保证孕妇孕期安全地度过，不会对宝宝造成伤害。

1. 准备怀孕的女性和育龄未避孕的女性，如果月经过期时应想到有怀孕的可能。此时若有不适，应慎重用药。

2. 对于孕妇来说，用药时间越早，持续用药时间越长，用药剂量越大，对胎儿的影响就越大。孕早期应尽量少用药或不用药。

3. 若是由于各种原因必须用药时，应在医生的指导下选择那些对胎儿没有影响或影响小的药物。用一种药解决问题，绝不选择多种药。

4. 若是孕妇出现严重的合并症，不治疗会危及生命时，即使用药对胎儿有害，也要在医生的指导下权衡利弊，合理用药，然后再考虑是否中止妊娠。

分娩后合理进食

产妇若是正常分娩，一般经过少时休息，即会有食欲，因为分娩时出血和大量出汗，加之产后排尿增多，身体可能有轻度的脱水。产妇在产后的第一天一定要多喝汤水，如红糖水、藕粉、蛋花汤等。第二天可吃一些清淡又较稀软的半流质食物，如小米粥、鸡蛋挂面、蒸鸡蛋羹、桂花藕糊、荷包蛋及煮得烂熟的肉菜等。此后，逐步进软食和正常膳食。

旧俗习惯，在产后主要进食红糖、小米粥、芝麻、鸡汤、猪蹄汤、排骨汤、鱼汤等，这些食物必须调配得当，才能符合产妇身体的需要。如鸡蛋一般每天不可超过6个，过多摄入，不仅会加重肝肾负担，还容易引起消化不良而影响食欲。红糖水也不要喝得时间太长，时间太长会使产妇阴道出血增多，造成身体慢性失血，产妇喝红糖水的时间应该控制在10天以内。产妇还应注意保证新鲜蔬菜和水果的适当摄入，少吃凉拌菜和冷菜（不包括新鲜水果），以免引起胃肠不适。

为了促进产妇产后乳汁的分泌，饮食还可安排得更丰富些，像牛肉、猪肝、猪腰及豆类和豆制品中的蛋白质，对促进乳汁分泌有很好的作用。喝鸡汤不应只限于喝母鸡汤，公鸡汤对产后泌乳更好，因为产妇在产后分泌乳汁，是由于体内的雌激素突然大大降低，使得催乳素能

许多孕妇认为孕期出现不适，不能吃西药，中药对胎儿没有影响，是可以服用的。其实这个想法是错误的，目前已经有临床资料证明部分中药在孕期服用对胎儿也会有不良影响。

禁用的中药：

麝香、水蛭、虻虫、莪术、三棱、巴豆、牵牛、芫花、大戟、水银、轻粉、斑蝥、蟾蜍。

慎用的中药：

桃仁、蒲黄、五灵脂、没药、苏木、皂角刺、牛膝、王不留行、枳实、大黄、芒硝、冬葵子、木通、肉桂、干姜。

慎用的中成药：

牛黄解毒丸、牛黄清心丸、龙胆泻肝丸、开胸顺气丸、益母草膏、大活络丹、小活络丹、紫血丹、至宝丹、苏合香丸等。

够发挥作用。但若过多过早地喝没有去除掉卵巢的母鸡汤，可能会导致产妇中的雌激素水平升高，抑制催乳素的功能而使乳汁减少。公鸡就没有这个问题了，体内含有较多的雄激素，并对雌激素有拮抗作用，所以，产妇应该多喝一些公鸡汤。

减轻手术疤痕的有效方法

若孕妇不得不采取剖腹产的生产方式，那么为使手术疤痕减轻，孕妇应该从孕期就开始做预防，主要在营养方面下手。多吃瘦肉、各种蛋类和鱼类、奶制品及新鲜水果和蔬菜，孕妇会获得充分的优质蛋白、各种维生素和锌、铁、钙等微量元素，有了这样丰富均衡的营养，会给伤口愈合创造出良好的物质基础。若孕妇患有贫血、糖尿病等症，一定要马上积极进行治疗，因为它们不仅不利于伤口的愈合，还可加重疤痕的产生。

产妇分娩后的术后护理也非常重要，必须及时换药，天天换洗内衣内裤，保持伤口及周围清洁干爽。千万不要让刀口发生感染，一旦感染，就会使伤口难以愈合，通常会留下较大的疤痕。卧床休息时注意体位要合适，采取侧卧微屈身体的姿势适宜。

哪些孕妇需要做产前诊断

产前诊断是近代医学遗传学和临床医学相结合的产物，通常在妊娠的14~18周进行，又称宫内诊断或出生前诊断。目前能诊断出近百种遗传病和胎儿先天畸形，一旦明确诊断，即可对其中有些患病的胎儿进行产前治疗，若无法治疗，及时采取中止妊娠的手段，以减少病残儿的出生。

需要做产前诊断的孕妇主要见于：

1. 孕妇曾有多次流产、不明原因的早产、胎死宫内、生过畸形儿以及羊水过多。

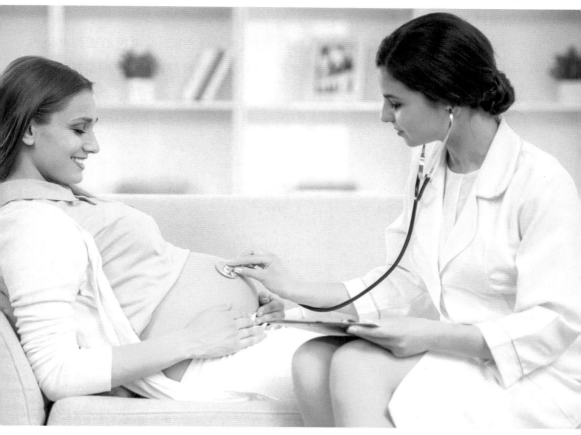

2. 怀孕早期感染风疹或接触过致畸因素的孕妇，如曾多次接受过较大剂量的化学毒剂、致畸物质、放射线等。

3. 35岁以上高龄孕妇，特别是40岁以上的孕妇，因为卵子老化，容易使染色体在分裂时出现不分离的现象，因此受精后，通常染色体发生异常的概率将增加，较常见的染色体异常是21-三体综合征，患儿具有严重的智力障碍。或妻子在35岁以下，而配偶年龄在55岁以上，也易发生问题。由于男性年龄的增长，精子出现异常的机会也相应增多。有以上情况的孕妇必须在妊娠16~20周时，去医院产科产前诊断门诊做测查。

4. 夫妇中有一人是染色体易位携带者，虽然本人是正常的，但所生子女很可能出现异常。

5. 孕妇已经生育过一个先天畸形儿或遗传病儿，如神经管畸形、先天愚型，再次妊娠时生育同样病儿的发生率分别可达5%~7%以及4%~5%，所以必须做产前诊断。

6. 家庭中性连锁隐性遗传病如血友病，红、绿色盲，此类病的遗传和胎儿的性别有关，通常男孩的发病率是女孩的5倍。应做产前诊断，早期鉴别胎儿性别，以便做选择性别的生育。

PART ⑤

"好孕" 干货
尽在码中

科学备孕有指导，
胎教干货跟着学。

分娩及产后护理

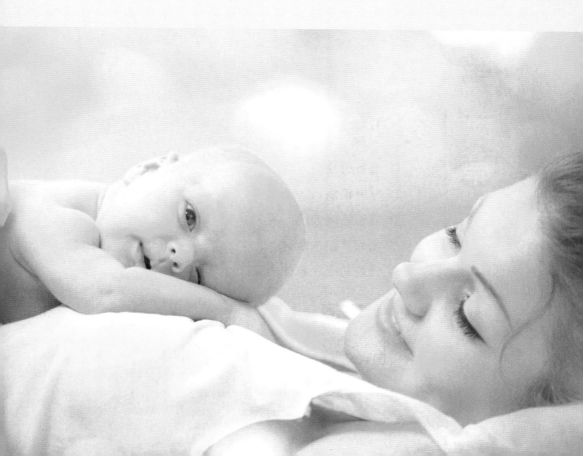

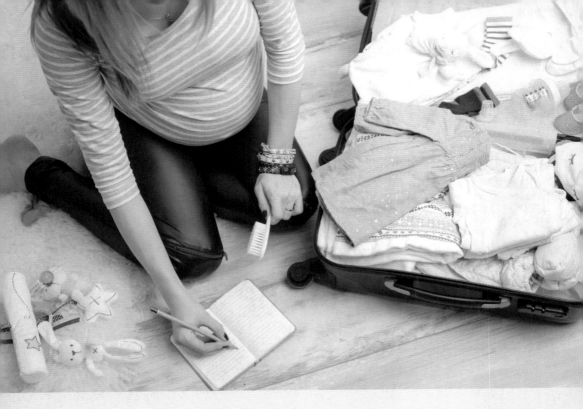

第一章

分娩

- ◎ 准备分娩
- ◎ 分娩镇痛
- ◎ 导乐陪伴分娩
- ◎ 消除产前的焦虑
- ◎ 分娩前应注意的病变

"好孕"干货尽在码中

科学备孕有指导，胎教干货跟着学。

▊▊▏准备分娩

分娩前孕妇应该准备的物品

1. 妈妈用品（妈妈住院时应该带的物品）

（1）衣服：

肥大、容易穿脱的睡衣或内衣至少2件。

棉质内裤至少4~6件。

棉质、宽带、前面或侧面可拉开的胸罩2~3件。

棉线袜2双，拖鞋1双。洗脸毛巾2条，洗脚毛巾、洗下身毛巾2条。

（2）日常用品：

小洗脸盆1个（产妇洗下身专用）。

牙刷、牙膏、头梳、护肤品等洗漱用具1套。

产妇用的卫生巾及卫生纸。

（3）母乳喂养用品：

手动吸奶器。

乳头保护天然油脂，用来预防乳头疼痛。

消毒湿巾。

乳头保护罩。

（4）其他：

餐具1套，塑料或金属饼干筒1个（放置饼干等小食品）。记录纸和笔（产妇或家属住院期间记事用）。

2. 宝宝用品（在家里准备好）

（1）婴儿洗澡用品：

婴儿专用的洗浴用品。

两条软毛巾，洗身体用。

一条洗脸用的小毛巾。

小·贴士

孕晚期妈妈一定要注意全面、均衡的营养补充，一方面是为胎儿储备充足的营养，另一方面为分娩后有充足的乳汁做好准备。

孕妇应提前做好乳房护理。有些孕妇的乳汁不足并不是因为没有乳汁，而是由于一些乳房常见问题引起，乳头成型器及乳房保护罩能够有效地帮助妈妈弥补缺陷，顺利进行母乳喂养。有许多妈妈可能是由于哺乳的方式不当或宝宝的吸吮方式不当而导致的乳头损伤，同样会影响乳汁的分泌，给妈妈带来痛苦，但只要妈妈选用高品质的乳头保护用品，就可以正常哺乳。

用来擦干身体的大毛巾。

椭圆形的浴盆。

消毒棉球或纱布。

（2）婴儿床上用品：

活动床或摇篮，可供婴儿白天使用。

一条小毛毯或被子。

包裹好栏杆的婴儿床。

棉质床单数条，以备尿湿更换用。

软枕头1~2个。

婴儿床上吊的小玩具。

（3）婴儿食品：

配方奶粉。

补钙用品。

（4）婴儿日常用品：

棉质尿布或纸尿裤。

纯棉质婴儿服装。

童车。

125毫升奶瓶。

250毫升奶瓶。

普通奶嘴、防塌陷奶嘴。

奶嘴消毒器。

漏斗，用于热好的奶倒入奶瓶。

奶瓶刷。

（5）特殊用品：

体温计。

75%酒精。

做好分娩的准备

分娩需要孕妇与医生密切配合。孕妇首先应该正确面对分娩，做好心理准备：

1. 妊娠是一切都在迅速变化的时期，孕妇的情绪也会不断变化。

2. 孕妇愿意做一位母亲，这种承诺可激励孕妇学习有关分娩及抚育孩子的知识。

3. 临近分娩的日子里，孕妇会感到有一股力量，那意味着孕妇生命中新的一章即将开始。

4. 分娩时孕妇体力消耗很大，产时、产后的出血也需要有充足的孕期营养和健康的身体素质做基础。

那么，如何才能轻松分娩呢？

1. 分娩时，孕妇正确的呼吸能和子宫收缩之间相互协调，利于产妇放松紧张情绪。

2. 无论何时，只要有机会，就要给自己留一些空间，用这段时间来放松自己，蓄积能量。

3. 分娩时的情绪变化较多。当胎宝宝出生后，孕妇会有许多感觉，如惊奇、放松、感激及成功，这是一种胜利者的喜悦心情。

4. 分娩过程中可以用些药物来减轻疼痛，进入产程后可由丈夫陪伴。

孕妇首先要练习一些分娩的辅助动作，如学习用力与放松，学习腹式深呼吸，了解不同的产兆及不同的处理方法等。

只要产妇充满自信，与医生密切

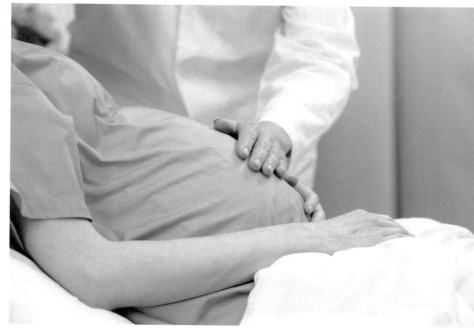

配合，一定能轻轻松松娩出胎宝宝。

▉▏自然分娩

自然分娩是指胎儿通过阴道分娩出来，不施行药物及其他助产手术。

条件：需经过医生检查测量，确认可自然分娩。

优点：

1. 孕妇的规律宫缩是对胎宝宝身体的按摩，对日后孩子感官系统的发育有益。

2. 通过产道的挤压，能够使胎宝宝把吸入肺里的羊水吐出来，减少娩出后发生窒息的危险。

3. 可有效配合宫缩用力。

4. 母体恢复快。

5. 自然分娩是人类最自然的分娩方式，对人体造成的不良影响小。

缺点：

1. 分娩时疼痛。

2. 产道容易裂伤。

▉▏无痛分娩

无痛分娩是自然分娩的一种形式，是指在分娩过程中对产妇施行心理护理或药物麻醉，使产妇感觉不到剧烈的疼痛（疼痛仍会有，只是减轻），婴儿从产道娩出。

条件：只要医院有无痛分娩措施，产妇就可依自己意愿选择无痛分娩。

优点：

1. 生产时疼痛减轻。

2. 孕妇的宫缩对胎宝宝进行按摩，对日后孩子感觉系统发育有益。

3. 通过产道的挤压，可以使胎宝宝把吸入肺里的羊水吐出来，减少娩出后窒息发生的危险。

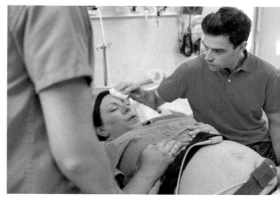

缺点：

1. 产妇不能有效配合宫缩用力。

2. 产程可能延长。

3. 麻醉对产妇有一定影响，如产后几小时内肢体麻木、怕冷等。

4. 麻醉药物对母乳喂养的新生儿是否有影响，还在探讨中。

剖腹产

剖腹产是由于各种原因导致胎儿不能从产道产出而施行的一种急救措施。目前有竖切口与横切口两种。

竖切口：在肚脐下方垂直做切口，取出胎儿，术后瘢痕明显。术中胎儿较易取出。

横切口：在下腹部做一横切口，术后瘢痕几乎看不出来，也叫美容切口。术中胎儿相对不易取出。

施行剖妇产有三种情况：

1. 提前测知胎宝宝和母体有危险而不能进行自然分娩者，如胎位不正、头盘不称（胎儿头部与产妇骨盆不称）、子宫瘢痕、巨大儿等。

2. 在分娩过程中发生了某种异常，必须紧急取出胎儿，如胎心过快或过慢、滞产等。

3. 若产妇强烈要求，也可施行剖腹产。

优点：

1. 无剧烈疼痛。

2. 在危急时可抢救胎宝宝和产妇生命。

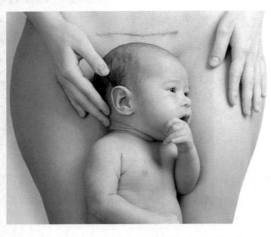

3．可人为控制产程，是相对安全的一种手术。

4．减少产妇和胎宝宝缺氧等不安全因素。

缺点：

1．胎宝宝未经过产道挤压，易造成羊水吸入。

2．胎宝宝的生理机能（身长、体重、智能）等发育相对较慢。

3．术后母体恢复慢，腹部创伤会留下明显瘢痕，术后一段时间瘢痕会发痒。

手术后的护理

会阴侧切术

1. 为何要做会阴侧切

产妇分娩的第二产程中，当宫口开全、胎头露出时，常因产妇会阴部过紧，胎儿太大，臀位产以及早产儿（为防止颅内出血）而影响胎儿娩出。在这种情况下，产科医生为了防止盆底肌肉过度伸展而引起裂伤，保护阴道软组织，避免产后会阴和阴道松弛，常常会对产妇施行会阴侧切手术。

会阴侧切术是一个很小的产科手术，它是在阴部神经阻滞麻醉下，在阴道口左下部切开3~4厘米，待胎儿、胎盘娩出后，医生把切开的伤口按解剖层次逐层缝合。因为这种伤口齐整，通常4~5天即可拆线。

2. 术后护理

对策虽然手术很小，但因伤口位于尿道口、阴道口、肛门交汇的部位，还因产后的一些特殊情况，很易发生伤口不愈，所以应在护理上特别小心，保持外阴清洁以防感染。

勤换卫生垫，避免湿透，伤口浸泡在湿透的卫生垫上将会很难愈合。

每天要用温水勤冲洗会阴部，特别每次便后更要用新洁尔灭消毒棉擦拭冲洗外阴，切忌由后向前擦，必须由前向后擦。

3. 防止会阴切口拆线后裂开

产后早些下床活动，多吃新鲜蔬菜、水果，多喝鱼汤、猪蹄汤等，不吃辛辣食物以保持排便通畅。

如果发生便秘难解时，不要屏气用力，可用开塞露帮助通便。

拆线后的几天内，避免做下蹲用力动作。如在解便时，应该先收敛会阴和臀部后再坐在马桶上，屏气用力往往是会阴伤口裂开的原因。

坐位时，身体重心偏向右侧以防伤口受压，切口表皮错开。

避免摔倒或大腿过度外展，这样都会使伤口再度裂开。

避免在伤口拆线后当日出院，因伤口裂开多发生在伤口拆线当天。

4. 避免伤口发生血肿

术后最初几日内产妇应采取右侧卧位，使伤口内的积血流出伤口外，不致发生血肿，防止恶露中的子宫内膜碎片流入伤口内而形成子宫内膜异位症。

术后注意刀口情况。若在术后1~2小时内伤口出现疼痛，并且越来越厉害，应马上与医生联系，很可能是缝合前止血不够而形成血肿。

有血肿时可用50%硫酸镁溶液冷敷。

5. 会阴切口发生感染

如果伤口出现肿胀、疼痛、硬结时，遵循医嘱服用抗生素，局部采用1∶5000高锰酸钾温水浸泡伤口，每天2次，每次10~15分钟。

用清热、解毒、散结的中药（请中医开药）煎液清洗伤口也有很好的效果。

产妇可在家中用台灯进行局部理疗，但须注意不要烫伤。

6. 伤口有水肿

伤口水肿，在拆线前缝合线会勒得很紧，可用95%的酒精纱布或者50%的硫酸镁溶液热敷、湿敷，每天做2次。

7. 饮食要点

术后一周内应该进无渣饮食，即含纤维质少的食物，如牛奶等，以防形成硬便而不利于会阴切口愈合。

剖宫产

1. 剖宫产是解除难产的有效办法

剖宫产即是在麻醉情况下切开腹壁及子宫壁，从子宫中取出胎儿及胎儿附属物，然后将子宫壁及腹壁各层组织缝合。临床上现采用最广泛的是子宫下段横切口，因子宫下段肌层薄，出血少，术后再次妊娠出现子宫破裂的概率低。另外，因切口位于"比基尼线"以下，产妇即使做过剖宫产以后还可以穿新潮泳装、时装，满足了妈妈爱美的需求。

2. 术后注意事项

剖宫产是为了解决难产而做的开腹手术，同其他开腹手术还不一样，具有一些特殊情况，护理上应该注意。

3. 少用止痛药物

剖宫术后，麻醉药作用逐渐消退，产妇下腹部伤口痛觉开始恢复，通常术后数小时伤口开始剧烈疼痛。为了让产妇能很好地休息，医生在手术当天或当天夜里给用一些止痛药物。在此之后应避免再用止痛药物，否则会影响身体的健康，因此产妇要对疼痛做些忍耐。

4. 术后多翻身

由于手术对肠道的刺激及受麻醉药的影响，手术后产妇都有不同程度的肠胀气、腹胀。产妇多做翻身动作会使麻痹的肠肌蠕动功能恢复得更快，肠道内的气体就会尽早排出而消除腹胀。

5. 宜取半卧位

剖宫术的产妇不能与正常阴道分娩的产妇一样，即在产后24小时就可起床活动，因此恶露不易排出。产妇若采取半卧位，同时多翻身，就会促使恶露排出，以防发生恶露淤积子宫腔内而引起感染，影响子宫功能恢复。

6. 产后尽力排尿

剖宫产前给产妇放置导尿管，通常在术后24~48小时，待膀胱肌肉恢复收缩排尿功能后拔掉。拔管后，只要一有尿意就应努力排出。

产妇只要体力允许，尽早下床活动并逐渐增加活动量，以促进肠蠕动和子宫复原，避免术后肠粘连、血栓性静脉炎形成。

7. 饮食照料要点

产妇术后第二天可以吃清淡流质食物，如蛋汤、米汤，但切忌进牛奶、豆浆、大量蔗糖等胀气食品，等肠道气体排通后，则可进半流质食物，如稀粥、汤面、馄饨等。

8. 做健身恢复操

产妇术后10天左右，若一切都正常即可做如下运动。

仰卧，两腿交替举起，先与身体垂直，然后慢慢放下来是。两腿分别各做5次。

仰卧，两臂自然放在身体两侧，屈膝抬起右腿并使大腿尽力靠近腹部，脚跟尽力靠近臀部。左右腿交替做，各做5次。

仰卧，双膝屈曲，双臂交合抱在胸前，然后慢慢起成半坐位，再恢复仰卧位。

仰卧，双膝屈曲，双臂上举伸直，做仰卧起坐。俯位，两腿屈向胸部，大腿与床垂直，臀抬起，胸部与床紧贴。

应早晚各做一次，一开始每次持续时间2~3分钟，逐渐延长到10分钟。

9. 保持外阴和腹部切口的清洁

每天冲洗外阴1~2次，要注意避免让水污染切口。

注意：产褥期绝对禁止房事。产妇术后100天后，应采取严格的避孕措施，防止怀孕做人流术，使子宫斑痕破裂引起子宫穿孔和破裂。

分娩过程

分娩第一期（也叫开口期）

从有规律的子宫收缩开始，到子宫口开全为止的时期叫做第一期。

初产妇通常在这一时期所需的时间是10~12小时，子宫收缩最初的间隔时间每次为6~7分钟，收缩时间30秒左右，收缩时疼痛不剧烈。

子宫口约开到5厘米左右时，子宫收缩间隔是5分钟左右，收缩时间持续30~40秒，收缩变得强烈，产妇疼痛剧烈，精神紧张，这是分娩中最痛苦的时期。

在这个时期，产妇要在病房或待产室等待分娩。产妇阵痛的发作反复袭来，但在疼痛发作的间隔，可以与人闲谈、听音乐、读书等，放松紧张情绪。

产妇若有食欲，尽可能吃，以摄取充足的营养。应该备有巧克力、鸡蛋等高热量食品。

产妇多喝水或果汁、牛奶等饮料，并积极排尿，防止膀胱充盈，导致胎头无法下降。

在阵痛发作时，产妇要采取腹式呼吸，使腹部放松。

产妇在此期若发生以下问题，应立即通知医生。

（1）阵痛间隔2~3分钟一次。

（2）非用力不可的感觉。

（3）破水。

（4）出血。

分娩第二期（娩出期）

从子宫口开全至胎儿通过产道娩出母体之外的时期，叫做分娩第二期。

此期产妇子宫的收缩的时间是1~2分钟一次，每次持续约50秒。胎儿的头部逐渐脱出骨盆，同时边回旋边随子宫收缩向产道的出口前进。

此时产妇会有便意，这是由于胎儿头部压迫的结果，肛门不必收缩，要像有东西往下推那样用力。

胎儿发生胎膜破裂，从里边流出羊水，这叫做适时破水，可以见到胎儿的头发。可是在子宫没有收缩时，由于产妇准备下一次的收缩而进行着深呼吸，这时见不到胎儿的头发。过了这个时期，即使在子宫未收缩的时候，也可看见胎儿的头顶，阴道口扩张到最大程度，产妇感到有个很大的东西撑着那样，此阶段叫着冠，是分娩之前的阶段。

从着冠开始产妇就要停止用力，开始进行短促的呼吸，也就是表浅而急促的呼吸。伴随着这种呼吸，腹壁松弛，这时若勉强用力会造成会阴撕裂伤。在下一次宫缩到来时，因为子宫收缩的压力，胎头开始娩出母体外。头是胎儿最大的部分，胎头娩出后，肩膀及全身迅速娩出。

安然度过分娩第二期

产妇在阵痛发作的时候用力，阵痛停止时放松。若一直用力，就会产生疲劳。

产妇要在阵痛到来时深呼吸，再大吸一口气停止，憋住气，向下使劲，有如排便的感觉。

产妇必须听从助产医生的引导，按要求去做。

分娩第三期（胎盘娩出期）

胎儿娩出到胎盘娩出的时期叫做分娩第三期。刚出生的婴儿在产妇的脚边发出了大声的啼哭，助产医生牵拉脐带，从阴道口取出胎盘，同时确认婴儿有无异常。婴儿出生数分钟之后，子宫仍有轻微收缩，胎盘从子宫壁分离，胎膜、脐带的残留部分和胎盘一同娩出，这称作"后产"，这时，产妇再轻轻一用力就能排出，时间为10~20分。

安然度过分娩第三期产妇应该身体放松、精神放松。

助产医生处理会阴伤口，进行会阴缝合，需缝合肌层、黏膜层、皮下、皮肤四层。

1. 为什么做会阴侧切

助产医生会为大多数自然分娩产妇做会阴侧切，因为：孕妇到妊娠末期，会阴部肿胀而且变得柔软，只有这样，阴道口周围在分娩时才能很好地伸展，以便婴儿通过。一般初产妇会阴的伸展性较差，而分娩的速度又过快，在不能充分伸展的情况下胎儿娩出，会造成会阴撕裂伤。助产医生为了不使产妇会阴撕裂，在胎儿娩出时将手的拇指伸开，其余四指并拢，按在阴道口边缘，保护会阴。若产妇为了不使产程过长，在裂伤出现前，助产医生会把会阴切开。做侧切前，在局部注射麻醉剂，然后用剪刀向左或向右剪开3厘米长的切口，婴儿娩出后进行缝合。这种处理使伤口边缘整齐，不但有利于缝合，而且也有利于产妇这一部位的美观和身体恢复。

2. 会阴侧切护理注意事项

（1）勤换卫生巾，保持局部清洁。

（2）睡觉时往未切开的一侧侧身。

（3）大便时不要使劲下蹲。

自然分娩过程中，正确的呼吸配合非常重要。在妊娠后期，孕妇应该到有产前课程培训的医院进行呼吸方法训练。

分娩镇痛

通过减轻产痛而使产妇情绪良好，这是产科现代文明的标志。

作用：缩短产程，减少手术产率、产后出血率，降低胎儿缺氧及新生儿窒息发生率，保持产妇心理、生理健康。

方法：

1. 非药物镇痛

（1）深呼吸，在宫缩开始时和结束时吸气（鼻），呼气（口），间歇时停止。

（2）按摩下腹部、腰骶部，并与深呼吸配合。

（3）用拇指压髂前上棘、髂棘或耻骨联合，或者双手握拳压迫腰部、骶部。

（4）洗温水澡，经常变换体位，避免平卧位，可以采取蹲、跪、坐等体位。

（5）采用镇痛仪器。仪器通电后，置于脊柱两侧的穴位，通过刺激穴位止痛。

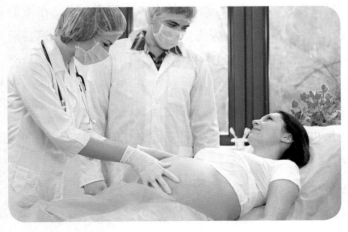

（6）穴位封闭。往穴位处注射普鲁卡因封闭疼痛。

2. 药物性镇痛

口服、肌肉或静脉内注射、吸入镇痛药物而止痛，也可采用药物局部麻醉或阻滞神经而达到镇痛。

导乐陪伴分娩

导乐陪伴分娩是请一个有生育经验的妇女，在产前、产时及产后给孕产妇生理上的支持及精神上的安慰鼓励，使产妇顺利完成自然分娩过程。这是一种以产妇为中心的产时服务。

导乐陪伴分娩的环境

需要单独房间，让产妇自由走动，房间里设置产床、沙发、垫子等，供产妇选择不同体位时使用。

墙壁一侧装有扶手栏，以保证产妇走动时的安全。

室内配有空调、电视、淋浴等，创造产妇舒适的环境，分散产妇注意力，减轻分娩阵痛。

导乐应该具有的素质

具有良好的生理、心理素质。

具有生育经历或接生经验。

热情，有爱心、同情心及责任心。

具有良好的人际交流、沟通能力，给人以信赖感。

具有能帮助产妇减轻痛苦的能力。

导乐陪伴分娩的意义

通常产程缩短25%，需要静脉点滴催产素的产妇减少40%，需要镇痛药者减少30%。

剖宫率下降50%，产钳助产率减少40%，硬膜外麻醉减少60%。

产后恢复快，母乳好。

消除产前的焦虑

调查显示：有98%的孕妇在妊娠晚期会产生焦虑心理，有些孕妇善于调节自己的情绪，会使焦虑心理减轻，有些孕妇不善于调节，心理焦虑越来越重。造成这种心理问题有多种原因。

1. 初产妇缺乏对生产的直接体验。从电视、报刊等媒体上耳闻目睹了许多他人生产的痛苦经历，想到自己也将经历此过程，心中因而焦虑。

2. 怕孩子畸形。孕妇做过多次检查，但检查毕竟是通过机器和各种化验得出结论，有些胎儿存在健康问题不能查出，产妇对此焦虑，怕生个不健康的宝宝。

3. 对胎儿性别的忧虑。虽然对生男生女大多都能正确对待，但在人的潜意识里仍有对某种胎儿性别的好感，或家人对生男生女比较在意。孕产妇不知胎儿性别，心中不免烦忧。

4. 患有妊娠高血压综合征、妊娠合并心脏病等产前并发症的产妇，因自身健康存在问题，更怕殃及胎儿，因此焦虑不安。

5. 由于到孕晚期各种不适症状加重，如出现皮肤瘙痒、腹壁皮肤紧绷、水肿等不适，使产妇心中烦躁，易焦虑。

6. 产妇行动不便，整日闭门在家，注意力集中到种种消极因素上，加重焦虑。

7. 孕产妇担心孩子出生后，自己的职业受到影响或家庭经济压力加大，而产生焦虑。

孕妇产前焦虑会对母亲及胎儿造成直接的影响。产前严重焦虑的孕妇剖宫产及阴道助产比正常孕妇高1倍。严重焦虑的孕妇常伴有恶性妊娠呕吐，能够导致早产、流产。孕妇的心理状态可以直接影响到分娩过程和胎儿状况，容易造成产程延长，新生儿窒息，产后易发生围生期并发症等。焦虑还会使孕妇肾上腺素分泌增加，导致代谢性酸中毒引起胎儿宫内缺氧。焦虑还可引起植物神经紊乱，导致产时宫缩无力造成难产。因为焦虑，孕产妇得不到充分的休息和营养，生产时会造成滞产。

孕妇在孕晚期应该采取积极的态度，消除产前焦虑，当然这需要孕妇和家庭的共同努力。

家庭方面

孕妇在妊娠最后阶段，通常表现为心理依赖性强，希望寻求保护，引起他人重视。其实，这并非娇气，而是一种正常的心理反应。孕妇会喋喋不休，这是宣泄不良情绪的合理渠道。丈夫应该理解妻子情绪上的波动，耐心倾听妻子诉说，给予妻子精神上的鼓励和安慰，打消其心中顾虑，尤其是在孩子的性别上避免给妻子施加压力。

腹壁紧绷会给孕妇造成多种不适，丈夫可在晚间为妻子轻抚腹部，这样不但可与胎儿交流，还可减轻妻子的不适，使妻子依赖心理得到满足，焦虑情绪得到缓解。

孕妇的妈妈、婆婆也应该现身说法，让孕妇了解生产的全过程，做到心中有数。

身心调节很重要

1. 纠正对生产的不正确认识。生育能力是女性与生俱来的能力，生产也是正常的生理现象，绝大多数女性都能顺利自然地完成。若是存在一些胎位不正、骨盆狭窄等问题，也可以采取剖腹产的方式将婴儿取出，最大程度地保证母婴安全。

2. 孕妇需要学习有关知识，增加对自身的了解，增强生育健康宝宝的自信心。

3．有产前并发症的孕妇必须积极治疗并发症，有问题时及时请教医生，保持良好情绪。

4．孕妇可以和一些已育妇女交流，积累一些经验。

5．临产前做一些有利健康的活动，如编织、绘画、唱歌、散步等，孕妇不要整日躺在床上，把注意力集中到忧虑上。

分娩前应注意的病变

胎宝宝在子宫内窒息

1．原因

（1）胎盘发生了病变，如出现早剥、前置胎盘，孕妇患上妊娠高血压症、糖尿病、肾炎，过了预产期胎宝宝迟迟不出生及孕妇与胎宝宝血型不合等。这些都可使子宫向胎盘输送的血流量减少，胎盘功能受到损伤，影响给胎宝宝的供血量，致使胎宝宝在孕妇的子宫内因缺氧而发生窒息。

（2）在分娩时刻，胎宝宝的脐带发生脱垂、打结、缠绕或脐带过短，或孕妇的子宫收缩过频、过强，甚至发生痉挛性收缩，使胎盘血管受挤，胎盘血液循环不能通畅运行，造成胎宝宝在宫内缺氧。

（3）孕妇对分娩恐惧而使精神过度紧张，或因胎宝宝长得太大或胎位不正等，使产程延长，导致胎宝宝的头部受压时间过于长久，大脑受到损伤。

（4）孕妇患心脏病、急性传染病、贫血等，也可使血液中的氧含量减少，从而影响对胎宝宝的氧气供给。

2．险情

（1）最让人担心的是胎宝宝的心音不正常。本来胎宝宝的心脏跳动应该是每分钟120~160次，而在缺氧时，心跳突然先变快，大约变成每分钟跳160次，这是由于胎血中氧含量不足而二氧化碳过多引起的一种神经反馈性调节。但这种调节是有限度的，超过限度时，心跳会逐渐变慢至110~120次，心跳的速度也由强变弱。当心跳每分钟少于100次时，胎宝宝的生命就有危险了。

（2）胎宝宝在发生心跳变化的同时，胎动也发生了改变，通常刚一开始缺氧出现躁动及胎动频繁，这是胎宝宝想摆脱缺氧而做的挣扎。但随着缺氧的程度越来越重，胎宝宝因无力挣扎，胎动也越来越弱，次数也越来越少。

（3）胎宝宝在缺氧时，会引起肠蠕动以及肛门肌肉的松弛，由此使胎便排于羊水中。若此时孕妇发生破膜，就可在羊水中见到胎便，说明胎宝宝窒息严重。

3. 化解法

（1）孕妇在怀孕时，必须按时去做产前检查，以便及早发现异常。如果发现患心脏病、贫血、糖尿病、妊娠高血压以及过期妊娠，马上进行治疗。

（2）注意观察胎宝宝的心跳和胎动次数及强度，特别是在临产时，若有不正常的现象争取早发现，早处理。

（3）若有胎头浮、胎位不正，如臀位、横位等，孕妇应该在怀孕末期多注意休息，以防发生胎膜早破、脐带脱垂等并发症。

（4）分娩时，一旦发生胎宝宝缺氧，应积极配合治疗，如吸氧等。若经治疗不见好转，应该听从医嘱迅速结束分娩，根据宫口开大程度做剖宫产或阴道助产手术。

羊水栓塞

1. 原因

（1）子宫颈的血管在分娩时常常出现裂伤，在子宫过强收缩使胎膜被弄破时，羊水通过裂伤的血管进入血液循环引起血液栓塞。

（2）孕妇破膜后，羊水能够进入胎膜与子宫壁之间，到达胎膜的边缘，当子宫收缩过紧，羊水通过胎盘边缘的血窦（很细小的血管网），进入孕妇的血液循环内而引起栓塞。

（3）产妇子宫发生破裂、胎盘早期剥离、前置胎盘及做剖宫产等情况时，羊水不慎由开放的血窦进入血液循环。

2. 险情

（1）孕妇在分娩时、分娩后的短时间内，出现烦躁不安、寒战、呕吐，继而咳嗽、呼吸困难、紫绀、心率加快，突然发生休克。病情急骤的孕妇甚至在惊叫一声后便血压消失，数分钟内迅速死亡。

（2）孕妇出现持续的阴道大出血，这种出血往往不能凝固，有时还伴有皮肤、胃肠道及尿道出血。因为凝血因子被大量羊水所消耗，即使输入大量的鲜血也往往无法纠正血流不止以及循环衰竭。

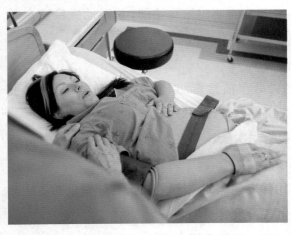

（3）孕妇出现了尿少甚至无尿，这是因为休克而使循环血量不足以及肾脏血管栓塞所致。

3. 化解法

（1）孕妇必须定时做产前检查，做超声波检查能够诊断出90％的前置胎盘，使用分娩监视装置可发现胎盘早剥。及早发现妊娠高血压症，一旦有高血压、水肿和蛋白尿症状，孕妇要积极进行治疗，避免重复妊高症的发生。

（2）30岁以上的产妇、早产或过期产者及经产妇，特别是胎膜早破、子宫体或子宫颈发育不良的孕妇，容易发生羊水栓塞，所以要积极配合医生做正确的处理。

（3）在分娩的过程中，产妇若出现胸闷、烦躁、寒战等不舒服的感觉，必须及时通知医生，以便医生及早做处理。

（4）在产程中，若子宫收缩过于强烈，孕妇应该配合医生使用镇静药物，减弱子宫的收缩，以防发生子宫破裂。

（5）产妇若在第一产程发生羊水栓塞，胎宝宝又不能立即娩出，病情经抢救后虽有好转，但因病因未去除，仍有恶化的可能，所以必要时配合医生做剖宫产手术，尽快结束分娩，避免发生子宫破裂的危险。

胎膜早破

1. 原因

胎膜在临产之前发生破裂称为早破水，是分娩时常见的一种并发症。一般是由于胎位不正、骨盆狭窄、胎宝宝的头与妈妈骨盆不相称、羊水过多所致。当子宫颈口发生病变，如多次做人工流产使子宫颈重度裂伤，形成疤痕，使羊膜腔内压力不均匀，也可致使胎膜早破。在孕末期依旧进行性生活，引起子宫内感染，尤其是精液内的前列腺素，诱发子宫发生收缩，从而改变羊膜腔内的压力造成早破水。剧烈的咳嗽，突然大笑或大怒，做较重的体力工作，外力冲击腹部，摔倒等，都可使腹腔内的压力骤然升高，猛烈压迫胎膜，造成破裂。

2. 险情

孕妇突然感到有水从阴道内流出，时多时少，连续不断地往外流。若胎膜破口较小，或破裂的地方较高时，则羊水的流出量少，若从阴道内往上推动先露时有羊水流出，即可确定是胎膜早破。反之，推动先露部，但并不见流液增多，则可能是尿失禁。胎膜早破对母子二人都有危险，必须立即就医。

3. 化解法

（1）孕妇必须在孕期定时做产前检查，通常在怀孕5~7个月，每个月去做一次检查；怀孕7~9个月，每半个月去做一次检查；怀孕9个月以上时，每周去做一次检查，有特殊情况随时去就诊。

（2）孕妇要避免做剧烈的活动，不要再提重物，也不要走长路，跑步，长途颠簸及紧张工作，更不要去拥挤的场所和挤公交车。

（3）在孕期末3个月，必须减少性生活，特别是最后的1个月，应禁止性生活。

（4）一旦破水，无论是否到预产期，有没有子宫收缩，都应立即去医院就诊。为了预防胎宝宝的脐带脱出，破水后应立即抬高臀部躺下，外阴垫上一片卫生棉，不可再入浴，即便是赶往医院的途中也要采取躺卧姿势。

（5）胎宝宝尚未足月时发生破水，可采用期待疗法治疗。怀孕28~32周时，应力争保胎治疗，以维持到怀孕33周后或以后分娩。怀孕33~35周时，尤其是33~34周时，则应在保持外阴清洁的情况下等待48~72小时，若没有感染可期待至35周，避免胎宝宝发生不测。

（6）若胎宝宝发生宫内感染、缺氧窘迫时，应紧急做剖腹产手术，尽快让胎宝宝出生。

子宫破裂

1. 原因

（1）孕妇避孕措施不妥，抱着侥幸心理，认为万一失败还可以做人工流产。然而人工流产手术只是一种不得已而采取的补救措施，容易使子宫内膜变得非常薄，而且会发生病理改变，特别是发生过子宫穿孔后，分娩时很难抵抗强力的子宫收缩，因而发生破裂。

（2）胎宝宝长得太大（体重超于4000克），胎头与孕妇的骨盆不相称，胎位不正（特别是容易被忽视掉的横位）以及胎宝宝畸形（如脑积水），或孕妇的盆腔中长了肿瘤，都可使胎宝宝最先露出的部分受到阻挡，引起子宫肌肉强烈的收缩，使子宫体下段的肌肉被牵拉、伸展、变薄，最终被抻断，发生子宫破裂。

（3）孕妇做剖宫产术后的时间过短，术后切口愈合不良以及做过子宫肌瘤剔除术，再次妊娠由于疤痕破裂而导致子宫破裂。此次妊娠为前置胎盘，并且胎盘种植在子宫的下段，而这里的肌肉组织脆弱，容易因子宫颈的撕裂向上伸展，致使子宫下段发生破裂。

（4）不恰当或粗暴的阴道助产术，如在子宫口还没有开全的情况下做产钳或臀位牵引术，能够发生子宫颈的裂伤，严重撕裂上延，使子宫体下段发生破裂。难产时强行做内倒转术，也可导致子宫破裂。

（5）催产素可促使子宫肌肉收缩，将子宫颈口开大，使孕妇尽快将宝宝生出，但必须恰当地使用。若在胎头与孕妇骨盆明显不相称的情况下使用，则会导致子宫破裂。

2. 险情

（1）一般先发生先兆子宫破裂。常见于产程持续了很久之后依然进展缓慢，胎宝宝的头部迟迟不能下降。孕妇的子宫收缩强烈，甚至呈现痉挛状，致使孕妇烦躁不安，疼痛难忍，不时要求迅速结束分娩，同时表现出呼吸急促、脉搏增快，若受压过度就会因黏膜损伤而出现血尿。在子宫收缩时，因为子宫体部肌肉越缩越厚，子宫下段的肌肉被拉得很长很薄，所以可在脐部见到一个环形凹陷，被称为病理性缩复环。胎宝宝因缺氧胎动频繁，胎心忽快忽慢。

（2）当导致子宫破裂，开始时孕妇会突然感到腹部撕裂般的剧痛，但随着子宫收缩停止，使孕妇感到疼痛有些好转，但很快便会休克。孕妇脸色苍白，全身出冷汗，呼吸变得很浅，而脉搏加快伴血压下降。这时胎动停止、胎音消失，在腹部的一侧可摸到缩小的子宫，若腹腔里出血很多，腹壁会变硬。子宫完全破裂时，在腹壁下能够清楚的摸到胎宝宝的肢体，孕妇的整个腹部都有压痛。没有完全破裂则胎宝宝还在破裂的子宫内，只是在下腹部有明显的压痛。

3. 化解法

（1）采用切实可靠的避孕措施，避免做人工流产，以免造成子宫损伤、感染或穿孔，避免子宫内膜多次被搔刮而使腺体存留少，失去生育能力，再次妊娠时由于胎盘种植于子宫的下段而发生子宫破裂。特别是做过剖宫产手术的孕妇，不要在术后很短的时间内再次妊娠，应该间隔2年以上。

（2）加强产前检查。若发现胎位异常，在临产前及时配合医生进行纠正；若有骨盆狭窄，头盆不称等情况，听从医生的建议，事先安排恰当的分娩方式。对于子宫上有疤痕、胎盘有过粘连，有屡次刮宫史以及做过子宫肌瘤剔除术的孕妇，应该提前住院待产，避免发生意外情况。

（3）在分娩时，要严密观察产程进展情况，及时发现异常，如有不舒服感觉，立刻告诉医生。注意观察腹部是否有病理性缩复环的出现，若有及时处理，避免发生先兆性子宫破裂。催产素的应用必须恰当，在胎宝宝尚未娩出之前，只能采用稀释溶液做静脉点滴，不能进行肌肉注射，以防子宫过于强烈收缩而使胎宝宝下降受阻，从而造成子宫破裂。

（4）第一次做剖宫产手术时，应该采取子宫下段切口，再次妊娠时发生子宫破裂的概率要小。对于前次做过剖宫产的孕妇，若是决定试着自然分娩，时间不宜过长，对她们想采用剖宫产的要求要放宽。

（5）一旦发现有先兆子宫破裂的征象时，切不可再从阴道娩出胎宝宝，因为在娩出的过程中，有可能促使子宫破裂的发生。应该立即做剖宫产来挽救母婴。

难产

1. 原因

（1）产道、胎位及胎宝宝的大小都较固定，唯有产力是在临产时才开始的。产力的主要动力来源于有效的子宫收缩，即收缩应该有节律、协调。但这种有效收缩除了由子宫肌肉本身的主动运动外，还受心理因素的影响。产妇若在分娩过程中情绪过于惊恐、焦虑，便会使大脑神经失去了对子宫收缩的正常控制，子宫因而也失去了正常有效的收缩和缩复，以致发生子宫收缩乏力，不协调或痉挛性的收缩，使得子宫口不能顺利开大、开全，造成难产。

（2）常见的有"肩难产"，即胎宝宝的头已经出来了，但肩膀却被卡住；或是胎位不正，臀位是较常见的异常胎位，它的发生可能由于孕妇的腹壁过紧、双胎、羊水过少或子宫畸形所致。而正常头位分娩时，胎宝宝的头在第二产程中有较充裕的时间娩出。

（3）多次分娩的孕妇、父母身材高大者、过期妊娠使胎宝宝长得过于巨大（但过期的胎宝宝并不一定都巨大）、孕妇患有轻型糖尿病，都可能使胎宝宝长得巨大，体重超过4000克。

2. 险情

（1）由产妇精神紧张引起的难产可致使产程延长，因而造成滞产、手术产、产道撕裂、产后出血、胎宝宝子宫内缺氧及宝宝出生后窒息、产伤、颅内出血、脑瘫等一系列并发症。

（2）肩难产的胎宝宝可因往外牵拉发生锁骨骨折或拉伤臂神经丛。正常头位分娩时，胎宝宝的头在第二产程中有较充裕的时间娩出，一旦胎头娩出，胎宝宝身体的其他部位就很容易娩出了。但臀位分娩时，体积最大的头最后只能在短时间（8分钟）内娩出。若未能娩出，脐带受压使得胎宝宝的血液循环停止，因此导致新生儿窒息、死亡或留下后遗症，还可因过度牵引胎头，损伤胎宝宝的胸锁乳头肌。

3. 化解法

（1）骨盆不够宽大的孕妇，在孕期不要过食甜食，避免胎宝宝长得太大不好娩出。在孕中晚期若发现胎位不正常，应该在医生的指导下坚持做胸膝卧位矫正，使胎位在临产前转为正常。

（2）孕妇应该在孕期接受无痛分娩的健康教育，了解分娩过程，选择能够减轻产痛、消除恐惧的各种服务，轻松顺利渡过分娩关。

（3）在孕期如果发现胎宝宝长得太大，应及早查明是否患糖尿病。一旦确诊，赶快治疗。

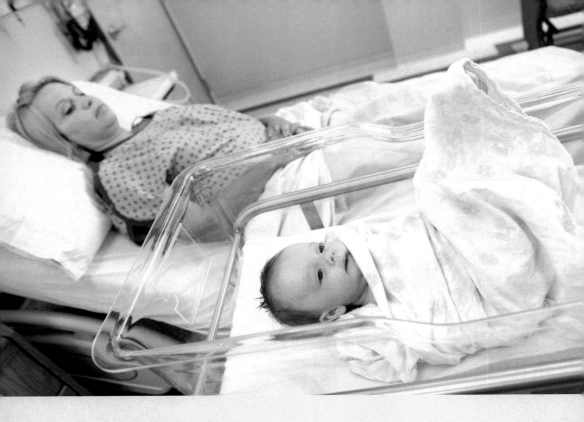

第二章

产后护理

- ◎ 产后自身护理要点
- ◎ 产后七不宜
- ◎ 产后易患的疾病与防范
- ◎ 产后体疗瘦身九招
- ◎ 产后食谱

"好孕"干货
尽在码中

科学备孕有指导，
胎教干货跟着学。

▌ 产后自身护理要点

产后活动

孕妇产后应尽早下床活动，特别是剖腹产术后的产妇能够避免肠粘连。在最初的几天里，下床活动仅限于在室内散步，而不宜提取重物，避免造成子宫脱垂。

充分休息

充分休息可补充消耗的体力，有利于身体的迅速复原。应该安排家人分担家务和协助照顾宝宝，如为宝宝洗澡、洗衣物等。保证每日睡眠时间在8小时左右，在中午时，也要小睡一会儿，有利于体力尽快恢复。

个人卫生

产后的恶露会持续4~6周，此时子宫颈口开放。恶露是细菌良好的培养基，所以说保护外阴部的清洁很重要。每日应用温度适宜清水冲洗外阴，擦干后选用无菌的卫生护垫吸收恶露，保持外阴干爽，避免感染。在产后前两周通常为血性或浆液性恶露，适宜选用卫生巾帮助吸收，以后几周则为白色露，适宜选择卫生护垫，在排便后也应该冲洗，并及时更换卫生巾和卫生护垫。

产妇因出汗较多，应经常洗澡、洗头，但在洗前应该先关好门窗，保持室内温度在20℃以上，避免受风、着凉，选用适宜的洗发精和沐浴露。月经一般在产后2~3个月才能恢复。

性生活

产后阴道肌肉及子宫内壁尚未恢复，不适宜进行房事，应当在产后6~8个星期，经医生检查确认产妇的阴道及子宫基本恢复正常后才可进行，并且注意采取避孕措施。哺乳期即使月经未恢复，也会有排卵的可能，从而导致怀孕。

哺乳期避孕措施应采取外用工具或宫内节育器，口服避孕药或避孕针含有激素，能够通过妈妈的乳汁影响婴儿。

产后检查

产后42天到所在的产院进行母婴健康检查。

产后滋养五粥一汤

小米红糖粥

原料：小米100克，红糖适量。

制作疗法：将小米淘洗干净，放入锅内，一次加足水，以旺火烧开后，转小火煮至粥黏稠。食用时，放入适量红糖搅匀，盛碗即可食用（注意不要加碱，因为碱会破坏小米中所含的水溶性维生素）。

营养成分：

热量	蛋白质	脂肪
1663焦	9.1克	3.1克

木耳粥

原料：大米100克，黑木耳30克。

配料：食盐和水等适量。

制作方法：拣去大米中的杂物，洗净。用开水把木耳泡软后，洗净，去蒂，把大朵的木耳撕成小块。把锅置火上，放水烧开，倒入大米，用旺火煮开后，改小火熬煮30~40分钟，至米粒涨开，下木耳拌匀，以小火继续熬煮5~10分钟，至米粒开花，汤汁黏稠即成。也可改用银耳，即为银耳粥，食用时可加适量糖。

营养成分：

热量	蛋白质	脂肪
2127焦	15.7克	2.0克

海带粥

原料：大米100克，水发海带100克。

配料：熟猪油25克，陈皮、食盐和葱花等适量。

制作方法：拣去大米中的杂物，淘洗干净。洗净海带泥沙和黏液，切成2厘米见方的块。把锅放火上，放水烧开，放入陈皮、海带（为使海带变酥可加少量碱），用旺火烧开后，煮沸约10分钟，再下大米和适量熟猪油。开锅后用小火继续熬煮40~50分钟，至米粒开花，海带变酥，放适量盐和葱花，搅拌均匀即成。

营养成分：

热量	蛋白质	脂肪
2405焦	8.5克	25.4克

黑芝麻粥

原料：大米200克，黑芝麻60克，白糖适量。

制作方法：拣去黑芝麻中杂物，淘洗干净，沥干，放锅内炒熟，压成碎末。淘洗干净大米，放锅内，加适量清水，用大火烧开后，转微火熬至米烂粥稠时（也可使用有煮粥功能的电饭锅），加入黑芝麻末。待粥微滚，放入白糖，盛碗即成。

营养成分：

热量	蛋白质	脂肪
4203焦	26.9克	28.9克

骨汤花生粥

原料：大米100克，花生米100克，香菜50克，猪骨适量。

配料：熟猪油20克，胡椒粉、香油、食盐、香菜段等适量。

制作方法：拣去大米中杂物，淘洗干净。洗净猪骨，敲断成小块，把花生米放入碗内，用开水浸泡15~20分钟，剥去外皮。择洗香菜，切成小段。把锅放火上，放入猪骨块、熟猪油和适量水，用旺火烧开后，继续烧煮约1小时。至汤色变白时，捞出猪骨，下大米和花生米。用旺火烧开后，改小火继续熬煮40~50分

钟，见米粒开花，花生米软酥时，放适
量盐。食用前再分别淋香油，撒胡椒
粉、香菜段，拌匀。

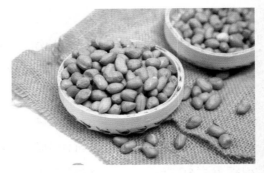

营养成分：

热量	蛋白质	脂肪
4694焦	39.2克	68.4克

豆腐皮蛋汤

原料：鹌鹑蛋70克，豆腐皮50克。

配料：火腿肉25克，水发冬菇20克，熟猪油、食盐、葱、姜等适量。

制作方法：将豆腐皮撕碎，洒上少许温水润湿。把鹌鹑蛋磕入碗内，放少许盐，搅拌均匀。将火腿肉切成末，冬菇成丝。把锅置火上，放入熟猪油烧热，下葱花和姜末炝锅，倒入蛋液翻炒至凝结时，加水煮沸，放入冬菇丝、盐等。再煮约15分钟，放入豆腐皮，撒上火腿末即成。

营养成分：

热量	蛋白质	脂肪
1496焦	30.4克	28.2克

产后七不宜

不宜滋补过量

一般女性分娩后，为了补充营养和让奶汁分泌充足，都特别重视产后的滋补，常是天天不离鸡，餐餐有鱼肉。其实这样不但浪费钱财，还可能带来麻烦，因为滋补过量可引起肥胖，肥胖会使体内糖和脂肪代谢失调而引起各种疾病。如果产妇营养太丰富，必然使奶汁中的脂肪含量增多，若婴儿胃肠能吸收，也容易造成肥胖，并易患扁平足；若婴儿胃肠消化能力较差，不能充分吸收，则会出现脂肪泻，若是长期慢性腹泻，就会造成营养不良。

不宜马上禁食

通常女性产后体重会增加。许多人为了恢复产前的苗条体形，产后便马上节食，这样做对乳母是不可取的。女性产后所增体重，主要为水分和脂肪。若是给宝宝授乳，势必要消耗体内的大量水分和脂肪，这些脂肪根本不够。产妇不仅不能节食，还要多吃营养丰富的食物，每天必须保证摄入11715千焦的热量。

不宜久喝红糖水

产后适量喝红糖水，对产妇和婴儿都有好处。产妇分娩时，精力和体力消耗非常大，加之又失血，产后还要给婴儿哺乳，由此需要碳水化合物和大量的铁质。红糖不但能补血，又能提供热量，是妈妈的补益佳品。许多孕妇以为喝得越多越好，所以饮用很长时间，甚至长达1个月，但是久喝红糖水对产妇子宫复原不利。在产后10天，恶露逐渐减少，子宫收缩也恢复正常，但若喝红糖水时间过长，会使恶露血量增多，造成产妇继续失血，由此引起贫血。产妇产后喝红糖水的时间，应以7~10天为宜。

不宜多喝浓汤

产妇产后多喝高脂肪浓汤，不但影响食欲，而且还使人身体发胖，体态变形。乳汁中的脂肪含量过高，还会使新生的宝宝不能吸收而引起腹泻。产妇适宜喝脂肪适量的清汤，如蛋花汤、鲜鱼汤等。

不宜吃辛辣温燥食物

辛辣温燥食物可使产妇体内生热，引起上火，出现口舌生疮、大便秘结及痔疮等症状。给宝宝授乳的妈妈有内热，能够通过乳汁影响婴儿，使宝宝体内也生热。因此，产妇饮食宜清淡温和，特别在产后5~7天之内。应以米粥、软饭、面条、蛋汤等为主，不要吃大蒜、辣椒、韭菜等，更不要饮酒。

不宜多食味精

味精中的主要成分是谷氨酸钠，乳母在摄入高蛋白的同时，又多食味精，大量谷氨酸钠通过乳汁进入宝宝体内，同宝宝血液中的锌发生特异性结合，形成不能被机体吸收的谷氨酸锌，从而引发宝宝发生急性锌缺乏。锌是人体必需的微量元素，可以改善食欲并促进消化功能。若是缺锌，则会使舌上的味蕾受累而影响味觉，导致厌食。缺锌还会使宝宝出现弱智、暗适应异常、性晚熟、成年侏儒症以及生长发育缓慢等病。在分娩3个月内，乳母食用的菜肴应该注意不要多加味精。

不宜立即服人参

许多产妇在产后为迅速恢复体力，立即服用人参，这样做对产妇健康有损害。人参中含有人参皂甙，对中枢神经系统和心脏及血管有兴奋作用，使用后会使产妇出现失眠、烦躁、心神不宁等症状，反而影响产妇休息，影响身体恢复。人参还会加速血液循环，刚刚分娩后的产妇内外生殖器的血管多有损伤，从而会妨碍受损血管的自行愈合，同时加重出血。

产妇在产后2~3周，若产伤已愈合、恶露明显减少时可服用人参。产后2个月，若是有气虚症状，可每天服人参3~5克，连续1个月即可。

产后休养

室温应该适宜、恒定

阳光充足，温度20~25℃，湿度50%~60%。若是在夏天室温不宜过高，温度过高产妇容易中暑，可用空调调节室温，温度不能过低，避免孕妇感冒。

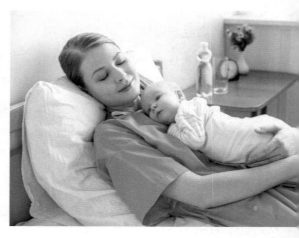

衣着及鞋

避免穿太紧的衣服，否则会影

响乳房血液循环的通畅，易患乳痈。因产后大量出汗，内衣宜选吸水的纯棉制品，外衣要柔软，散热性好。天热季节不必穿长衣长裤，以免生热痱和中暑。

穿布鞋，注意鞋底不要太硬，不能穿高跟鞋，否则会引起足底、足跟或下腹酸痛。

勤洗勤换

产妇出汗多，乳汁常常沾湿衣服，且血性恶露在最初几天也多，常污染内裤。因此产妇在产后的10天内，内裤、内衣要天天换洗，预防感染。

清洁身体

产妇若会阴部无伤口，疲劳感也基本消失，在产后3天即可淋浴。但若会阴切口大，或裂伤厉害，腹部有刀口，可进行擦浴，等到伤口愈合后方可淋浴。洗浴室要温暖，水温宜34~36℃，产妇洗浴时间不要过长。浴后赶快擦干身体，热风吹干头发，以防感冒。

如厕

特别是有伤口的产妇每次如厕后，都要用清水清洗阴部，勤换卫生垫。若伤口红肿、发热，可能已发炎，应该请医生指导护理。

充分休息

产妇分娩时消耗很大体力，加之出血出汗，因而产后必须多休息，每天保证8~9小时的睡眠。这样不但有助于子宫复位，而且还可增加食欲，避免排便困难。

·小·贴士

为防子宫向一侧或向后倾倒，产妇要经常变换躺卧体位，即仰卧与侧卧交替。从产后第2天开始俯卧，每天1~2次，每次15~20分钟。产后2周可胸膝卧位，利于子宫复位并以防后倾。

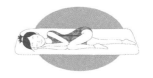

产后易患的疾病及防范

抑郁症

产后抑郁症是女性分娩后常患的一种精神障碍性疾病，一般发生在产后头一个月，尤其是头一两个星期内，产妇表现为不快、焦躁、紧张，甚至暴躁或哭泣，有的产妇还感到疲倦、胃口变坏、无法入睡等。

产后抑郁不利于产妇的身心健康，而且累及婴儿的智力发育。英国科研人员跟踪调查了250名产妇分娩前后的心理状况，发现约30%的女性在产后一年中患上了抑郁症。四年后再测试她们所生孩子的智力，结果平均智商要比健康产妇的子女低近20分，尤其男孩子受害最大。母亲抑郁，会在无形中给孩子造成压力，使孩子精神紧张或郁闷，从而阻碍了孩子智力的正常开发。

为什么女性产后患抑郁症？目前认为：首先怀孕给女性带来重大生理变化，导致体内荷尔蒙分泌紊乱；其次是情感的因素，如对健康的担心或对经济的忧虑，还有生男生女的影响，平时与家人有较多冲突等。观察资料显示，高龄产妇、性格内向者、孕期有并发症或难产者，比一般产妇更容易患抑郁症。

防范对策：

抑郁症危害严重，应防范于未然。关键的一条是家人尤其是丈夫要当好妻子的"心理医生"，强化心理护理，做好分娩前后的思想工作，产妇若出现抑郁苗头及时给予帮助，必要时在医生指导下服用抗抑郁的药物。

结核病

分娩后的女性由于机体免疫功能下降，结核菌乘虚而入，导致产妇发生结核病。而产妇又与婴儿接触密切，故可发生"连锁反应"危及下一代的健康。

产后结核病不易诊断，不是结核病有多么复杂，主要是体力不佳、全身虚弱，有时还有低烧、夜间多汗、进食差、奶水减少等现象。这些"虚弱"症状恰好也是结核病的早期表现，很容易使结核病被忽略。有资料证实：产后结核病的误诊率高达54.9%，甚至有个别身患结核病的产妇被误诊为"产褥感染"治疗数月之久。

脱发

有些女性在产后出现脱发现象，引起了不安和焦虑。脱发的主要原因有以下几种。

1. 生理改变

头发的生长与更新离不开雌激素的滋养，女性生育后体内荷尔蒙水平明显下滑，引起头部皮肤代谢失调，造成脱发。

2. 营养不良

产妇给孩子喂奶，体内的营养物质消耗过多，再加上食谱过于单调，维生素缺乏，引起头发脱落。

3. 心理失调

产妇患抑郁症或不适应产后生活造成情绪低落，使整个机体代谢功能下降而脱发。

防止脱发首先要注意养生，精心护发，保持心理健康，同时注重饮食调配，多吃蛋黄、鱼、牛奶、水果及蔬菜等具有滋补作用的食物。对脱发较多的部位，可用生姜片涂搽，促进头发再生。

肛疾

痔疮、肛裂等肛门疾患是产妇高发的疾病，痔疮通常是孕期的"后遗症"，肛裂则多与饮食不当（如嗜吃羊肉、狗肉、姜汤、辣椒等热性或辣食物）、过多卧床、大便干结难解等有关。

防范对策：

1. 产后应该尽早下床活动。自然分娩者产后1~2天即可下床，初起床时可以先进行一些轻微活动，如

小·贴士

产妇必须提高对结核病的警惕，凡是出现上述"虚弱"症状的产妇，应及时到结核病专科医院或医院的结核病科就诊，以便排除或确诊可能存在的结核病。确诊后立即与孩子隔离，同时进行抗痨的系统治疗，直至痊愈为止。

抬腿、仰卧起坐、缩肛（像忍大便那样）等，对增强腹部肌力、锻炼骨盆肌肉、协助排便有益处。

2. 调整食谱，多吃新鲜果蔬，以增加大便容量。少吃或暂不吃热性辛辣食物。多喝鱼汤、猪蹄汤，补充足够的水分，润滑肠道避免便秘。

3. 已患便秘者切忌强行排便，先试用下列方法治疗：石蜡油30毫升早晨一次服，下午即可通便；酚酞100毫克口服，6~8小时后通便；开塞露一支插入肛门后，将药物挤入直肠，10~20分钟后排便。

手足关节痛

有些女性分娩后常感腕部、手指关节及足跟部疼痛。这是由于体内内分泌

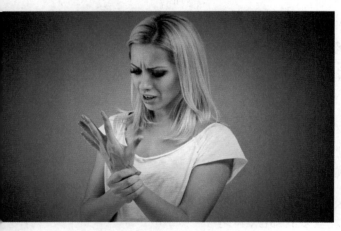

改变，使手部肌肉及肌腱的力量、弹性出现不同程度的下降，关节囊及关节附近韧带减弱，进而削弱了关节的松弛度与功能所致。足跟痛多是由于产后活动减少，致使足跟部的脂肪垫因废用性退化而变得薄弱，对体重支持和运动时震动的缓冲作用降低，脂肪垫因而发生充血、水肿等特异性炎症而造成。

防范对策：

产后注意休息，避免过早、过多地干重活，特别是不要经常冷水洗浴或浸泡手足，避免手足部因受凉而发生肌肉和关节疼痛。

■ 产后不能久用腹带

引发痔疮和静脉曲张

腹部是人体大血管最密集的地方，腹部被束紧后，静脉血液的回心流动就

会因为受到阻碍在身体外周淤积，从而引发下肢静脉发生曲张或痔疮。

心脏供血不足

由于动脉血流不通畅，从而使得血管的供血能力下降，导致心脏的血流量减少。

腰肌受到损伤

腹带使脊椎周围的肌肉群受到压迫，妨碍了肌肉的正常活动以及血液的供应，使腰肌血液不通畅，久而久之导致腰肌劳损等症状发生。

诱发各种妇科疾病

若是把腰腹勒得太紧，还会造成腹内压力增高，使盆底支持生殖器官的组织和韧带的支撑力下降，导致子宫脱垂、子宫后倾后屈、阴道前壁或后壁膨出。而且还很容易诱发盆腔静脉淤血症、盆腔炎、附件炎等妇科病。

降低产后消化功能

腹带在影响生殖器官的同时，还会使肠道受到较大的压力，通常表现为饭后肠蠕动缓慢，造成食欲下降或便秘等。

以下情况可以使用腹带：

1. 若是剖腹产，通常在手术后的7天内可用腹带包裹腹部，以便促进伤口的愈合，但在腹部拆线后，就不宜长期使用腹带。

2. 身体过瘦或内脏器官有下垂症状者，腹带对内脏有举托的功效，如果脏器举托复位后，将腹带松解为宜。

若是正常的分娩孕妇，应该及早加强腹肌的锻炼，如经常做抬腿、仰卧起坐运动以及一些产后体操，以促进孕妇的体形复原。

解除产后尿失禁

尿失禁症状

每天排尿8次以上，但总排尿不净。

夜尿频繁。

忍尿有困难。

做一些运动和动作时会不由自主地流出尿液，如跳跃、大笑、咳嗽、打喷嚏时。

为何尿失禁

排尿动作不仅受神经系统的控制，还与很多肌肉群活动有关，如盆底肌

肉、腹部肌肉。女性在生产时，不管是自然分娩，还是阴道手术助产，盆底的肌肉和筋膜，以及腹肌都因承受较大的伸展或撕裂而变得松弛、软弱、弹性下降，特别是会阴有伤痕更会影响肌肉的舒缩，所以很多人在生下宝宝后出现了小便失控现象。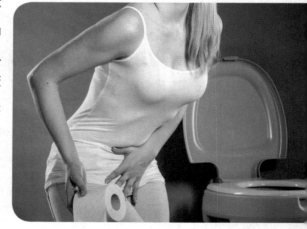

利于控制尿失禁的保健操

做保健操能够使盆底肌肉及松弛的腰壁恢复张力，促进肌体复原，增强其收缩能力，并可提高膀胱的舒缩功能，减少尿潴留，利于排空，控制尿失禁。

1. 盆底肌运动

（1）仰卧在床上，双脚屈膝微开7~8厘米，收紧肛门、会阴及尿道5秒钟，然后放松，心里默数5下再重做。每次做10次左右。

初练者收紧2~3秒即可，慢慢增至5秒钟。此动作也可在站立或坐立时进行。

（2）仰卧在床上，屈腿，有规律地抬高臀部，然后放下。每次做10次左右。

2．腹肌运动

（1）仰卧屈膝，双手放在大腿上，深吸一口气，呼出时收缩腹部肌肉，将头及肩提起，坚持5秒后放松。

（2）仰卧，双臂放在身体两侧，抬起一腿与躯干垂直，然后慢慢放下，再抬另一条腿做同样动作，再放下。如此轮流交换抬腿5次，每天锻炼1~2回。

（3）仰卧，双腿放平，双手托枕部，利用腹肌收缩的力量使身体慢慢坐起来。如此反复多次。

产后瘦身

食物热量密度高低搭配

瘦身专家们通常向人们推荐的瘦身食物不外乎两大类，即高蛋白低碳水化合物和高碳水化合物低脂肪食物。但根据瘦身者的体会，它们都不是尽善尽美。前者大多含有较多的脂肪和胆固醇，容易引起心血管疾病和癌症，这类食品很少是植物性食物（植物性食物中含有膳食纤维、维生素和矿物质，是人体保持健康所必需的物质）。后者脂肪含量不高，但会在食品的选择上造成误导，使人不知不觉地变胖。

如饼干看似低脂肪低热量，让饿肚子瘦身的产妇误以为不会增肥，实际上热量却很高，甚至高于炸薯条，若是再带有油脂，所产生的热量更是惊人了。诸如饼干这类的干焙食品，其中既无水分，又无纤维，热量被高度浓缩了，吃了以后还不容易有饱足感，结果是稀里糊涂地将过多的热量摄入体内，导致发胖。

营养专家们新近提出的食物热量密度搭配法，给想瘦身的产妇带来了福音，无须再受饿肚子的折磨。它的焦点主要集中在食物的热量密度上，所谓食物的热量密度就是指每单位重量食物中含有热量的多少。在进食100克食物时，不要只单纯地吃低热量食物，应该同时搭配高热量的食物，科学而合理的巧妙组合，不但可降低食物的总热量密度，还可享受高热量美食，更重要的是不会发胖。

产妇应该对食物的热量密度有所了解。水果、蔬菜、纯谷类食物的热量密度较低，动物性蛋白质及脂肪较高，经过加工的谷类食品，特别是经过干燥加工的谷类食品如饼干、面包、干果等，热量密度也变得相当高，进食时应该加大蔬菜和水果的数量、种类，以降低食物热量密度。具体搭配方法举例如下：

在进食香肠时，由于香肠含有较高的蛋白质和脂肪，热量密度很高，可以在其中加一些蔬菜来炒着吃，这样可减少香肠的数量，增大食物的容量。在吃好吃饱的同时，降低了食物总热量的摄入。然而，低热量密度的饮食通常不太耐饿，在饭后2~3小时便会感到饿了。可以在正餐之间加些低热量的小零食，如小萝卜条、芹菜条等来充饥，避免增肥。

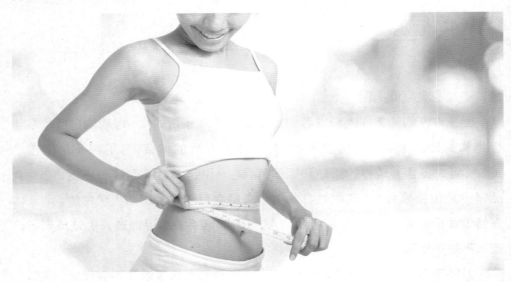

瘦身失败是精神压力所致

医学专家们对产妇瘦身屡遭失败的原因做了更深入的研究，从中发现是缘于自身的精神压力而导致体内多余的脂肪（指小腹、臀部及大腿部）不能被"燃烧"掉。在女性身体内，本身就有缓解内外精神压力的自动调节机制。当精神压力导致精神过于紧张时，身体就会出现疲劳感，这是大脑向你发出的一种讯号，提示你应该放松精神了。只要上床好好地睡上一觉，或做一些使精神放松的消遣，很快会驱走疲劳，变得精神清爽。但当人体有了巨大的精神压力时，神经系统就好似一根被绷得紧紧的弦，自身的调节机制由于高度紧张而失去了调节能力，使得体内的内分泌代谢活动紊乱，让人感觉经常乏力、头痛、脾气坏和睡眠差，而且还会分泌出大量脂肪细胞十分敏感的肾上腺素，导致脂肪细胞的增生，特别是腹部、腿部和臀部的脂肪细胞拼命地增长，最终使瘦身失败。

瘦身总是屡遭失败的产妇，应该注意自己是否存在着较大的精神压力，若存在应从缓解精神压力入手，使体内的肾上腺素保持在正常状态。

产后体疗瘦身九招

有氧运动

对于减肥，有氧运动都是特别适宜的，如游泳、骑自行车、快走、慢跑、健身操、轻器械健美锻炼等，心率保持在100~120次/分钟，每次达到或超过一小时，坚持不懈，必有成效。运动的最佳时间是早上9点之前和太阳落山之后。

水中慢跑

每个星期做1~2次水中慢跑。水的密度和传热性比空气大，水中慢跑时消耗的能量比陆地上多。在水中慢跑，能平均分配身体负载。在12℃的水中停留4分钟所散发的热量，相当于在同样温度的陆地上一小时所散发的热量。陆地上全力跑100米大约消耗147千焦热量，但在水中慢跑则消耗273千焦热量。

散步瘦身

每天吃完饭45分钟后，慢步40分钟，有瘦身功效。在平地或坡地慢慢散步，以每分钟60~70步的速度前进。若时间允许，饭后的2小时或3小时，进行这样的散步,更具瘦身的效果。

还可以在散步的同时晃动双手,或是扭动身体,更有利于瘦身。

收紧赘肉

手臂上的赘肉若是松松垮垮,穿上裸肩装会显得很难看。以下几种方法可以练掉手臂上的赘肉。

1. 坐公共汽车时,不要坐着,趁着拉吊环的时候,手掌用点力握住吊环,上臂肌肉跟着紧缩,再将手掌轻轻放开,上臂肌肉跟着放松,手臂肌肉可在这一缩一放间动起来。若每天上下班都能练上一二十分钟,一个月后手臂的肌肉就会紧实起来。

2. 早晨起床吃早餐前,做5分钟的伸展手臂运动。先将一只手臂放到后脑勺,用另一只手的力量用力压住放在后脑勺上的手肘,如此交换做,感觉手臂外侧的脂腕开始运动起来。

3. 睡觉前,为手臂做有力的按摩,刺激脂肪,脂肪会渐渐被溶解。

4. 按摩手臂简单步骤:

(1)手臂朝上弯曲,手较使劲地抓起上臂的肌肉,然后抓遍整个上臂。

(2)相同的方式,改抓手臂下部的赘肉。这个部位的肌肉容易松弛,应该更用力。

看电视举哑铃

看电视时举举哑铃,是两不耽误的好方法。

单手举起哑铃,另一只手扶着上举的手肘。

1. 手肘保持不动,顺势将手往后倒,并要深吸一口气。

2. 慢慢往上举,回到最初的位置,这样为一次。8次1小节,左右各两小节。

爬楼梯瘦腿

即使住在十几层的楼房,也不要坐电梯,尽量爬楼梯,以锻炼腿部的肌肉,练掉多余的脂肪,使双腿的肌肉紧实。在爬楼梯前还可以重点练一练小腿的肌肉。

站在阶梯边踮起脚尖，踮脚尖时背要挺直，停留2~3秒，然后脚跟自然放下。如此重复20次。

紧实大腿

早晨尚未起床，可趁机做瘦大腿运动。将右脚往右边张开，直到极限，右大腿内侧感到被拉扯，通过拉扯的力量运动大腿内侧的赘肉。连续做10次，然后再换左腿重复动作。

呼啦圈瘦腰

买一个呼啦圈，可以在打电话或者看电视的同时，晃呼拉圈。如能坚持每天晃呼啦圈30分钟，则是一种很好的瘦腰方法，腰部线条会越来越好。

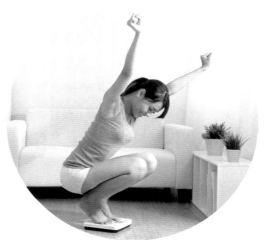

按摩瘦腿

一天下来会觉得疲惫不堪，睡觉前按摩一下疲惫的双腿，促进脂肪燃烧。

1. 用手掌心由下（小腿）往上（大腿）以螺旋状弧线搓揉肌肉。
2. 双手握住小腿肚，手指一定要用力抓捏，慢慢向上移动，直至大腿。

食疗纤体4种

中式青菜沙拉

可以买些高纤维含量的蔬菜，做一个青菜沙拉，清扫一下肠道内的垃圾。可以选择香菇、海藻、四季豆、芹菜、胡萝卜、西红柿、辣椒、花生和低脂沙拉酱。将买回的青菜切成粗丝，放上一点西红柿，加入酱油、芝麻油、醋，喜欢吃辣椒的可以放点辣椒、用低脂沙拉酱拌匀，一个星期吃两次，对清除肠道垃圾很有帮助。

木瓜汁清肠

木瓜含有丰富的纤维质,用榨汁机打一杯新鲜的木瓜汁或者再加点牛奶或蜂蜜,利于肠胃蠕动,排出肠道内难以清除的油脂残留物。

均衡饮食

随时提醒自己"不要成为胖子"。从平时饮食做起,是一种既健康又不花钱的瘦身方法。正常作息,心态放松,遵照营养法则,养成均衡的饮食习惯,并多摄取高纤维的食物替代高热量食物,以健康为第一出发点。坚持运动,饮食均衡,避免边看电视边吃东西。另外,还可做些简单的运动,如扭扭腰、动动脖子等,不但可以灵活肢体,还能促进血液循环,加速体内的代谢。

意念瘦身

"快感荷尔蒙"是脑内瘦身法成功的关键,应该努力寻找"吃"以外的快感,就能摆脱对吃的依赖,这就是意念减肥的思考方式。成功的秘诀是相信自己一定能够减肥成功,不要怀疑自己不会变瘦。只有坚持不放弃,就能使自己"肥胖的身材"无形中瘦下来。

成功瘦身小档案

以下几位成功瘦身的女士,没有严格执行地狱般的减肥法,却能成功减肥,究竟秘诀何在?

1. 丹丹,年龄为30岁。

减去重量4千克,所需时间:2个月。

【瘦身秘诀】

午餐时吃鸡肉,面食甚至甜食,晚餐时就只吃简单清淡的蔬菜,便已足够了。

2. 笑笑，年龄为28岁。

减去重量5千克，所需时间：3个月。

【瘦身秘诀】

找到自己喜欢的运动——爬山或做操，以后不必勉强自己去踏跑步机了。

3. 敏敏，年龄为35岁。

减去重量7.5千克，所需时间：3个月。

【瘦身秘诀】

想吃什么就吃什么，但只吃盘中一半的食物，这既可以满足美食满目的欲望，又不会增加多余热量。

4. 梅梅，年龄为25岁。

减去重量3.5千克，所需时间：2个月。

【瘦身秘诀】

自己每天吃一份分量适中的高脂甜品，这样不会失去吃甜食品的享受，同时又不会吃得过量。

女性洁身要用"熟水"

女性清洗应该用"熟水"，而不宜用"生水"，恐怕还是许多女性尚不理解的卫生常识。

"熟水"是指经过煮沸的水，"生水"则是指未煮沸的水。"生水"中有无数致病菌，包括性病病原体，如能引起尖锐湿疣的人乳头状病毒。就算是经过反复过滤、消毒的自来水，也很难将这种病毒完全消灭。

女性下身潮湿，温暖又不透气，很适宜细菌、病原体的生长繁殖，而且大小便、月经、白带的浸渍和房事的摩擦，极易造成阴道黏膜的破裂。女性若每天用"生水"清洗会阴，水中的病毒就可能黏附于外阴、大小阴唇甚至进入阴道黏膜破损处，并在那里生长繁殖而致病。

273

据有关资料统计，约有2/3的尖锐湿疣病人是通过不洁性行为而传染的，其余1/3则是通过非性接触传播造成的。临床观察发现，许多尖锐湿疣的女性患者都有一个共同点，那就是习惯用生水清洗会阴，夏天用全生的冷水，冬天用"半熟水"即加热到微温的"生水"或是沸水兑加"生水"。有关专家认为，用"生水"清洗下身很可能就是女子非性接触传染尖锐湿疣的一条途径。

特殊时期谨慎饮茶

经期

经血中含有比较高的血红蛋白、血浆蛋白和血色素，因此女性在经期或是经期过后应多吃含铁比较丰富的食物。茶叶中含有30%以上的鞣酸，它妨碍肠黏膜对铁分子的吸收与利用，在肠道中容易同食物中的铁分子结合，产生沉淀，不能起到补血作用。

妊娠期

茶叶中含有较丰富的咖啡碱，饮茶将加剧孕妇的心跳速度，增加孕妇的心肾负担，增加排尿，从而诱发妊娠中毒症，不利于胎儿的健康发育。

临产期

如果女性在此期间饮茶，产妇会因咖啡碱的作用而引起心悸、失眠，导致体质下降，还可能导致分娩时产妇精神疲惫，造成难产。

哺乳期

茶叶中的鞣酸被胃黏膜吸收进入血液循环后，会产生收敛的作用，抑制乳腺的分泌功能，造成乳汁分泌障碍。且由于咖啡碱的兴奋作用，乳母不能得到充足的睡眠，同样影响乳汁的正常分泌。而乳汁中的咖啡碱进入婴儿体内，会使婴儿发生肠痉挛，出现无故啼哭现象。

更年期

女性到了45岁以后，若常饮用浓茶，会出现乏力、头晕、失眠、心悸、痛经、月经失调、感情容易冲动等现象。

产妇产后注意事项

产妇产后42天是全身各器官恢复至非孕时正常状态的时期，医学上称为产褥期，俗称"坐月子"。此时期，母体各系统的生理变化很大，正处于康复阶段，应该注意做好产后护理保健，这对增强抵抗力、免疫力是十分有益的。

产后24小时

产妇产后2~3小时内应解第一次小便，否则涨满的膀胱会影响宫缩，从而发生产后出血。宫缩痛是产后涨大的子宫慢慢地收缩形成的，是产后的一种常见现象，通常3~5天可自行消失，不需特殊处理。生产当天，子宫的位置在脐下正中或与脐同高，以后每天约下降一横指，2周后下降至骨盆腔，恢复正常大约需要6周。产后12小时，正常分娩妇女可下床活动，早期下床能够促进血液循环、伤口愈合、子宫复原、大小便通畅，预防静脉栓塞胀气。

第一次下床由卧而坐，15分钟后不觉头晕再下床活动。如果有特殊情况，如出血太多、剖腹产、身体虚弱者应遵照医生指示及自己的体力情况，不要勉强。

产后24小时，胀满的膀胱会影响子宫的收缩而发

小·贴士

茶水漱口代替饮茶

女性经期用茶水漱口，会感到口腔内清爽舒适、口臭消失，使"不方便"的日子拥有一份好心情。孕期女性容易缺钙，此期间用茶水漱口可以有效地预防龋齿，使原有病变的牙齿停止发展，起到保护牙齿的作用。临产期用茶水漱口，能增加食欲，白天精力旺盛，夜晚提高睡眠质量，精神状况都会有不同程度的改善。哺乳期用茶水漱口能够预防牙龈出血，同时杀灭口腔中的细菌，保持口腔清洁，提高乳汁质量。更年期妇女会有不同程度的牙齿松动，在牙周产生许多厌氧菌，用茶水漱口能够防治牙周炎。

茶水漱口的方法：优质的茉莉花茶5克，用40毫升开水冲泡30分钟，分早、中、晚三次含漱，冲泡的水温以80~90℃为宜。

生出血,必须要注意出血量的多少,出血多则会头晕心慌,应立即找医生。

会阴护理

为使婴儿顺利由阴道产出,减少产道裂伤,一般医生会做会阴切开术,产后恶露不断被排出,如果不注意护理,易引起感染。要做到每日清洗会阴两次,保持会阴干净,观察出血情况,大小便后用温开水冲洗外阴。

恶露的处理

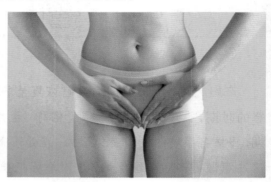

女性生产后子宫内膜脱落成为阴道的分泌物称之为恶露。观察恶露可分为三个阶段:红色恶露,产后1周,鲜红色、血色,没有味儿或稍有点儿腥味;浆液性恶露,产后1~2周,粉红色、棕红色浆液,没有味儿;白色恶露,产后2周后,乳黄色,可能有点棕黄色,没有味儿或陈腐的身体味儿。应该注意勤换会阴垫,预防感染,保持会阴清洁。如产后第四天,仍有多量鲜血,若有恶臭味,则可能有细菌感染;下腹部疼痛或发热,恶露血块或组织碎片,在白色恶露开始后再发生鲜红色的出血,有上述情况时则应就医。

排卵及月经来潮

不哺乳的妇女,产后6~8周会来月经,有些人可能迟些。哺乳者则4~5个月内月经常不会出现,必须在停止喂奶一个月后,月经才会来潮。尽管母奶哺喂有避孕的效果,但月经来潮前就有可能排卵,不管哺乳与否,都不能等月经恢复才开始避孕。

饮食方面

产后的妇女为了补充体力和哺乳的需要,必须摄取足够的营养。在产后要注意均衡饮食,不要只吃高蛋白、高脂肪食物,蔬菜、水果和水分应多摄取,避免便秘。多饮水、多喝汤,有利于早产奶、多产奶。

身体的清洁

1. 按日常习惯执行，应淋浴，以免感染。

2. 产后头几天，淋浴时应有人在旁协助，因眩晕常发生。

休息

产后妇女需要足够的休息和睡眠，没有足够的休息和睡眠会使产妇的恢复较慢，也会影响乳汁的分泌。

剖宫产后的护理

通常由于母亲骨盆狭窄，胎位不正而无法自然分娩，或是产程的延迟会影响到胎儿与母亲的安全时，就要施行剖宫生产，术后应注意：

1. 多翻身，鼓励产妇在体力允许的情况下，尽早下床活动，可促进肠蠕动、排气及恶露的排出。

2. 手术当天禁食，次日清流，第三日半流，第四日起进食。

3. 疼痛时可要求注射止痛剂，但次数宜尽量减少，以免影响正常肠蠕动。

4. 注意阴道出血。

5. 注意排尿情况。

6. 通常在手术后7天左右拆线。

产后滋补药膳4例

猪蹄瓜菇汤

药材：红枣30克，黄芪、枸杞子各12克，当归5克。

材料：猪前蹄1只，丝瓜300克，豆腐250克，香菇30克，姜5片，盐少许。

方法：

1. 香菇洗净泡软去蒂，丝瓜去皮洗净切块，豆腐切块备用。

2. 猪前蹄去毛洗净剁块，入开水中煮10分钟，捞起用水冲净，黄芪、当归放入过滤袋中备用。

3. 锅内入药材、猪蹄、香菇、姜片及水，以大火煮开后，改小火煮至肉熟烂（约1小时），再入丝瓜、豆腐续煮5分钟，最后加入盐调味即可。

功效：养血、通络、下乳。

油饭

材料：糯米300克，鸡胸肉100克，胡萝卜丝、香菇、虾米、姜适量，黑麻油5大匙，蒜末1大匙，米酒、酱油、淀粉适量，水少许。

方法：

1. 糯米洗净入米酒和水，浸泡1天，隔天沥干，浸米水备用。

2. 香菇洗净泡软，去蒂切丝，虾米洗净，姜洗净切丝，鸡胸肉洗净切丝，加入酱油和淀粉，腌约10分钟备用。

3. 锅热入黑麻油烧热，入鸡肉丝炒熟盛起，余油入香菇、虾米、姜丝及蒜末爆香，再入糯米及胡萝卜丝，炒至米稍具黏性，加入浸米水炒至半熟，再加入鸡肉丝，入蒸锅中蒸至油饭熟透（约30分钟即可）。

功效：防止产后子宫下垂。

羊排粉丝

药材包：西洋参10克，当归5克，清华桂1克。

材料：羊排肉450克，粉丝50克，香菜末2大匙，蒜末1大匙，白醋1/2匙，姜片、葱段、盐、味精少许。

方法：

1. 羊排肉洗净切成长块，粉丝以热水稍泡软后沥干，药材装入过滤袋中备用。

2. 锅热入油烧热，入蒜末爆香，再入羊排肉炒至肉变白，加醋炒干后，入姜片、葱段、药材包加水煮开，改小火焖煮至肉熟烂（约半小时）。去葱、姜及药材包，入粉丝煮开，再加盐和味精调味，并撒上香菜末即可。

功效：益精补气，温中散寒。

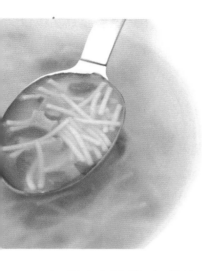

产后补身汤

药材：当归、熟地各18克，党参、炒白术各15克，川芎5克。

材料：乳鸽1只，姜片若干，米酒适量，盐少许。

方法：

1. 药材稍冲洗，加水大火煮开，改以小火煮至汤汁剩约1/3时，去渣，药汤备用。

2. 乳鸽去内脏洗净，入开水中煮5分钟后，取出洗净备用。

3. 锅内入乳鸽，加姜片、酒及药汤，入锅蒸至肉熟烂（约2小时），捞去姜片，加盐调味即可。

功效：气血双补，对妇女产后贫血、头晕、身痛、手脚麻木效果良好。

▊▎产后身体痛及居家防护

宫缩性腹痛

发生原因：

胎儿及胎盘娩出后，会在原子宫壁附着的地方留下一个很大的创伤面。为了防止流出过多的血，子宫肌肉反射性地强烈收缩，所以产妇会感到有些腹痛。在给宝宝喂母乳或轻轻按摩子宫时，也会出现腹痛。这是一种正常的生理现象，有利于恶露排出，无须担心。

防护策略：

1. 若只是很轻微的疼痛不需做任何处理，通常产后6~9天疼痛会逐渐消失。

2. 若疼痛明显，可轻轻按摩小腹部，或放热水袋热敷。注意热水的温度不要过高，避免烫伤皮肤。

3. 若疼痛较剧烈，影响休息和睡眠，可以在医生指导下适量服止痛药或镇静安眠药等。

阴道痛

发生原因：

许多产妇在分娩时，既没有做会阴切开术，阴道和会阴部也没有破裂，但产后却感到阴道部位很疼痛，特别是笑或大声说话时。其实，一个几千克的婴儿从狭窄的阴道娩出，总会使阴道组织因扩张和伸展过度，造成淤血和损伤。随着时间的推移，疼痛会慢慢减轻。

防护策略：

1. 疼痛部位洗温水浴。

2. 用纱布包裹碎冰对不适处进行冰敷。

3. 疼痛剧烈时，可在医生的指导下服用止痛药。

4. 避免对不适处做产生压力的姿势，睡眠宜取侧卧位。

5. 不要长久站立或坐。坐位时应该垫个软枕头，或者坐在中间有凹陷的橡胶坐垫上，以缓解不适处的紧张感。

6. 做促使阴部组织恢复的运动，方法为：收紧阴部及肛门附近的肌肉，并尽可能持久一些，以8~10秒钟为宜，然后慢慢放松肌肉，持续放松几秒钟，接着重复做，每天至少做25次。这一运动可在任何体位时做，以加快血液循环，使损伤的组织尽快康复。

耻骨疼痛

发生原因：

疼痛部位在阴毛的上端。最主要的表现是蹲或拿重物乃至排便时都有疼痛。严重时，行走迈不开腿或用不上劲。骨盆是由骶骨、尾骨、髂骨、坐骨、耻骨融合而成的。左右两块耻骨在骨盆前正中连接，形成耻骨联合。耻骨联合中间有纤维软骨，上下附有韧带。怀孕时体内分泌的激素使得耻骨联合部位逐渐分开，韧带也随之松弛，当产妇分娩时，激素就会使耻骨联合的软骨溶解开，特别是第一胎会因用力猛烈而把耻骨联合撑开，让胎儿顺利通过。但常常会损伤骨头和韧带，所以产生疼痛。

防护策略：

1. 若在怀孕时即有耻骨处疼痛，应该减轻活动，卧床休息。

2. 若胎儿4千克，分娩时应该考虑剖宫产，以免造成耻骨联合分离和韧带严重损伤。

3. 疼痛严重的产妇需卧床休息，用弹性腹带固定骨盆。

4. 多吃虾、牡蛎等食物，也可在医生指导下服用补肝肾类药物。

5. 产后多休息，避免上下楼梯及走斜坡路。若是需要走路，要放慢速度，步子也不可太大，以免加重耻骨损伤。

尾骨痛

发生原因：

产后脊柱最下端处产生疼痛，这是因为分娩时骨盆偏于狭窄而胎头较大，在穿过产道时把尾骨挤破了，肌肉也因此而损伤。

最明显的表现是仰卧、坐立或如厕用力时会有疼痛感，特别是坐在较硬的东西上可加重疼痛。

防护策略：

1. 一般1~2个月会自然痊愈。临近产期时，若胎儿超过4千克或骨盆狭窄的产妇，应该手术助产，或剖宫产。

2. 疼痛时，在患处做热敷，以放松局部肌肉。

3. 躺或坐时，避免疼痛处接触硬物，最好用柔软的垫子或橡皮圈垫。

4. 满月后仍不见好转应去看医生。

腰痛

发生原因：

分娩后产妇体内的内分泌系统尚未得到调整，骨盆韧带还处于松弛状态，腹部的肌肉也因分娩变得较为松弛。加上产后照料宝宝，要经常做弯腰动作，或恶露排出不畅引起血淤盆腔，所以很容易发生腰背痛。

防护策略：

1. 可按摩、热敷疼痛处或洗热水澡，促进血液循环。

2. 注意腰、背、腹部位的保暖，受凉会加重疼痛。

3. 不要久站，若无法避免，可让一条腿的膝盖略弯，并且两侧交替，不要提或举重物。

4. 照料宝宝时避免弯腰。如喂奶时，要保持一个舒适的姿势，背部和肘部都要有支撑物（像枕头），不要盘腿而坐。给宝宝换尿布或洗澡，应该有一个使你不用弯腰操作的台子。哄宝宝睡觉时不妨利用摇篮轻轻摇（注意不可用力），不要抱着在地上来回走动。抱宝宝时，让他叉开双腿坐在妈妈骨盆上，妈妈的腰部就不会过度后伸而引起疼痛。

5. 控制体重也很重要，因体重加重腰部负担也会增加。另外，不要过早穿高跟鞋，这样会增加脊柱压力而引起腰痛。

6. 学习正确的弯腰和挺直姿势，即两腿分开与双肩同宽、两膝弯曲、挺直腰。当举起宝宝时尽量利用手臂和腿的力量，避免用腰背的力量。

7. 睡觉时平躺或用身体的侧面着床，睡床不宜太软，如果太软可铺上较硬的垫子。双膝保持弯曲，平时无论站、立、走，都要缩紧臀部、收小腹。

8. 从产后2周开始，请保健医生指导做加强腰背肌和腹肌的运动，以增加腰部的稳定性。

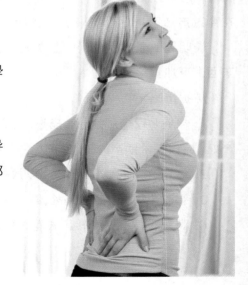

肌肉关节痛

发生原因：

产妇分娩时因长久用力，造成肌肉组织和关节韧带过劳，再加之失血，造成气血两虚，周身毛孔张开，容易使风寒侵入肌体而引起肌肉和关节疼痛，特别是两腿间的肌肉疼痛更厉害。

防护策略：

1. 产后注意保暖，尤其是在寒冷时。避免使用凉水，以免关节受凉而疼痛。

2．洗热水澡来缓解肌肉的不舒服。

3．在疼痛处搽些红花油，以促进局部血液循环，把引起疼痛的代谢废物尽快排出。

4．服用生化汤也能够改善疼痛。

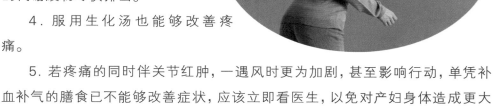

5．若疼痛的同时伴关节红肿，一遇风时更为加剧，甚至影响行动，单凭补血补气的膳食已不能够改善症状，应该立即看医生，以免对产妇身体造成更大的伤害。

腕部痛

发生原因：

受内分泌的影响，产妇在分娩时皮肤毛孔及关节大开，再加上产后气血两虚，若受风寒侵袭，则使风寒滞留于肌肉和关节中。若在疼痛时未能及时治疗，使得肌肉关节损伤加重，易引起肌腱和神经发炎。一般表现为以下两种疾病。

"伸腕肌腱炎"引起的疼痛以大拇指和手腕交界处最为明显，而且发病率也高。特点为腕部酸痛或疼痛，握拳或做拇指的伸展动作，如写字、拿筷子、举杯子及拿奶瓶时疼痛加剧，在手臂上能够见到条索状肿胀物，如不及时休息和治疗，疼痛会日益加重。

"腕管综合征"是手臂正中神经，在腕管内受到发炎肿胀的肌腱压迫而引起手指疼痛麻木感。这种不适感在一开始仅表现为刺痛，患病产妇经常在睡眠中因疼痛而醒，但是活动一下手指会很快消失。若不及时治疗，数月后会因神经性营养不良而出现手掌内外肌肉萎缩。

防护策略：

1．产后照料宝宝时避免受凉，更不要过早动用冷水。

2．若腕部出现疼痛，不要使用腕和拇指，也不要让它们用力。

3. 产妇本人不要用力揉动或推拿患处，应尽早请医生诊治。

4. 少吃酸味食物。

女性洁阴小常识

误入的怪圈

1. 许多女性认为阴部每天洗得越勤越好，这样才能健康、舒适。

阴部皮肤有尿、便残液存留，所以需经常清洁去污，但并非洗得越勤越好。过度的清洁会破坏皮肤表面上的保护膜，从而使其变得干燥不适，乃至瘙痒。

2. 很多人认为白带是不干净之物，每次清洗阴部时，将手指裹上"干净"的湿巾伸入阴道擦洗，以求彻底清除，但是白带却越来越多。

白带是阴道上皮细胞分泌的黏液状物质，就像白色半透明的鸡蛋清，无味无刺激，正常的白带是女性生殖系统健康的信号之一，绝非不干净之物。若用手指裹湿巾清洗阴道，很可能会带入致病菌，改变阴道正常菌群分布，一些寄生菌乘机大量繁殖而致病，使得白带增多，甚至引起外阴瘙痒，成为非特异性阴道炎。

正确洁阴

清洗次数：每天1次即可。

清洗方式：应该采用淋浴用温水冲洗，若无淋浴条件，可以用盆替代，注意专盆专用。

清洗顺序：先洗净双手，然后从前向后先清洁外阴，再洗大、小阴唇，最后洗肛门周围及肛门。

清洁液：可使用能够去污灭菌的保健性洁阴用品，一般情况下用清水就可。

注意，正常情况下避免进行阴道内清洗。

特殊情况洁阴

1. 月经期

勤换卫生巾，每天用温热水清洗2次外阴。

若不能淋浴清洗，盆洗时要做到"一人一盆一巾"。阴部与足部要分开洗。

不要洗冷水浴。

因子宫内膜在月经期有无数个小伤口，宫颈口张开，所以不要坐浴。

2. 怀孕

因怀孕而白带增多，容易感染病菌，每天用温水清洗2次。

准备专用浴巾，盆浴时要有专盆。

每日更换内裤，洗净内裤在日光下晾晒。

没有医生的指示不要清洗阴道，若有异样白带（量多且有臭味）应尽早就医。

3. 生产后

夏天产后3天，冬季产后1周以后洗浴，每天1次或比正常的略少一些。

应该使用温热水淋浴，洗时可用1/5000的PP粉液，PP粉切不可太多。

千万不要坐浴。

若恶露量大且有味及早就医。

4. 患滴虫性阴道炎

每天可清洗2次左右。

选用偏酸性清洗液，阻止滴虫生长。

不仅要清洗外阴部，同时还需清洗阴道。

5. 患霉菌性阴道炎

每天清洗2次左右。

选用碱性清洗液，阻止霉菌生长。

小·贴士

患滴虫性及霉菌性两种阴道炎，清洗阴道时一定要用专用冲洗器，不能用其他物品替代。

清洗所用浴巾、内衣裤，每次都需用开水烫洗。

还要请专科医生给予药物治疗。

285

外阴部和阴道同时清洗。

6. 宫颈糜烂

每天清洗1~2次。

采用电熨治疗后1个月内避免盆浴和阴道冲洗。

子宫颈放中药后禁止坐浴。

7. 不明原因的外阴瘙痒

每天用温水清洗外阴1次。

洗后在外阴部涂擦止痒剂。

赶快去医院查找病因。

产后妈妈的内衣穿着

女性产后内衣选择很重要。内衣应该采用多片式立体剪裁，内衣上的每一条分割线都力求贴合女性身体曲线，通过适当的压力科学调型，改变被怀孕、生产破坏掉的身体曲线。

女性怀孕后，血中的雌激素、孕激素、皮质激素、生长激素及催乳素都骤然升高，它们作用于全身的组织器官，使孕产妇身体发生了显著变化，最影响美观的是乳房和腹部。

乳房

乳房中的乳腺腺管增殖而分支，且末端膨大成腺泡，乳腺小叶不断发育，乳房的皮下脂肪慢慢增多。在外观上，乳房明显与以往不同，松懈、下垂的双乳取代了原来挺拔、圆润的胸部。

腹部

内分泌激素的改变抑制了皮下纤维母细胞的功能。女性的肚子也因胎儿的生长慢慢膨胀，使得原本很光整的腹壁组织、乳房表面的皮肤变得不再光滑、柔嫩而富有弹性。皮肤具有弹性的弹性纤维蛋白分解、变性，继而发生断裂，皮肤的完整性被破坏，变得薄而无弹性，透露出真皮下的血管外观，由此显现出一条条淡红色或淡紫色的花纹，导致产后乳房松弛下垂及腹壁臃肿。

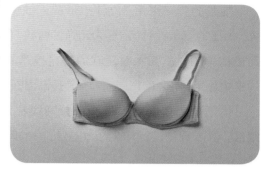

调型文胸

产后的女性每天都在穿着文胸，帮助自己恢复体形。但是什么样的文胸适合，什么样的文胸不适合，这个问题恐怕许多人都回答不了。

有一点是肯定的，松懈下垂的乳房不只是生育哺乳和地球引力的"功劳"，不负责任的文胸同样"罪责难逃"。

能够调整身体曲线的内衣文胸，设计应合理，通常会采用三片式水滴型全罩杯设计，能够将女性乳房完整地容入罩杯，并且留下按美体黄金比例生长发育的空间，绝不会压迫、切割胸部，或使女性腋下产生难看的副乳。而调型文胸比其他文胸有更长的圈，可起到固定和支撑乳房的作用。所以，产后乳房重新丰满挺拔，并非只是梦想。

贴体而不"紧身"的塑裤

产后爱美的妈妈们为了尽快恢复以往的纤纤细腰努力将自己的身体塞进紧绷的塑裤里，以为只有这样才能够让自己早日恢复"青春本色"。其实大错特错了，首先过紧的塑裤影响血液循环，不利于人体健康。用紧勒腹部的方式塑身会将多余的脂肪推向上身，胃部反而会勒出一个尴尬的"小轮胎"。塑裤的设计者充分考虑到人体腿部运动的状况。所以，高于腹股沟的缝合线，不会压迫腹股沟淋巴群，即使长时间穿着也不会使人感到疲惫和不适。而且大腿内外侧的双层面料缝合处理，能够均匀地施力于大腿外侧，多余脂肪无法积存，腿部的曲线自然均衡修长，无法横向发展。同时，塑裤腹部的三角形设计采用无弹力面料，由于没有脂肪生长的空间，因此能够有效消除令人生厌的腹部脂肪。从产后一星期开始修正自己的体形，产妇还得到额外的健康帮助。对于加速产后子宫复位，减少腹部刀口的压力都有很好的效果。

加长的腰夹采用了立体扇形的人性化设计。在人体腰部需要曲线部位采用加强、加压的双层设计，前面为无弹性面料，能够更好地收紧胃部，立现迷人的曲线。而最精华的材质为六根超软的高科技产品——记忆合金条，它们可以起到对胸部的支撑作用，不会硌伤皮肤，不管是高温还是强大外力都不易使其变形。

优质的美体内衣的每一条分割线都是经过精心设计合理安排的，每一条分割线，都体现了设计者对女性最细心的呵护和体贴。

孕期及产后补血

血液是人体最宝贵的物质。人体内各个脏器，皆需血液的滋养。现代医学认为：血液是人体所需营养物质及氧气的载体，若载体缺乏，势必影响营养物质及氧气的传输，继而引起人体各个组织器官的功能障碍。贫血病人面色苍白、疲乏困倦、软弱无力、头晕眼花、心慌、气短、食欲减退。

妇女怀孕后，体内新陈代谢加快，需氧量增加，且子宫、胎儿、胎盘增长使血容量也随之增加，急需大量的营养物质。据有关资料统计表明，孕期的血容量及心脏负担明显增加，容易出现各种严重并发症，贫血是妊娠常见的并发症之一，以缺铁性贫血为主。

铁是制造红细胞内血红蛋白的重要原料，也是肌红蛋白、细胞色素和多种酶的组成部分，在组织呼吸和生物氧化过程中起着非常重要的作用。妊娠期血容量增加及胎儿生长发育的需要，孕妇每天铁需要量增至7毫克。胎儿出生时平均从母体带走280毫克铁，加上产后出血以及产后哺乳的消耗，需要在妊娠期间多储备一些铁。

育龄妇女由于平时经期失血，或因妊娠、分娩、哺乳等消耗体内的铁，因此体内储备的铁较低。随着胎儿的生长发育，铁的需要量在不断增加，于是孕妇首先动用体内储备的铁，而当其用尽后未能及时补充，或其摄入量少于需要量，或存在铁的丢失时，则可逐步出现贫血。如果存在铁的摄入量不足，需要量过高，或有铁丢失的情况，均可导致孕期发生缺铁性贫血。

孕期缺铁性贫血

孕妇在孕早期出现厌食、挑食、恶心、呕吐等早孕反应，孕中、后期食物中如果缺乏足够的铁、蛋白质、维生素B_{12}、叶酸等，可由于营养不良而引起缺铁性贫血，特别是双胎的孕妇常常因此而合并贫血。

患胃肠道疾病，如急慢性胃炎时，含铁的食物不能在胃中转化成亚铁盐，使小肠不能很好吸收，造成体内因缺铁而贫血。

孕期急慢性失血，如十二指肠溃疡、痔、肠道寄生虫病（如钩虫病）等，都能引起小量持续出血而发生贫血。

孕妇贫血严重时能够给母婴带来多种危害。由于胎盘缺氧，轻者影响胎儿生长发育，重者可发生早产，胎儿宫内窘迫，甚至胎死宫内。孕妇可因贫血发生贫血性心脏病，抵抗力差，易致感染，如果是手术产则伤口不易愈合，一旦发生产后出血，极易引起休克。

孕妇应增加铁的摄入量

孕妇为保证铁及维生素B_{12}等的摄入，可多进食肝、蛋、瘦肉、豆制品、蔬菜及水果等。

用铁锅做菜或烧饭，也能增加铁的供给。

加服维生素C，促进铁的吸收。

避免喝浓茶，以免茶中的鞣酸降低铁的吸收和利用。

若化验结果血红蛋白过低，则应服用铁剂或补血颗粒，甚至少量输血。

避孕宝典

临床上经常见到因避孕失败而去做流产补救手术的女性。令她们忧虑的是自己不知道是何种原因导致避孕失败，特别有些女性不止是一次了。每一位已婚育龄女性，应该对各种避孕方式有所了解，从而有效地避孕。

药物避孕

1. 不安全因素

药物保管不好，如药片破碎、溶解、变质。

没有服够要求剂量。

同房后未按要求时间服药。

因疏忽而漏服。

发高烧或患病导致严重呕吐、腹泻。同时服用了利福平、非那西丁、克霉唑、呋喃坦叮、苯巴比妥、利眠宁、氯霉素、氨苄青霉素。

2. 防止避孕失败

女性采用药物避孕应牢记服药时间，准时无误地按有效剂量服下，不能掉以轻心。发生漏服情况必须在规定服药时间的12小时内进行补服。

药物应该放在阴凉、干燥、通风密闭处，避免药物受潮、变质、失效或毁损。

如果身体患病或已服用了降低避孕药物功效的药品，应改换其他避孕方式。

避孕套

1. 不安全因素

选用的避孕套型号不合适，如太大易脱落在阴道内，太小易被挤破，精液流入阴道内。

使用前未将避孕套小囊内的气体排出，射精后套内压力过大而胀破，精液溢入阴道内。

同房开始时不愿戴避孕套，只是在射精之前才用，其实已有一些精子进入阴道内。

射精后未在阴茎软缩之前将避孕套和阴茎抽出，待软缩后精液从避孕套流入阴道内。

射精后不慎将避孕套滑落在阴道内而使精液进入。

2. 防止避孕失败

必须选用型号合适的避孕套。

避免使用有破损或过期变质的避孕套。

务必在房事一开始使用。

若出现精液进入阴道内情况，立即采用紧急避孕法。

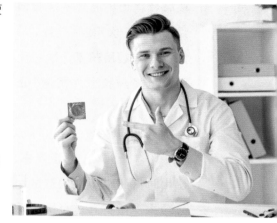

阴道隔膜

1. 不安全的因素

隔膜尺码不合适，安放在阴道内与阴道壁之间有缝隙，精液因而进入。

阴道隔膜变质或有破损。

未在房事开始时放入阴道。

放置阴道隔膜的方法不准确而未起作用。

房事后取出过早，阴道内的精子未被杀灭。

2. 防止避孕失败

阴道隔膜不要多次使用。

使用之前注意察看是否有破损和老化现象，若存在立即停止使用。

如果与避孕药膏联合使用更为安全。

必须在房事后12小时再取出阴道隔膜。

阴道放置隔膜后要在7~12天内去医院复查，检查安放位置是否有效，使用方法是否正确。

防止便秘，不然会使阴道隔膜正确放置受影响。

外用药膜

1. 不安全因素

药膜没放在阴道深部，未能杀灭精子。

药膜上的药物未分布和溶化均匀就已射精。

药膜揉得太小而致使药膜溶化效果受影响。

为了保险一次用2张药膜，却因溶化不均匀而导致失败。

把药膜与避用药膏一同使用，结果避孕药膏影响了药膜的溶化。

用阴茎将药膜送入阴道（正确方法为用手送药膜），使少量精液进入阴道内。

2. 防止避孕失败

置于阴凉干燥处，防止发霉、受潮，应放入塑料袋内保存。

使用时将药膜揉成松软的小团，不能太小太紧，否则影响溶化。

必须用手指将其送至阴道深部，在10分钟后再开始进行房事。

产后的洗澡、刷牙

洗澡

1. 产后能否洗澡

产妇分娩时会失血，分娩后又大量出汗，加之生产时消耗体力，所以抵抗病菌的能力被减弱。在这种情况下，洗澡容易受到外邪的侵入。然而，皮肤上沾染了大量的汗液、下身产生的恶露以及溢出的乳汁，若不及时做皮肤清洁，会散出难闻的气味，同时积聚大量的细菌，不仅产妇本人感到不舒服，病菌也会乘虚而入，引起乳腺及会阴部炎症，严重者发展为子宫内感染，甚至发生败血症。因此产后必须勤换衣服，适时洗澡。一般在产后2~3天即可以沐浴，但浴后马上要擦干，以免身体受凉。清洁的皮肤能够防止毛孔阻塞，避免毛囊炎、皮肤感染的发生。

2. 洗澡的益处

有关专家对产后沐浴的产妇生理变化进行观察时发现，沐浴后，2/3产妇体温上升，1/3体温稍有下降。无论产妇体温上升还是下降，波动都没有超过0.5℃，均在正常范围，血压波动也很小，对子宫收缩以及每日恶露的颜色、数量、气味和出血等均无不良影响。同不洗澡的产妇相比，产后洗澡的产妇皮肤清洁，会阴部或其他部位感染率降低。洗澡还有活血行气的功效，能够解除因分娩造成的身体疲累。洗澡后产妇普遍感到精神舒畅。有84％的产妇气色好转、睡眠加深、排便正常，较快地恢复了体力。

3. 洗澡方法

正常分娩的产妇分娩后2~5天便能够洗澡，但不应早于24小时，以选用淋浴为佳。产后6周内避免洗盆浴，以免不洁澡水流入阴道内引起生殖器的感染。洗澡时间不宜过长，每次5~10分钟即可，室温20℃最为适宜。淋浴水温调节至34~36℃。

若分娩过程不顺利，出血过多，或平时体质较差，则不宜过早沐浴，可改为擦浴。

洗澡前应避免空腹，以防止发生低血糖，引起头晕等不适。

洗澡后可用无刺激性的洁阴液进行外阴消毒，擦干身体后尽快穿衣服。

刷牙

1. 为什么要刷牙

临床上经常可见产妇在月子里不刷牙，认为刷牙会使牙酸痛、松动，甚至过早脱落。这种说法是没有科学根据的，反而会给产妇带来坏处。产后坐月子期间，进食富含维生素、高糖、高蛋白的营养食物，特别是各种糕点和滋补品。它们都是含糖量很高的食品，若吃后不刷牙，使食物残渣长时间地停留在牙缝

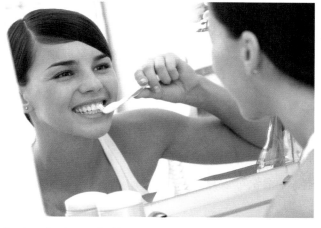

间和牙齿的点、隙、沟凹内，发酵、产酸后，促使牙釉质脱矿（脱磷、脱钙），牙质软化，口腔内的条件致病菌乘虚而入，导致牙龈炎、牙周炎和多发性龋齿的发生。

2. 刷牙方法

为了产妇的健康，产妇不但应该刷牙，而且一定要加强口腔护理和保健。具体方法为：餐后用漱口水漱口，早、晚用温水刷牙。同时，还可用些清洁、消毒作用较好的含漱剂，在漱口或刷牙后含漱。每次15毫升左右，含1~2分钟，每日3~5次。含漱后15~30分钟内勿漱口或饮食，以充分发挥药液的清洁、消炎作用。

产后中暑怎么办

中国自古以来就有坐月子的习俗。"月子"医学上称为产褥期，是指从生小宝宝后第1天到第30天的这段时期。

产褥期出汗较多，这是由于产妇皮肤汗腺异常活跃，孕期存在于体内的大量多余水分需在此时排泄出来，排泄水分的方式之一就是出汗。炎热的夏季，为了发散热量，出汗就更多了，通风降温是当务之急。通常，旧习俗是要产妇在坐月子期间关门闭窗，衣裤护身，甚至包上头巾捂得紧紧实实，唯恐受风。本来就出汗多的产妇更是汗流不止，全身长痱子，这种情况下极有可能中暑。可有些人缺乏医疗常识，反把中暑发烧的产妇误认为是感冒，又强行捂着发汗，结果影响机体散热而发生更严重的中暑并发症，导致昏迷，甚至死亡。

中暑的最早表现

外界气温骤升，温度过高，室内闷热时，产妇出现口渴、恶心、头晕、无力、胸闷、心谎等现象。这时应该开窗通风，降低周围温度，产妇喝些糖盐水或淡盐水，很快可恢复正常。

中暑中度表现

若环境无改善，产妇病情将进一步加重，除上述症状外，还会导致体温上升，面色潮红，胸闷加重，皮肤干热，痱子布满全身，出汗停止或汗出体温不降，严重口渴。这时，需进一步降温，并可请医生会诊，适当服药或注射，减轻症状。

中暑重度表现

产妇病情再发展，则体温继续上升，肛表可达42℃，出现昏迷、谵妄、抽搐、呕吐、面色苍白、脉细数而快、血压下降等危急症候。若不及时抢救，危及生命。即使生存，亦可因中枢神经系统损害而留有严重后遗症。因此必须迅速看医生，实施急救。

防止产妇中暑的方法

1. 开窗通风

夏天大家都需要凉爽，产妇也一样需要通风，所以应该开窗户使空气流通。但通风时需注意，不要让风直接吹到身上，因为产妇全身的毛孔是张开的，加之抵抗力差，受风吹后容易感冒。

2. 使用空调

使用空调使室内凉爽，但应注意温度控制在26~30℃。注意冷气不要直接吹在身上，用空调还要重视居室的通风换气，可将窗子开条缝或使用换气装置。

3. 洗头洗澡

产后的最初几天，产妇身体虚弱，无法长时间站立，可用毛巾擦拭身体，不但起到清洁作用，而且还起到降温作用。当产妇身体渐渐有力，能站立一段时间不感到疲劳即可淋浴，洗头洗身。但不可盆浴、坐浴，避免污水进入产道引起感染。

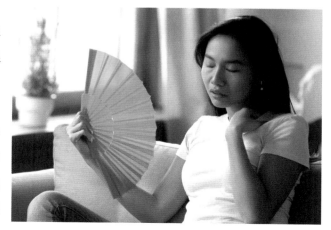

4. 穿凉爽衣物

产妇出汗较多，适合穿纯棉质地衣物，有利于吸汗及散热。注意衣物要勤换洗，保持干净、干燥。产妇穿的衣服不要太多,普通的一套家居服即可。

5. 盖薄被

产妇在夏天没必要盖厚被,只盖夏天用的薄被或毛巾被就可以。

6. 多喝水

产妇多喝水可促进排汗,而排汗又可降低体内温度,也可以煮些绿豆汤来喝,绿豆汤有祛暑的功效。

产后食谱

指南

选择:产妇应该比平时多吃动物性蛋白,如鸡、鱼、瘦肉、动物肝、血,豆类也是非常好的佳品。同时摄取不可缺少的蔬菜和水果,还要饮用适量的牛奶。

烹调:产妇必须多喝汤、粥类,少吃煎炸等不易消化的食品。

每天所需食物及推荐量

主食:大米、面粉、小米、玉米面、杂粮450克。

动物性食品:禽类(鸡、鸭)、肉类、动物内脏200克。

鸡蛋:150克。

烹调用油:可用豆油、花生油、香油等20克。

牛奶或豆浆:250克。

白糖:20克。

芝麻:20克。

蔬菜:450克。

水果:100克。

月子食谱范例

产后1~3天。

早餐：肉丝挂面汤，其中需要猪肉25克、面粉50克；猪肝芹菜（猪肝25克，芹菜100克）。

早点（蒸蛋羹）：鸡蛋50克，牛奶50克，橘子50克。

午餐（大米绿豆稀饭）：大米150克，绿豆10克，红糖10克。

鸡蛋炒菠菜：鸡蛋50克，菠菜100克。

午点：豆腐脑100克，橘子100克。

晚餐（小米稀饭）：小米110克，红糖10克。

煮鸡蛋：鸡蛋100克。

白菜炖豆腐：白菜100克，豆腐50克，发菜20克。

紫菜汤：紫菜10克，虾皮10克。

晚点（玉米面粥）：玉米面50克。

晚点（芝麻盐）：芝麻10克。

牛奶150克。

【营养分析】

全日共提供蛋白质99.5克，脂肪63.1克，碳水化合物362.7克，总热量为9878千焦，满足了产后1~3天产妇的生理需求，可据此调换每一类营养素的种类。

产后3~30天。

早餐（面包）：标准粉100克，芝麻酱15克。

早餐（牛奶鸡蛋）：鸡蛋100克，牛奶250克，白糖10克。

早点：广柑50克。

午餐（番茄牛肉面）：挂面175克，牛肉100克，西红柿100克，豌豆苗10克。

午点：牛奶250克，橘子100克。

晚餐（米饭）：大米200克。

虾皮炒瓢菜：虾皮15克，瓢菜150克。

鸡肉炒黄豆：鸡肉100克，黄豆50克。

【营养分析】

全日提供蛋白质114.8克，脂肪87.2克，碳水化合物424.8克，总热量为12869千焦。按此食谱能够满足营养需要，也可据此调整同一营养素种类。

产妇宜用的滋补品

1. 红糖

营养特点：含铁量高，给产妇补血。

营养作用：含多种微量元素和矿物质，可以利尿，防治产后尿失禁，促进恶露排出。

通常饮用不能超过10天，时间过长会增加血性恶露，如果在夏天饮用，会使产妇出汗更多而体内少盐。

2. 鸡蛋

营养特点：含蛋白质丰富而且利用率高，还含有卵磷脂、卵黄素及多种维生素和矿物质，其中含有的脂肪易被吸收。

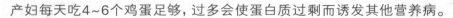

营养作用：有助于产妇恢复体力，维护神经系统的健康。

产妇每天吃4~6个鸡蛋足够，过多会使蛋白质过剩而诱发其他营养病。

3. 小米

营养特点：含较多的维生素B_1和维生素B_2，纤维素含量也很高。

营养作用：帮助产妇恢复体力，刺激肠蠕动，增进食欲。

小米粥不宜太稀薄，在产后也不能完全以小米为主食，以免缺乏其他营养。

4. 芝麻

营养特点：富含蛋白质、脂肪、钙、铁、维生素E。

营养作用：可提高膳食营养质量。

选用黑芝麻要比白芝麻更好。

5. 鸡汤、鱼汤、肉汤

营养特点：含有利于人体吸收的蛋白质、维生素、矿物质。

营养作用：味道鲜美，可刺激胃液分泌，提高食欲，促进泌乳。

产妇易出汗，哺乳时又要分泌乳汁，所以，需水量要高于一般人，因此喝汤十分有益。

防治"月子病"

生殖器官感染

原因：

产妇分娩后子宫内膜创面还未再生修复，加之体虚，细菌趁机侵入。

产妇分娩后阴道外口充血、水肿或有撕裂伤。

后果：

若此时同房，容易发生外阴炎、阴道炎、子宫内膜炎、盆腔炎、会阴部撕裂伤，甚至可引起败血症、失血性休克而危及生命。

防护对策：

产前产后加强营养、充分休息以增强抵抗力。

禁止性交。

泌尿道感染

原因：

1. 女性尿道短而直，又靠近肛门易被污染。

2. 产妇分娩后膀胱和输尿管肌肉暂时松弛易存残尿。

3. 产妇妊娠后期体内潴留的水分在分娩后主要从肾脏排出，增加了膀胱负担，降低了膀胱防病能力。

后果：

引起膀胱炎、肾盂肾炎，如果治疗不彻底可能发展为慢性泌尿系统炎症，严重急性感染者可并发败血症。

防护对策：

1. 保持会阴部清洁。

2. 必须在分娩后4~6小时内排尿。

3. 及早下床活动有助于膀胱肌肉功能恢复。

4. 产后每次排尿要留意是否将尿排净，以免细菌在里面繁殖。

5. 当解尿困难时，可热敷下腹膀胱部位。

子宫脱垂

原因：

子宫韧带和盆底肌肉在分娩后变松弛，使得子宫位置随体发生变化，子宫沿阴道方向往下移动，形成子宫脱垂。

后果：

产妇感到小腹下坠或腰痛。

防护对策：

产后充分休息，避免长久站立、做下蹲动作、提重的东西、过早跑步、走远路。

经常变换卧床体位。

防治便秘、慢性咳嗽等，以免使腹压变大。

俯卧、胸膝卧位可帮助子宫保持前倾位。

肛裂

原因：

产妇产后所进食物大多精细，缺少纤维素。

总在床上躺着不愿活动。

防护对策：

吃大量蔬菜和水果。

多喝鱼汤、猪蹄汤。

不吃辛辣食物。

当便秘难解时服麻仁丸，便后温水洗肛门。

乳腺炎

原因：

乳汁排通不畅淤积乳房内。

孕期忽视了乳头的清洁而使乳头、乳晕皮肤表皮薄弱易损，应在怀孕4~5个

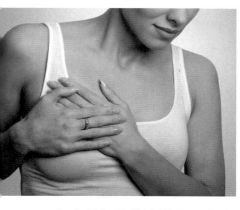

月后常用温皂水和干而软的毛巾擦洗，以增强表皮的坚韧性，防止哺乳时破裂。

防护对策：

每次喂奶前后，要用温开水洗净乳头、乳晕，保持干爽、干净。

当乳头有汗水浸渍或脏东西时要及时洗掉。

每天喂奶时间要有规律，通常3~4小时喂一次（夜晚减少一次），双侧乳房应轮流哺喂。

每次喂奶尽量让婴儿吸空乳汁，若未吸净轻轻按摩挤出，可防止局部乳汁淤滞而引发炎症。

喂奶姿势应该采取坐式或半坐式、侧卧，有利于排空乳汁。

喂奶时不要让婴儿含乳头睡觉，这样会使婴儿切咬乳头和用力吸吮，使乳头受伤而诱发感染。

民间坐月子习俗

习俗一

产后喝"生化汤"或"益母草红糖饮"。

中医透析：

产妇在生产时因临产疼痛、失血、产伤等原因耗损阳液，导致不同程度的气血两虚，经常会有头晕、乏力、眼花、溃汗等症状。喝这样的汤饮可以补气、补血，使得产妇筋脉气血得以调养。但应该在正常生产后5~7天且并无其他病症，如糖尿病、高血压及恶露基本排尽时饮用。

西医透析：

正常的产妇产后喝这些汤饮能够加快产后身体恢复进程，如增强子宫的收缩力，促进恶露排出，有利于子宫早日复原，同时还可促进乳汁分泌。

产后喝"生化汤"或"益母草红糖饮"，可增加产妇体力，加快身体恢复，特别适用于体质虚弱的产妇。

习俗二

月子里不能洗头、洗澡，因为容易受风寒侵袭，将来头痛、身体痛。

中医透析：

产后可以洗浴，夏天要在产后3天，冬天宜在产后1周后，洗的次数不要太频，特别是体虚者。洗浴水温要温暖，即使在炎夏也不可低于37℃，水太凉会导致产妇气血凝滞，日后可能患月经不调、身体疼痛。

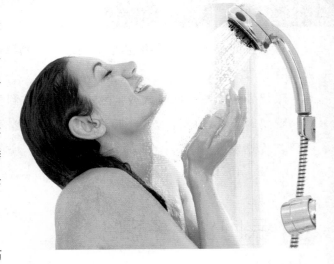

产妇洗浴后若头发未干不可辫结，也不可马上睡觉，不然温邪侵入而造成头痛、脖子痛。

西医透析：

若产妇会阴部没有伤口，而且疲劳感已经消失，随时都可洗淋浴，不宜用盆浴。洗浴时间不要太久，每次5~10分钟，以20℃的室温，34~36℃的水温最为适宜，洗后赶快擦干身体穿好衣服，以免受凉感冒。

产后洗澡、洗头有益于产妇的健康。至于何时开始，产妇可依据自己的身体状况、所处地域气温来选择以上两种方法。避免水温太凉，以防身体受冷引起诸多不适。

习俗三

月子里不能刷牙、梳头发，以免将来牙齿松动及头皮疼痛。

中医透析：

产后应该洁齿。产妇月子里进食大量糖类、高蛋白食物，最易坏齿，引起口臭、口腔溃疡等，而刷牙会保护牙齿和口腔。应该在生产3天后采用指漱，即将右手食指洗净，或在食指上缠上纱布，把牙膏挤于指上，以手指充当刷头在牙齿上来回擦

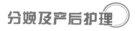

拭，然后再用手指按压齿龈。这样不但会活血通络，而且还有牢固牙齿的作用。

西医透析：

产后应该和平时一样每天刷牙、梳头。产妇所进食的食物大多细软，本来就失去了咀嚼过程中的自洁作用，更容易为牙菌斑的形成提供条件。

梳头能够刺激头皮的血液循环，保持发根健康。

不刷牙会损害牙齿，产妇只要体力许可，产后第2天就要开始刷牙。

习俗四

产妇产后不能出外见风，即使在室内也怕着风，身体要遮挡严实。

中医透析：

产妇以前这样做，可能与当时产后营养差、抵抗力弱有关，很容易受到病菌的感染而发烧。

现在的产妇营养摄取得很充足，抵抗疾病的能力强，只要衣着合适可以出外，在室内也不用全身捂得密不透风，那样会生热疮。

西医透析：

室内必须通风以保持空气新鲜，但注意不要吹过堂风。产妇无须包裹得太严实，若在天热时候这样做，则会引起中暑，如不能及时治疗，很可能引发产妇高热抽风，有害无益。

不论是外出，还是在室内，只要产妇衣着合适都有益于健康，可防止体温过高引发中暑或热痱。

习俗五

产妇不能下床活动，要躺在床上，这样身体才恢复得快而好。

中医透析：

这种习俗可能与妇女当时繁重的家务劳动有关，一下地就要开始承受重活，所以身体不易恢复。现在的产妇不用做繁重的家务，产后若适当地在房间走动，可避免邪气，促进食欲和排便。

西医透析：

正常产妇于产后24小时后，会阴侧切者于产后3天便可以下床活动。产妇若整日卧在床上，甚至进食也不下床，不仅会使产妇食欲减退，生殖器官恢复得慢，还会全身无力，精神状态不好，有可能引起子宫内膜炎症、器官和组织栓塞性疾病；反之，则会增强腹肌收缩，促进子宫复原、恶露排出、增进食欲，防止尿潴留和便秘发生。剖腹产的产妇早下地活动，能够防止肠粘连。

产妇产后下床活动好处多，只要身体情况许可，应该及早开始。

远离便秘的秘诀

便秘是一种常见病，特别是女性。因为女性腹肌不发达，加之生育后肌肉纤维弹性下降，因而难以推动大肠活动，如此下去，下腹凸起，体内毒素沉积，皮肤衰老，身材失去线条。严重的便秘还能够产生许多的后遗症，如大肠会堆积大量废物，释放的毒素对身体产生极大威胁，形成水肿，下半身的血液循环减慢，逐渐发展为梨形身材，胖肚腩就在所难免了。一般情况下，一天两次或两天一次排便都属正常，只要天数间隔有规律，排便过程通顺，粪便形状正常就不会有太大问题。但若间隔超过3天以上，且排便困难，就应引起注意。以下五个秘诀可以帮助我们远离便秘。

睡前抚摸小腹

从腹部右下方开始，两手相叠，顺时针向右画圈，轻揉100下，可加快大肠蠕动。长期坚持，排便就会变得轻松起来。但要注意，按摩的手要贴近下腹部，这样效果显著。

敲打腰部

双手握拳，在后腰轻轻地不断地来回敲打，借助敲打的碰撞，来刺激大肠的蠕动，排便时就容易些。

冲洗臀部

洗澡时用喷头冲洗肛门2~3分钟，不仅使肛门清洁干净，同时还可舒缓肛门的括约肌,让次日排便顺利。

锻炼腹肌

早:爬楼梯。每天上下班不乘电梯,步行登楼,锻炼腹肌。

午:伸腰。在办公室做深呼吸,背靠椅背,双手抬高伸长,向上拉,并将上身向后拉,保持40秒,就可舒展腹部肌肉。

晚:卧地运动。睡前,把枕头垫腰,双手向两边伸展,双脚展膝踏地,做深呼吸,保持30秒,能松弛腹部及紧张的神经。

饮食调理

1. 睡前、早晨起床时吃一勺蜂蜜,可以使大肠中废物流得更顺畅,推动肠道黏膜活动,蜂蜜有推便和润滑的功效。

2. 合理安排一日三餐,食物纤维可以治疗便秘,多吃含纤维素较多的蔬菜和水果。早餐食豆类食物,可加速大肠蠕动,加强"便意"。午餐食猪肉和萝卜(它们都富含大量动植物纤维素,是治疗便秘的一剂"良药")。晚餐食蘑菇,以促进大肠活动,促进"便意"。

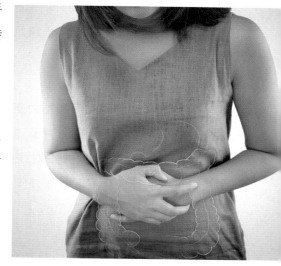

全职妈妈

在孕育胎宝宝的时候,孕妇就有必要充分地思考一个问题:自己适合做全职妈妈吗?

必要条件

做全职妈妈应具有稳固和相对比较充裕的家庭经济基础。并非要嫁给"大款"才有条件做全职妈妈，但经济是个不可忽视的问题。必须考虑好若家里的"一半"没有了收入，生活水平会下降，而且还会因为有了宝宝而使消费剧增。提前预备一笔钱可能不会出现窘迫的情况。

妈妈将来重新工作的可行性

应该有比较坚实的职业基础，靠实力拥有一片自己的天空。比如在行业内有一定口碑，即使一段时间停止工作，将来重新要求工作也不易被拒绝。或者给自己事先安排好一做完全职妈妈就重新工作的职业。

做全职妈妈的好处

能够有充足的时间和精力照顾宝宝。

能够系统学习早期教育及哺育宝宝的知识，做到科学育儿。

让宝宝在最需要妈妈，对妈妈的情感最为依赖的时期与妈妈朝夕相处。

可以使其他家庭成员在外安心工作，回家尽享天伦之乐。

为何做不好全职妈妈

家庭其他成员对全职妈妈这一概念的理解只是限于"妈妈"的角色，而忽视全职妈妈更是一个独立的女性，有着自己的需求。

有了宝宝后，妈妈把全部精力都放在了宝宝身上，忽略了自己。

女性一旦决定做全职妈妈，就必须根据自己的实际情况做好全方位的准备。在家里怎样才能不与社会脱节？怎样保持自己心态的平衡？是否需要学点什么？孩子长大后自己做什么？所有问题必须想好。